专家谈塑形与健康

如何远离乳腺疾病

王忠民　刘　茜 著

U0244440

人民卫生出版社

图书在版编目（CIP）数据

专家谈塑形与健康：如何远离乳腺疾病 / 王忠民，刘茜著 . —北京：人民卫生出版社，2019

ISBN 978-7-117-26997-1

Ⅰ.①专⋯　Ⅱ.①王⋯②刘⋯　Ⅲ.①乳房疾病－诊疗　Ⅳ.①R655.8

中国版本图书馆 CIP 数据核字（2019）第 017355 号

人卫智网	www.ipmph.com	医学教育、学术、考试、健康，购书智慧智能综合服务平台
人卫官网	www.pmph.com	人卫官方资讯发布平台

专家谈塑形与健康——如何远离乳腺疾病

著　　者：王忠民　刘　茜
出版发行：人民卫生出版社（中继线 010-59780011）
地　　址：北京市朝阳区潘家园南里 19 号
邮　　编：100021
E - mail：pmph @ pmph.com
购书热线：010-59787592　010-59787584　010-65264830
印　　刷：三河市博文印刷有限公司
经　　销：新华书店
开　　本：710×1000　1/16　　印张：15
字　　数：231 千字
版　　次：2019 年 4 月第 1 版　2019 年 4 月第 1 版第 1 次印刷
标准书号：ISBN 978-7-117-26997-1
定　　价：28.00 元

打击盗版举报电话：010-59787491　E-mail：WQ @ pmph.com
（凡属印装质量问题请与本社市场营销中心联系退换）

前言

女性乳房的"地位"在日益提高。在远古的年代,女性乳房几乎局限于哺乳的需要。随着人类生活水平的提高,以及人们对生活质量的"高标准"要求,乳房的健美、性感、性活动等作用日益显露出来。

乳房对于女性来讲是很重要的,但也是容易患发疾病的器官。乳房疾病特别是乳腺疾病逐年高发,加上一些乳腺肿瘤,给女性带来身心甚至是生命的伤害。但就是这些可以及时发现的常见病和多发病,只要患者多掌握一些医学常识,充分引起患者的高度重视,就会多留一份生机、多留一份美丽。

本书紧密结合临床与实际,从女性乳房、乳腺的基础知识,到最新的医学研究进展,较为详尽地叙述了乳房生理作用、乳房自身保健、乳房疾病防治、乳腺癌的发病原因与预防方法的一般常识和特殊规律,着重增加了一些对女性乳房科学保健的阐述,对于塑形与健康提供参考与科学知识普及。

哺乳对乳母身心健康、乳房保健与健美等具有良多益处;乳房发育、乳房疾病治疗、乳房生活保健等,均与雌激素存在不可分割的关系。这些内容在作者编著的《雌激素奥秘》《哺乳新学问》中已有阐释,故在本书中只是简略提及,不再详述。

本书在写作过程中,认真吸取近年国内外的最新研究成果,结合作者的多年临床经验,深入浅出,是一本集科学性、可读性、趣味性为一体的书籍。由于作者水平有限,文中难免出现不足之处,真诚欢迎广大读者提出宝贵意见,我们深表谢意!

前言

　　本书在撰写过程中，得到天津市北辰医院党委书记、院长徐建辉等领导的大力支持与鼓励，在此一并致谢！

王忠民

2018 年 5 月

目录

一、女性乳房发育生理

女性乳房发育,是乳房开始成型的基础阶段。到了乳房发育的年龄,乳房则开始萌动,这种发育,往往是女性向着成熟年龄段迈进的重要一步,也是乳房成型的基础阶段。

乳房是否发育,发育是不是正常,不仅仅是乳房自身的问题,更是多系统、多脏器、多因素单一或者共同作用形成的。因此,乳房的基本状况,往往取决于身体的基本状况,特别是内分泌等关键系统的基本状况。

事实上,对于女性来说,了解乳房的发育生理是十分重要的。在现实生活中,一些女性特别期望呵护乳房,特别关心乳房,但遗憾的是,一些女性对乳房的发育生理并非十分了解,乃至出现一些不必要的误区。其基本原因,就是对乳房的相关知识了解不足。

通过观察乳房的基本状况,往往能了解自身健康状况,对于身心健康十分有益。作为女性,对自己心爱的器官,特别是具有生理、健康、健美、性爱等多种功能集于一身的乳房,更应该有所认识,有所了解,进而掌握呵护乳房的方法与技巧。

(一) 乳 房 发 育

1. 乳房发育的不同时期 乳房发育具有明显的阶段性,这种阶段性,是由不同的年龄段所决定的。了解不同年龄段的乳房特征,对了解乳房的保健与呵护非常重要。

(1) 乳房发育的启动与动力:乳房,不仅是女性特别关注的哺乳器官,也是男人们分外欣赏的性器官。由于乳房在女性性感、曲线、健美、性爱等方面具有特殊作用,故倍受人们的广泛重视,其关注的功能远远超过了本来的范畴,大有"喧宾夺主"之势。有双侧丰满、挺拔、性感的乳房,常常是女人的骄傲,当然,也是吸引男人眼球的重要"资本"。

乳房,具有雌性哺乳动物哺乳的共同特征。人类乳腺仅有胸前的一对,来源于外胚层。自出生之后,乳房的发育经历幼儿期、青春期、性成熟期、妊娠期、哺乳期以及绝经期等时期。在各个不同时期的变化中,机体内分泌激素水平差异很大,受其影响,乳房的发育和生理功能也各具特色。

女性到了发育的年龄,开始出现第二性征的时候,乳房首先启动,可谓性感"先锋"。而启动乳房发育的动力,则是人们熟知的雌激素。我们知道,女性的乳房与雌激素关系极其密切。可以这样说,没有雌激素的作用,乳房发育是不可能的。与月经同雌激素的关系一样,同样可以说,雌激素的兴衰与高低,也都会反映在乳房上,乳房的发育、挺拔、萎缩、下垂等也常常反映出雌激素的水平。

雌激素对乳房的作用是非常敏感的。这是因为,乳房本身就是雌激素的靶器官,雌激素水平的高低,雌激素的变化过程,均可在乳房上反映出来。如果留心观察,人们就可通过乳房知道雌激素在女性一生中的变化轨迹。

在幼儿期,乳房并不明显,与男孩没有多大差异。刚刚出生时,女性的乳头凹陷,可以看到成形的乳晕,并且含有 15~20 叶的导管腺泡系统,其腺泡含有少量的初乳,这是因为受母体的雌激素刺激而形成的,有时在胎儿时期乳房会分泌液体。通常状态下,出生之后 1 周内即会由乳头排出,一般持续至出生后 3~4 周。之后,腺泡组织迅速退化成导管组织。在幼儿期及儿童期,乳房没有任何发育的迹象。

(2) 乳房发育的启动与定型时期: 女性到了 11~14 岁的时候,在下丘脑的作用下,分泌一定量的激素,刺激卵巢开始发育,进而促使卵巢分泌一定量的雌激素。正是由于雌激素的作用,女孩开始发生一系列的生理变化,这种最大的变化,就是第二性征开始发育。在雌激素与孕激素的共同作用下,月经初潮,阴毛萌发,乳房隆起,子宫增大……这些生理变化,与雌激素均具有不可分割的内在联系。

这个时期,如果卵巢分泌的雌激素在正常水平,身体没有其他方面的异常,女孩就会顺利进入青春期,在几年的时间内发育成一个水灵灵的、丰满的、皮肤细腻的、脂肪比例高于男孩的婷婷少女。

乳房早先的发育是乳头发育。乳头是乳房结构中的一个重要部分。

乳房中有许多乳腺小泡,各乳腺小泡又有一乳腺管开口于乳头,这是哺乳的生理需要。妇女在产后乳腺小泡中分泌乳汁,可以经过乳腺管到乳头溢出。女性在青春期之前,即使乳房还没有全面发育,乳头也会单独凸起。乳房开始发育之后,乳头和乳房隆起一个小丘,明显高出乳房平面。

随着乳房进一步增大,在乳房轮廓之中的乳头和乳晕日益突起。女性到了性成熟时期,一般人的乳头是凸起在外的。未婚女性或已婚未育妇女的乳头均较细较小,乳头多为淡红色。女性在妊娠以后,乳房与乳头受到孕妇体内雌激素与孕激素共同的影响,乳腺小泡与乳腺管明显增殖,乳头逐步增粗增大,颜色加重,变为紫红色,乳头也变得更为凸起,为哺育婴儿做好准备。通常情况下,乳头为圆锥状,高出乳峰平面。也有的女性,因遗传、挤压、护理不当等原因,发生了乳头凹陷的异常情况。

乳房的发育在 10~12 岁时有一个隆起的过程。由于下丘脑开始分泌促性腺激素释放素,导致脑垂体分泌促性腺激素,主要为卵泡刺激素与黄体生成素,进而刺激卵巢分泌雌激素。雌激素刺激乳腺导管发育,而黄体酮刺激腺泡的发育,造成青春期乳房组织迅速成长。12~13 岁时乳腺管与皮下脂肪日趋增加,乳房渐渐隆起并富有弹性,乳晕和乳头的颜色变深。发育成熟的乳房呈半球形,位于第 3 至第 6 肋骨之间。

乳房发育有明显的阶段。青春期的乳房发育一般分成五期:

第一期:大约 8~10 岁乳房开始有轻微改变,主要表现乳头微微突出,而整个乳房并没有隆起。

第二期:大约从 10~12 岁乳房开始发育,乳晕也不断变大,乳房开始形成一个小丘。

第三期:是在 13~14 岁乳头及乳房继续发育阶段,主要是乳房继续增大,显示出乳房的基本雏形。

第四期:是在 14~15 岁,乳晕及乳头开始隆起,而乳房也渐成球状,乳房的体积进一步增大。

第五期:是在 15 岁之后,乳房渐渐成熟而基本定型,达到具有少女时代乳房特色的基本形态。

需要了解的是,这个时候,乳房的发育一般不是特别丰满,常常只是耸立而已。这个年龄段,女孩受雌激素的影响,乳房比较坚硬,弹性一般,乳头较小,颜色较红,发育到一定程度之后,便暂时停留在相对稳定状态。

这种相对稳定状态,一般维持到怀孕时期。这个时限内,如果没有内分泌方面的疾病,没有营养、减肥等特殊情况,乳房处于稳定的、相对没有大小变化的状态。

(3) 乳房的第二次发育时期:女性到了怀孕的时候,性激素水平发生显著的变化,雌激素与孕激素明显升高,常常会发生乳房作胀,有时疼痛;乳头增大,乳房更加丰满。但在这个时候,孕妇体内的雌激素尽管增加了几十倍,但这时升高的雌激素绝大部分是雌三醇,并非影响乳房发育比较显著的雌二醇。因此,在这个时期,乳房增大常常不是非常明显,只是小幅度增大而已。不过,这个时期乳房已经受雌激素的影响发生了变化。这种变化,即使是在早孕时期,也有一定的影响。正是由于这个原因,多次怀孕而采取流产措施的女性,乳房也会发生一系列的变化,这种变化只是时间短暂一些。

在怀孕期,乳房在受孕数周后变化有一个明显的进展。这种明显的变化表现在乳房胀大并且持续整个怀孕期。怀孕早期乳房的表面静脉变得比较明显,有一些孕妇通常出现乳房疼痛、发痒,这都是正常的生理现象。与此同时,乳晕乳头也会变大,颜色由粉红色变为暗红色,有的甚至变为紫色。

如果是一个完整的怀孕、分娩、哺乳周期,乳房还将继续增大,而且这种变化是巨大的。我们知道,由于产后泌乳素大量增加,经过雌激素与孕激素对乳腺长达40周的共同作用,分娩之后乳房迅速发育增大。这次发育,被人们认为是女性的乳房第二次发育。这次发育,往往使乳房平平的女性受到鼓舞,乳房明显丰满、更加富有弹性,更加性感,乳头也更加粗大凸出。这种生理变化,与雌激素具有不可分离的关系,是女性哺育婴儿的需要。

需要说明的是,保持乳房丰满,依然需要雌激素的维持。如果发生任何导致雌激素水平降低的疾病,都有可能面临乳房萎缩的危机。

需要特别指出的是,一些追求苗条的女孩,常常通过严格控制饮食的方法控制体重,或者通过药物实现苗条。如果措施采取得当,防止肥胖是可以通过科学控制饮食与体育锻炼实现的。但在现实生活中,真正做到科学饮食、科学减肥、适当锻炼的人并不多。

由于控制饮食不当,常常给身体正常发育带来严重的危害。尤其是在女性的发育期,减肥应该讲究科学,注意维护激素水平的正常。事实上,一些女性常常减肥过度,出现营养缺乏的情况。如果是在女性乳房的发育时期,特别是青春期的第一个发育时期,过度减肥往往会严重影响乳房的发育。

我们知道,在一般情况下,脂肪对转化雌激素具有非常重要的作用,如果女性全身的脂肪比例低于正常发育期的水平,体内的雌激素水平就难以维持,对乳房的发育作用就难以实现。在乳房发育时期受到的影响,往往对乳房的伤害是长远的。失去发育的机会,往往导致乳房扁平,严重者甚至影响未来正常哺乳。

2. 乳房过早发育　我们知道,乳房发育具有一定的时段,如果在 8 岁之前乳房即开始萌动,应该尽快到医院查明病因,并采取相应措施。

(1) 乳房过早发育的常见因素:女性乳房发育的年龄段一般在 8~12 岁,如果在 8 岁之前出现乳房发育的现象,可视为乳房过早发育。

女孩在 8 岁之前,并没有到性发育的年龄,胸部当然也应该是扁平的。但在现实生活中,有些女孩乳房却开始增大,出现异常表现。事实上,这已经说明是罹患了疾病,一般属于儿童乳房肥大症。

儿童的乳房肥大,通常分为真性早熟性儿童乳房肥大症及假性早熟性儿童乳房肥大症两种类型。

真性早熟性儿童乳房肥大症,是乳房随性早熟而出现的,这种情况除了乳房发育之外,还会有排卵、规律的月经,且身高迅速增长,与成年没有什么区别。这时的儿童已经达到成年的激素水平。

假性早熟性儿童乳房肥大症,大多是卵巢功能性肿瘤造成的。在病态的情况下,卵巢过早地分泌雌激素;也有的是由外源性雌激素摄入过多引起的。这种情况,患儿除了乳房肥大外,虽然亦可见外阴、阴道及子宫的发育,也可有子宫出血,但子宫出血并非真正的月经,这是由于患儿并没有周期性的卵泡成熟与排卵。

除了以上两种情形以外,还有一种是单纯性乳房发育,即乳房发育过早。这种情况的特点是仅仅有乳房发育,而不伴有阴道及子宫的发育,也没有腋毛和阴毛,没有真正第二性征的出现。7~8 岁的女孩有时也会有少量雌激素的分泌,如果体内的雌激素水平一过性升高或乳腺组织对雌激素敏感性增高,其乳房就会出现肥大表现。乳房增大的特点是一过性的,可自行恢复,常先出现于一侧,亦可以是双侧短期内先后出现,表现为乳晕下结块或整个乳房增大。这种现象一般不宜予以手术治疗,以免影响患儿今后的乳房发育。

对于真性性早熟引起的乳房肥大,检查确诊后可用孕激素治疗,通过反馈作用抑制下丘脑垂体前叶的促性腺功能,进而缓解乳房"疯长";对于假性早熟性儿童乳房肥大症,必须先查明原因,然后对症治疗。如有卵巢肿瘤可视情况予以切除;如为服用含雌激素的药物引起,则期望停药后恢复正常,这种情况一般不需要药物治疗。

(2) 乳房过早发育的环境因素

1) 光线照射因素:大量的临床资料证实,光线对女孩的乳房发育具有较大的影响。据国内的报道,有一名4岁女孩,因有开灯睡觉的习惯,出现了性早熟。在现实生活中,许多的小宝宝怕黑,家长担心宝宝惊吓,总是让宝宝开着小夜灯睡觉,其实这是不利于孩子正常发育的。

为什么灯光对发育构成影响呢?人们常说,人类要顺其自然,这样才能确保正常发育与身心健康。入夜而眠,而且是在黑夜的环境中睡眠,这才是人体正常需要的,因为在黑夜状态下人类才会分泌一种重要的物质——褪黑激素,如果不是在黑夜的状态下睡眠,褪黑激素分泌就会减少,进而影响到内分泌系统,使女孩发生性早熟。

每个人的大脑内都存在着一个很小的器官,叫松果体。松果体的重要功能之一就是在夜间人体进入睡眠状态时,分泌大量的褪黑激素。原本应该在黑暗中睡眠的孩子,如果接触过多的光线,松果体会减少褪黑激素的分泌。不要小看这种现象,褪黑激素分泌减少会发生一系列的问题。褪黑激素的分泌不仅可抑制人体交感神经的兴奋性,使血压下降,心跳减慢,还会让心脏得到充分的休息,进而增强机体的免疫力,有效消除白天的疲劳。褪黑激素在晚上11时至次日凌晨时分泌最为旺盛,到了天亮之后就会停止。在这个时段,如果黑暗一旦出现光源,就会导致褪黑激素停止分泌。

褪黑激素不仅仅影响正常发育,还会引发一系列的疾病。医学研究证实,人一旦没有褪黑激素,其体内的免疫力就会大幅度降低。这种状态下,癌细胞生长及癌细胞对DNA破坏的速度就会加快。作为一种抗氧化剂的褪黑激素,能有效保护DNA免受氧化作用的破坏。然而,褪黑激素一旦分泌不足,特别是长期不足,对人体的保护作用就会丧失,DNA 可能会因此出现变异,甚至有导致癌变的可能。

看来,宝宝作息应该顺其自然,关掉房间所有的灯光,在黑暗中健康睡眠。但有些住房,还会受到外界灯光的不良影响,为了不受这种不良刺激,睡觉时应拉上窗帘,阻挡光线射入。已经受到不良光线刺激者,可适当食用富含维生素 A、维生素 C、维生素 E 及花青素的新鲜水果、蔬菜。这些食物都可以抗氧化,适当多吃可补充和调节人体的激素。但这种方法不是十分理想,重点最好放在预防上,当然,也可以在医生的指导下服用褪黑激素药物,以防相关疾病的发生。

2)不良环境因素:近年来,人们开始重视环境因素对人类的影响。不良环境污染、电磁辐射、化学与物理污染、食物污染等诸多污染,常常直接或者间接危害内分泌系统的健康,对乳房发育等造成不良影响。

这些影响,有时还相当严重,不仅仅对乳房发育、乳房健美是不利因素,而且对女性乃至人类都会构成严重危害。保持良好的生存环境,是人类文明的需要、人们健康的需要、女性健美的需要。

特别值得指出的是,有好多女孩,很喜欢吃油炸食品,特别是油炸鸡腿已成为饮食中的最爱。我们在临床经常发现,有些女孩在 8 岁之前出现乳房胀大的现象,甚至有了发育。这种情况,很有可能是添加剂的安全性出了问题,有养鸡场的工作人员爆料,为了促使鸡快速成熟,饲料被添加了一些含有激素的药物。如果女孩经常吃这样的鸡肉,就有可能出现乳房过早发育的后果。

3. 乳房发育的综合因素　尽管乳房发育是乳房本身的事情,但乳房并非孤立的器官,受到多器官、多分泌腺乃至整体的调节。一旦发生乳房发育不良,单单治疗乳房本身是远远不够的。在治疗方面,首先要明确病因,也就是了解乳房发育的相关疾病,弄清产生疾病的根源,然后针对病因进行治疗,方可取得较好的效果。

(1)内分泌综合因素:我们知道,垂体前叶激素对乳腺发育的影响是很明显的。垂体前叶与卵巢在正常情况下,彼此之间保持着功能性的协调关系,发挥着内部激素相对平衡的作用。当卵巢功能低下时,垂体前叶功能就会增强,分泌更多的促性腺激素,如促卵泡激素、黄体生成素,以促进卵巢增强分泌激素功能;反之,当卵巢分泌功能出现亢进时,垂体前叶分泌的激素就会减少,以此来平衡体内的激素水平。

女性在青春期,虽然体内有不少激素能够促使乳腺发育,但这时的乳腺没有腺泡,乳房都是由许多长形的乳腺管组成的。从外观上来看,乳房外观并不十分丰满,因为乳房还没有发育完全,只有经过正常的妊娠、分娩与哺乳周期才能发育完全。

在现实生活中,一些女性认为不生育也会保持乳房健美,这完全是一种误解。事实上,一些女性在怀孕之前,乳房尽管平平,绝大多数是正常的,是生理性的,一般不需要治疗,更没有丰乳的必要。只有在女性怀孕之后,血中的雌激素才开始大大增加,在雌三醇与孕激素的共同作用下,乳腺管得以快速生长,并长得很长,同时生出很多分支,腺管末端的腺泡渐渐增大,小叶渐渐发育,这时乳腺会更加胀大。因而,乳房通过正常妊娠的过程才开始"成熟"起来。

(2) **身体整体状况对乳房的影响**:女性之所以不同于男性,一个重要的特点是脂肪在全身的比例,在正常情况下,女性的脂肪比例高于男性,因而皮肤细腻、乳房发育……

众所周知,乳房与脂肪有不可分割的内在联系,当脂肪低于正常水平时,特别是青春期脂肪占全身比例不足 22% 时,就会影响到乳房的正常发育;假如脂肪比例低于 17%,就很有可能发生闭经、乳房停止发育。

这说明,脂肪在女性体内的比例具有非常重要的生理意义。有些女性,为了保持体型,几乎不吃肉食,使脂肪的摄入不能满足生理的基本需要,结果影响了生殖发育,影响了乳房的健美。这种状况,在现实生活中尤为常见。

因此,当处在发育期的时候,要注意科学饮食,特别是本来并不属于肥胖者,更不能随意控制饮食,随意进行盲目减肥,以免对身体造成长久的伤害,影响乳房的自然健美。

(3) **疾病对乳房发育的影响**:在乳房的发育过程中,如果出现一些疾病,常常会导致乳房发育异常。在临床,最常见的有先天性疾病、后天性疾病以及其他因素。

先天发育因素:有些女性乳房发育异常,特别是在青春期发育异常,或者根本没有发育,常常是先天疾病造成的,一旦发生,应该尽快确定病因,积极采取措施。有些先天性疾病,治疗得当,对乳房发育的不良影响可以降低到最小的程度。

后天疾病影响：一些后天疾病，特别是一些内分泌疾病、慢性消耗性疾病等，常常影响乳房的发育，应该引起女性的注意。全身性的消耗性疾病，会导致乳房发育不良。除内分泌系统出现问题会导致乳房发育异常外，一些严重的消耗性疾病，比如在发育年龄段罹患结核、肝病等，也会影响乳房发育。

部分影响乳房发育的后天疾病，常常是可以预防与治疗的，关键是尽早查明病因，尽早进行治疗。这种治疗，主要以治疗原发性疾病为主，当原发性疾病及时痊愈后，乳房发育自然会恢复到正常水平。

（4）脂肪对乳房发育的影响： 在以往，人们总认为乳房的健美的决定因素是激素，其实，这也不是绝对的。现代医学研究发现，脂肪与性成熟有着重要的关系，脂肪与乳房发育也有着重要的关系。

一个女孩从胚胎形成的时候就带有来自父母的控制性别的遗传基因。这种遗传基因不仅决定性别，还决定生理发育的基本状况。

在女性生理发育中，一个重要的、不可忽视的因素就是脂肪的问题。大量的临床研究证实，女性体内脂肪只有达到一定的含量时，才能把遗传密码传给脑垂体，进而产生性激素，促使卵巢排卵和月经来潮。

如果脂肪缺乏，女性的性成熟将会发生障碍。脂肪是女性成熟的重要条件，是维持基本生理发育的基础。女性体脂率至少要达到 17%~22%，才能促使性发育成熟，而低于 17%，则会发生或轻或重的发育障碍。

不仅如此，脂肪还是女性生育的能量来源。女性体内保持必要的脂肪，才能具备生殖能力，才能符合优生优育的要求。妇女十月怀胎、怀胎期间的乳房发育以及产后哺乳，都需要靠体内的脂肪提供能量，否则，上述生理变化就不能完成，怀孕和哺乳能力就不能具备。

此外，脂肪过少还影响女性正常的排卵期。一旦女性停止排卵或者发生排卵不正常的现象，卵泡就不能产生与排出，使雌激素与孕激素的来源受到影响。长期没有正常排卵的女性，乳房往往会发生萎缩。

可惜的是，一些女性盲目减肥，刻意减少自己身上的脂肪，脂肪的比例不能达到 22% 的要求，使怀孕发生困难，乳房发育受到影响，当然也不能实现自然的、符合健康要求的、具有标准曲线美的愿望。

需要特别强调的是，瘦不是健美，瘦不是健康，瘦更不是女性温柔、水灵、丰满需要的优势。脂肪与女性的体态美具有非常重要的关系。女性美丽的身体曲线,特殊的健美乳房,骄人的皮肤弹性,都是与脂肪密不可分的。

女性一旦缺乏足够的脂肪,就会导致乳房发育不良,乳房扁平,即使已经发育良好,脂肪缺乏之后也会发生乳房萎缩。过分消瘦的女性,根本没有女性自然美的基础,也不会彰显典型的身体曲线。

4. 乳房发育不良相关疾病 乳房发育不良的原因较多,而且发育不良的程度、形状、迟早等存在很大差异。事实上,乳房发育尽管与雌激素水平是否异常有直接的关系,但不是乳房发育不良的唯一因素,有许多的疾病,同样会导致乳房发育不良。

在正常情况下,乳房发育有一个显著的阶段特点,那就是婴幼儿期、青春期、妊娠期与哺乳期的不同时期发育。这些时期中除了幼儿期乳房处于相对静止状态外,乳房都会受到雌激素的影响。

而雌激素是不是正常,也并非是单一的器官所左右的。乳房的发育受垂体前叶、肾上腺皮质和卵巢内分泌激素影响,垂体前叶产生促乳房激素而直接影响乳房发育,卵巢产生雌激素、孕激素,促进乳房发育。此外,生长激素、胰岛素等也是乳腺发育不可缺少的成分。

(1) 新生儿的乳房: 在新生儿时期,乳房没有明显的发育,一般在这个年龄段是不容易发现有关乳房发育异常疾病的。

由于新生女婴受母体雌激素的影响,乳腺处于暂时的增生状态,输乳管上皮细胞增生肥大,同时间质也会增生。

正因为如此,有些新生女婴乳房内可以扪及花生米大小或者更大一些的硬结。但在一周之后,由于雌激素水平迅速撤退,这种现象也随之消失。

(2) 青春期乳房发育: 发现乳房发育是不是异常,关键的时期是青春期。在青春期,由于卵巢逐步发育,并有了几近正常的排卵期,雌激素与孕激素达到了一定的水平,乳房开始发育并逐步丰满,脂肪以及结缔组织增生,乳房逐渐发育、丰满、隆起,乳头和乳晕增大而且颜色加重。

通过乳房在青春期的发育特点,只要发育不符合生理的过程,就可以判断是不是存在影响乳房发育的相关疾病。

女性进入青春期后,倘若乳房仍无明显发育,表现为乳房平坦,乳头小,乳晕范围小、颜色浅,两侧乳房发育不对称或乳头内陷等现象,就应该进行相关检查,查明乳房发育不良的原因。

乳房发育不良伴随月经异常者,其病因一般在性腺。对乳房发育影响最为明显的器官,理所当然是卵巢。当青春期来临的时候,乳房应该悄悄地发育,一旦乳房没有发生应有的生理变化,就提示卵巢很可能发生了疾病。当然,也有可能发生了影响卵巢发育的相关疾病。常见的性腺问题大多为先天性卵巢发育不良、先天性无卵巢等。由于卵巢发育异常,不能分泌正常水平的雌激素,乳房组织得不到雌激素的支持而不能充分发育,因而常常滞留在儿童阶段的乳房状态。

这种情况下,患者没有月经来潮,性器官无明显发育,外阴与阴道均为幼稚型。一旦发生这种状况,应该尽早到医院进行相关检查,明确病因,进行相应治疗。性腺发育疾病早期治疗一般具有疗效,对乳房发育有一定作用,可根据具体病情,适当补充雌激素。

(3) 体内激素对乳房发育的影响:激素对乳房发育的影响是巨大的。乳房发育状况受许多激素的影响。激素本身是一类化学物质,尽管在人体内的含量很少,但对维持人体正常的生命活动的作用很大。在青春时段的发育期,激素发挥着非常重要的调节作用,内分泌细胞聚在一起,组成了各种内分泌腺,其中包括垂体腺、甲状腺、甲状旁腺、肾上腺、胰岛、性腺,如女性卵巢的卵泡细胞和黄体等。这些由内分泌细胞分泌的激素,直接进入血液循环,有条不紊地奔赴它们各自作用的靶细胞。不同激素作用的靶细胞不同,所起的作用也不相同,对女性发育的影响、对乳房发育的影响就不一样。

1) 卵巢激素与乳房发育:卵巢激素对乳腺发育的影响举足轻重。卵巢分泌的雌激素与孕激素是促进乳房发育最重要的激素,一旦这些激素分泌异常,就会对乳房直接产生影响。

女性性腺卵巢的发育、成熟和排卵,在全身生理变化中起着重要作用。医学上习惯以月经初潮为标志属于青春期的开始,一直延续到性器官发育成熟,这一年龄段为青春期,一般在12~18岁之间。在此期间乳房的发育、阴毛的生长,则是最显著的性征。女性在儿童时期,生殖器官属幼稚型,卵泡也不发育,体内雌激素水平维持在很低的水平。到青春发动时,下丘脑开始产生释放因子,为青春期注入了启动剂,刺激垂体释放促卵泡激素和少量的黄体生成素。随之,卵巢对垂体激素的指令有所反应,逐步开始分泌雌激素。雌激素能促使乳腺的发育,同时也促进子宫、阴道和外生殖器官日趋成熟化。这种变化,实际上就是第二性征的变化,这一变化中卵巢激素直接发挥了作用。

此年龄段的女性已经具备了排卵功能。在卵泡的生长、发育、排出过程中,卵巢会分泌一定量的雌激素与孕激素,对体内内分泌激素平衡发挥至关重要的作用,使体内的激素水平形成了良性循环,乳房也会得到进一步的发育。

值得说明的是,先天性卵巢发育不全,对乳房发育的不良影响是"致命"的,因为该病常常导致身材矮小、乳房不发育、性器官呈幼稚型。

女性到了青春期之后,如果月经没有来潮,或者乳房发育不良,应该及时到医院进行相关检查,以尽早弄清病因。

关于卵巢激素对乳房的影响,请参看本书姊妹篇《雌激素奥秘》相关章节。

2)乳房发育与肾上腺:肾上腺可分泌肾上腺素、肾上腺皮质激素等。其中的糖皮质激素,主要影响蛋白质、脂类和糖的代谢;盐皮质激素,能促进水和盐在体内的储存;性激素中的少量雌激素,能促进女性卵巢及其他性器官的发育和第二性征的出现。当然也会影响到乳房的发育,同时对全身的代谢也有重要影响。

肾上腺对乳房的影响,还能追溯到孕妈妈。非肾上腺素增生性假两性畸形,是临床较为常见的一种先天性疾病。该病是指孕妇在孕期特别是孕早期服用违禁的激素,比如雌激素、孕激素、雄性激素等,导致女性胚胎或胎儿男性化的疾病。医学研究证实,如果在孕期滥用了大量的孕激素,将大大增加女性胚胎或胎儿男性化的概率,这种概率而且远较雌激素和雄激素高。有一些孕妇,在怀孕初期如果出现先兆流产,常常首先考虑服用孕激素类的药物,以促使保胎。其实这种情况下,只有黄体功能不足引起的先兆流产才可以使用,而先兆流产并非都是因为黄体功能不足引起的,也就是说,许多的先兆流产用孕激素治疗是不当的。有临床资料统计,在 2421 例曾使用大量黄体酮的孕妇中,有 27 名女胎男性化,大约为 1.16%,若按所生胎儿的一半为男性的比例计算,其发生率则在 2% 左右。当然,这种副作用的产生,缘于所服用的孕激素是天然的还是合成的。如果是人工合成的制剂,这种制剂中常常含有雄性激素的成分,孕激素的作用比天然的孕激素强 10 倍以上,一旦长期服用,就会引发一系列的问题,给子代带来严重的发育异常。这样的情况下,在少年时期,不该乳房发育的男性却出现乳房增大,而乳房应该发育的女性却出现发育不良。一旦发生这种异常,要分析母亲怀孕时的用药情况,如果用药史符合,则是孕妈妈服用激素惹的祸,是先天因素形成的。

肾上腺皮质激素对乳腺发育具有一定的影响。肾上腺皮质可分泌多种激素,其中含有能调节性特征的激素。在男性,有肾上腺固酮和睾酮,而女性,有黄体酮和雌素酮。因此,当肾上腺皮质增生或发生肿瘤的情况下,可激发幼年期男女乳腺的发育,甚至出现泌乳现象。如切除肾上腺,即可停止泌乳,若再注射皮质激素,则又可恢复泌乳功能。这一生理现象说明,乳房与乳腺还受到肾上腺皮质激素的控制与影响。

除此之外,还要警惕肾上腺皮质分泌异常。乳房发育除受雌激素与孕激素的影响以外,还受肾上腺皮质激素的影响,如果女性在幼年出现乳腺异常发育,应该尽快到医院进行检查,看看肾上腺是不是存在疾病,特别是不是存在肿瘤疾病,一旦确定,应该尽早进行手术切除。

3)乳房发育与甲状腺:甲状腺功能是人体重要的内分泌器官,对人体的成长发育、新陈代谢等发挥着无可替代的作用,一旦发生身体健康方面的相关异常,就应该认真检查,及早确诊。

甲状腺功能在女性幼儿时期,对性腺的影响处于低下状态,外表与男孩没有差异,乳腺也不发育,而到了青春期,乳房发育开始启动,自然也有甲状腺的积极参与。当甲状腺功能亢进或发生减退的时候,都会引发生殖系统的异常,同样也会对乳房的健美构成影响。

甲状腺功能亢进多见于女性,男女发病比例约 1:4~6。患者发病年龄以 20~40 岁多见。发病后其临床表现为三个方面,即高代谢、甲状腺肿和眼病,但不同患者的临床表现和病情轻重差异比较大。患者 T_3 和 T_4 分泌过多,可引起人体组织的氧化作用加速,容易造成人体包括生殖系统在内的各脏器功能改变。患者性欲减退、泌乳素及雌激素的水平增高,常出现怕热、多汗、皮肤暖和、湿润;兴奋、紧张、易激动、多语好动,失眠、思想不集中、焦虑烦躁;心悸、气促、心率快、脉压差明显加大、发病长久后心脏扩大甚至导致心脏病;食欲亢进、易饥饿、食量增加,因肠蠕动快大便次数增多或腹泻;部分患者浸润性或非浸润性突眼;甲状腺可呈不同程度的弥漫

13

性对称性肿大,质软、随吞咽上下移动。

与此相反者,甲状腺功能减退症则表现为与此相反的症状,患者由于甲状腺激素合成分泌或生物效应不足,功能减退始于胎儿或新生儿则为呆小病,功能减退始于性发育前则为儿童幼年型;成年后功能减退严重时发生黏液性水肿。该病的病因较多,甲状腺性甲状腺功能减退本身因炎症、放疗、切除、药物或遗传等原因致甲状腺素分泌不足,属于原发性疾病;垂体性原因是指垂体病变 TSH 分泌减少引起的,常见原因有垂体肿瘤、手术、放疗等,属于继发性疾病;该病也可因下丘脑发生肿瘤、肉芽肿或其他原因导致 TRH 减少,而使垂体 TSH 分泌减少所引发;受体型遗传性或后天性受体缺陷或缺乏 T_3、T_4 受体结合障碍,T_3、T_4 正常但无法发挥生物效应,也就导致了该病的发生。

一旦确诊为甲状腺功能性疾病,要进行系统的检查与治疗,根据其发病原因,进行相应对症治疗,以免给身心造成更大的伤害。

内分泌腺中的甲状腺,能利用体内的碘合成甲状腺素,其突出的生理作用就是促进生长发育和增加能量代谢,倘若缺乏或功能低下,则影响身体与智力正常发育。孕妇缺乏足够的甲状腺素时,供给胎儿减少便影响胎儿的生长发育,在宝宝出生后可能出现聋哑、痴呆或成为矮小的克汀病患儿,女孩到成年后则会影响第二性征,乳房自然发育不良。

当第二性征发育不良时,若伴有整体发育缓慢、怕冷、四肢乏力、食欲下降等症状,应该进行甲状腺功能方面的检查。甲状腺功能低下比较容易诊断,一般检查血清甲状腺功能即可确定。

4) 染色体异常:染色体异常、性发育异常等疾病,乳房发育会受到严重影响,大多在青春期就可以发现,诊断并不困难。一旦发生,应该及时到医院就诊,及时采取相应措施。

A. 先天性卵巢发育不全

染色体异常相关疾病,临床最常见的为先天性卵巢发育不全,该病也称为 Turner 综合征,发生率为新生婴儿的 10.7/10 万或女婴的 22.2/10 万,是一种临床较为常见的性发育异常。单一的 X 染色体多数来自于母亲,而失去的 X 染色体可能由于父亲的精母细胞性染色体不分离导致的。该病主要表现身材矮小、生殖器与第二性征不发育,身高很少超过 150cm,外阴尽管属于女性,但发育幼稚。有阴道,子宫小或缺失。躯体常常多痣,眼睑下垂,耳大位低,腭弓偏高,后发际低,颈短而宽,有颈蹼,胸廓桶状或盾形,乳头间距大,乳房及乳头均不发育,肘外翻,第4或5掌骨或跖骨短、掌纹通关手、下肢淋巴水肿、肾发育畸形、主动脉弓狭窄等。智力发育程度不一,有的完全正常,有的智力较差,寿命与正常人基本相同。该病患者10~11岁起促卵泡激素与黄体生成素显著升高,前者尤其明显,骨密度显著低于正常同龄妇女。

先天性卵巢发育不全染色体除45,X外,可有多种嵌合体,如45,X/46,XX;45,X/47,XXX;或45,X/46,XX/47,XXX等。其临床表现,主要与嵌合体中哪一种细胞系占多数有关。比如,正常性染色体占多数,则异常体征较少;反之,若异常染色体占多数,则典型的异常体征亦较多。

先天性卵巢发育不全检查时可见女性内生殖器,但比正常人为小。性腺为条索状,一般为2~3cm长,仅仅0.5cm宽。罹患该病的个别患者,有怀孕生育的可能,但生育年龄段很短,常常发生卵巢早衰。该病患者是不是能够生育,决定因素是染色体异常的程度,患者是否有卵泡。小部分怀孕的病例,其染色体为45,X/46,XX的嵌合,当46,XX细胞系占多数时,卵巢才有可能发育而维持正常功能,乳房才有可能发育。卵巢无卵泡而缺乏功能时,垂体促性腺激素就会升高。少数患者若能够怀孕,但流产死产发生率很高。

先天性卵巢发育不全性染色体的缺失或嵌合,不仅影响性腺与生殖系统的发育,也影响其躯体异常特征。若缺少一个X,除性腺不发育外,还有各种躯体异常表现。X短臂缺失,也有该病特征;X长臂缺失,仅有条索性腺而无躯体异常。医学研究认为,卵巢与卵子的分化在性染色体上需要两个位点,分别在长臂上与短臂上。失去任何一点,将造成性腺发育不全。身高与性腺的发育异常,与长臂和短臂均有关系,正常身高长臂短臂都不可缺少,但短臂发挥着决定作用。性腺亦如此,但长臂起主要作用。

另外,还有一种临床表现类似Turner综合征,该病患者有身矮,生殖器不发育及各种躯体的异常,但染色体为46,XX,曾称为XX Turner,也有学者称为Ullrich-Noonan综合征。二者除性染色体外的主要区别是Ullrich-Noonan综合征在青春期可有正常的性发育和受孕,为常染色体显性遗传疾病。

先天性卵巢发育不全的诊断方法:该病诊断除临床主要特征外,需要进行染色体核型检查。染色体为45,X需有足够数量的细胞以明确是否有嵌合的存在。若属结构异常,尚需了解缺失或易位部分的染色体。促性腺激素的检查,若在正常范围,卵巢有可能具有一定功能。

先天性卵巢发育不全的治疗手段:由于该病患者身材矮小,缺乏女性曲线,治疗目的主要是促进身高,刺激乳房与生殖器官发育,防治骨质疏松等并发症发生。关于身高的治疗,近年来生长激素有一定效果,以色列报道生长激素治疗49例,观察1.9~7.5年,效果比较理想。但该病患者身矮并非缺乏生长激素,因而有些患者身高增长并不显著,加之长期注射与药费十分昂贵,一般患者难于负担。据报道,北京协和医院对25例Turner综合征患者测定骨密度,发现均极低。为此试用了有雌、雄与孕激素的利维爱,身高与体重均有所增加,反应强者亦可增加10cm以上,亦有反应差而增高不明显者。对于第二性征的发育,包括乳房在内的发育,一般采用人工周期的方法,用最小有效剂量的雌激素,同时在后半周期至少加10~12天的孕激素,以防止长期用药给患者带来发生子宫内膜癌变的风险。不过,如果长期治疗,还应选择天然雌激素而不选用副作用大的人工合成雌激素。

B. 超雌综合征

超雌综合征又称超X综合征,为染色体异常疾病,是女性最常见的X染色体异常疾病之一,也会影响乳房正常发育。我们知道,正常女性染色体组型为46,XX,而超雌综合征患者染色体组型多数为47,XXX,也有少数为48,XXXX,49,XXXXX;X越多,智力低下程度越严重,临床常误诊为先天愚型。不过,有些人与正常细胞组型或45,XO嵌合。出生此类患儿的母亲年龄往往较大,但父母染色体不见得有异常改变。

超雌综合征患者,一般外表无明显异常。但卵巢功能异常,常常出现间歇性闭经,乳房发育不良;部分患者智力低下与精神障碍;患者身材矮小,大多肥胖,眼距增宽,内眦赘皮等异常;该病患者能够怀孕生育,但常常生出47,XXX或47,XXY患儿。一旦怀孕,应做好产前诊断,染色体产前检查可防止患儿出生。

(4)乳房发育与营养状况:乳房发育与营养状况也有很大关系。营养缺乏的原因有四个方面,其一是营养缺乏,贫困导致的营养摄入不足,厌食症,长期过度节食;其二是营养吸收不良,主要是消化系统疾病,如慢性萎缩性胃炎、慢性结肠炎、慢性肝炎,这类疾病晚期会出现恶病质,极度消瘦;其三是营养消耗增加,主要是慢性消耗性疾病,如结核病、肿瘤(尤其是恶性肿瘤);其四是代谢异常,主要是内分泌异常,如甲亢、糖尿病等。

上述情况如果发生在乳房发育期,均会直接限制乳房的正常发育,而发生乳房发育不良。凡是营养缺乏引起的乳房发育不良,均应及时、有效治疗原发性疾病,防止给乳房发育造成更严重的不良影响。乳房发育不良是因过分消瘦、胸大肌发育不良等引起者,则需要加强营养,储存一定量的脂肪,适当增加体重,同时应注意加强体育锻炼,尤其是胸部肌肉的锻炼。当胸部肌肉发育良好时,乳房自然挺拔、丰满。

(5) **乳房发育不对称**:乳房发育不良还包括乳房发育不对称的现象。一般来说,两侧乳房应是对称性发育。也就是说,两侧乳房的大小、形态、位置应基本相同,不会有明显的区别。如果发生两侧乳房发育并不是十分对称,仅仅是一侧稍大,一侧稍小;一侧稍高,一侧稍低。差异如果不显著的话,也属于生理性的,不需要特殊治疗。

需要注意的是,某些疾病或生活方式亦可导致乳房发育不对称,如胸部外伤、烧伤、烫伤等可影响患侧的乳房发育。有的则是女孩在乳房发育期,因害羞而穿过紧的内衣,以致乳房发育受限而发生不对称。此外,乳房内的肿瘤也可使患侧乳房增大而致两侧乳房不对称,此时,常可触及乳房内肿块,应引起注意,需要及时就医。这种情况,应该及时确定病因,然后采取相应措施。

(6) **乳头发育不良**:部分少女乳头内陷也属于乳房发育不良的范畴。乳头内陷最常见的原因是人为因素。有的少女发现自己的乳房渐渐隆起,觉得害羞,感到难为情,总认为自己的乳房过大,进而采取束胸的方法限制隆起,结果使乳头发育受到限制,出现乳头不能向外凸出的现象,给未来哺乳等带来诸多不便。这种乳头凹陷,就是人为因素造成的,并非疾病。

女性到了青春期乳房没有发育或者出现发育不良,就应该尽快到医院及时就诊,看看是不是发生了相关疾病,而不能凭自己的感觉认定是不是存在问题,也不能不正确面对现实,而抱有侥幸心理贻误治疗时间,更不能讳疾忌医,失去有效治疗的大好时机,留下终生遗憾。

5. 促进乳房发育的特殊方法 乳房发育不良是遗憾,有了健美乳房因病切除更是遗憾。如何使没有发育好的乳房进行发育,如何使缺失的乳房"再生",是人们一直追求的梦想。经过医学科学的不断探索,目前已经有了一些新的苗头与新的方法。

(1)干细胞混合脂肪促乳房生长:为了寻找乳房发育的新方法,美国的科学家研究发现,将一种含有浓缩干细胞的脂肪混合体植入女性胸部,能起到促进女性乳房生长的作用。

研究人员称,尽管利用脂肪重塑其他身体部位的方法早已有之,但这种移植手术却常因为脂肪被吸收而功亏一篑。而使用含有浓缩干细胞的脂肪可有效地克服传统方法的缺陷。

(2)乳房"再生"新科技的诞生:乳房存在严重缺失的情况下,人们往往采用硅材料作为假体进行植入,但硅材料容易对妇女产生不良影响。为了彻底解决这种问题,人们在苦苦思索:有没有可以研制出既有更好的隆乳作用,又不至于给身体带来伤害的材料呢?有没有更好的方法能使失去乳房的女人重新拥有乳房呢?有许多科学家进行了一些尝试,并获得了可喜的成果。

据有关媒体报道,英国的医学科学家宣布一项重大医学突破,他们已经成功地完成了在实验室内用人体细胞再造乳房。研究者相信,在不久的将来,这种人造乳房就会给无数的女性带来拥有健美乳房的希望。

6. 乳头的发育与生理作用　乳头是乳房最突出的部位,具有非常重要的生理作用。从乳头的基本功能来看,乳头主要作用有两个方面,其一是哺乳作用,其二是性爱作用。乳头的发育,并非孤立的、单独的,是随乳房发育的。

(1)乳头发育:乳头的发生,是在母亲的胎内时形成乳腺分离,成长为乳头。通常情况只分离出两个乳头。

从繁衍的角度来说,凡是哺乳的动物都会有乳房与乳头。乳房中的乳腺,可以分泌与存储乳汁,而乳头是便于喂养刚刚出生的后代。这些现象,都是哺乳动物繁衍的需要。

在青春期之前,男孩与女孩的乳房在外观上并没有什么区别。自7~8岁开始,女孩身体各系统逐渐发育。大约经过2年的时间后,在卵巢激素、垂体激素和胰岛素的共同作用下,乳头开始发育,与此同时,乳房也在同步发育。

乳房发育的年龄存在个体差异,女孩乳房发育的平均年龄为10.8~11.4岁。如果超过16岁乳房、乳头未发育,或有发育但存在异常,则应该尽快到医院查明原因。

在正常情况下,女孩的乳房发育一般是乳头开始长大,年龄大约在9~10岁。10~11岁时乳腺开始增生,形成乳核,摸上去有一个结节或小硬块,压之疼痛。到了12~13岁时,乳腺管与皮下脂肪日趋增加,乳房渐渐隆起并富有弹性,乳晕和乳头的颜色逐步变深。

乳头具有勃起功能,触摸时发硬,有利于授乳。乳头表面覆盖复层鳞状上皮,上皮层很薄。乳头由致密的结缔组织及平滑肌组成。平滑肌呈环行或放射状排列,当有机械刺激时,平滑肌收缩,可使乳头勃起,并挤压导管及输乳窦排出其内容物。乳晕部皮肤有毛发和腺体。腺体有汗腺、皮脂腺及乳腺。其皮脂腺又称乳晕腺,较大而表浅,分泌物具有保护皮肤、润滑乳头及婴儿口唇的作用。

(2) 乳头颜色:乳头的颜色,在不同的时期是不同的,而且有鲜明的区别。

在青春期,或者说没有怀孕、哺乳过程者,乳头的颜色往往比较浅,与周围皮肤没有太大的区别。

到了哺乳期,乳头的颜色发生了明显的变化,可能与体内激素的变化有关。女性怀孕时,随着胎儿发育,促进乳腺功能的发育,乳房、乳头都会逐步增大,乳晕、乳头的色素更加明显,形成了一个与怀孕之前比较明显的界限。

过了更年期,女性的乳头、乳晕会迅速变色,这是因为体内激素发生了变化。

(3) 乳晕发育:乳晕的发育,与乳头发育往往是同步的。而且,乳晕的颜色,同样与乳头也是同步的。一般情况下,在少女时期,乳晕的颜色是浅色的。而成年之后,乳晕颜色逐渐加深,哺乳期则颜色更深。

乳晕的面积,一般直径为3~5cm。乳晕面积大小个体差异很大,但大小与乳房健康与否没有直接关系。在临床上,影响美观的情况主要是乳晕过大。当面积过大的时候,常常使乳房显得暗淡,缺乏美感与性感,有时候会需要手术整形。不过,一些乳晕面积过大者,首先要到医院检查确定是否正常,因为一些所谓的乳晕过大并非疾病,常常与遗传有关,甚至不影响美观,因此,在确定治疗之前,一定要多多听取专科医生的意见。

乳晕缺失的现象在临床上罕见。一旦发生,常常与乳头发育、乳房发育有关,并非单一的乳晕异常。如果乳晕异常,应及时到医院就诊。

7. 乳房发育的基因因素 理想的乳房美是所有女性都十分向往的。乳房大小适度、匀称、丰满与健康是完美的标准。

其实,由于个体基因的差异,乳房也一定会受到遗传信息的影响。主这要体现在 DNA 分子上,它具有遗传效应的特定片段,藏有人体遗传信息。正是这种信息,向细胞发出各种"指令",而且是具有绝对的权威的"指令"。这种"指令"指挥生物按一定方式发育、繁殖、衰老,直至死亡。同样也指令着乳房的发育、成熟、丰满与萎缩。

在乳房的发育过程中,基因起着决定性的作用。但实践证明,乳房的发育也会受后天环境的影响,有医学研究资料表明,由于饮食、营养、文化等方面条件的改善,现代女性的身高、胸围都比其上一代有明显增长。

女性进入青春期之后,月经开始初潮,标志着卵巢开始发育并逐步成熟。这个时候,卵巢开始分泌雌激素与孕激素,乳腺开始发育,到 18 岁左右,乳房发育趋于成熟。而有部分女孩乳房发育成熟以后,并不起眼。这种现象的原因,是因为乳房发育不完全由雌激素分泌多少决定,还受到其他一些因素的共同影响。实际上,雌激素要跟乳腺组织细胞上的受体相结合,而细胞受体的多少、脂肪组织的丰满程度,都会影响乳房的大小与丰满程度。

基因对乳房的丰满程度具有决定性作用。女性在营养充足、没有影响乳房发育疾病的条件下,如果乳房依然比较平坦,就有可能是受了遗传基因的影响而导致的。即使有些药物可以达到令乳房增大的目的,那么,这种药物治疗对身体本身具有毒副作用。强行使用药物后,会造成乳房的病态下的纤维囊性增生,显然,服用药物后乳房显著增大,实际上是一种异常的中毒表现,因为这样已经打破了体内激素水平的平衡,不符合生理的健康规律。

乳房发育实际上有一个"二级跳"的进程。第一次发育是在青春期,这时的乳房一般不会十分丰满,这种情况属于正常的生理状态,没有必要为之烦恼,更没有必要在此阶段想方设法增大乳房,因为这个时段任何药物治疗都是有害的,除非是医学上认为有必要的时候,才可以药物治疗。

乳房的第二次发育十分重要,这个时段是发生在妊娠及哺乳期。妊娠之后,卵巢分泌的雌三醇、孕激素等骤然增高,使腺管再次增殖、分支,腺管末端膨大成腺泡,小叶不断发育,脂肪组织也不断增多,乳腺逐渐胀大。

人一生有多少卵细胞是基本固定的,随着年龄的增大,卵细胞被不断排出,到了更年期卵细胞基本上排空,之后雌激素分泌也就急剧减少。这种生理变化会引起许多人体变化,其中当然包括乳房。这个时候,由于腺体组织和结缔组织分解逐渐减少,乳房开始下垂、松弛。从健康角度来看,女性更年期之后服用一些植物性雌激素,是必需的,也是安全的。如果有必要,也可以服用小剂量的雌激素。但雌激素不宜在年轻的时候服用,除非有疾病治疗上的需要,否则会影响女性健康。

医学研究证实,基因不仅决定了乳房的发育情况,对乳房健康的影响更为明显。除了外伤,所有的乳房疾病也与基因有着密切的内在联系。也就是说,许多乳房的疾病是遗传而来的,诸如乳房纤维囊性病,假如母亲有相关的病史,女儿很有可能也会出现类似疾病。即便是乳腺炎,研究也发现乳腺炎也会受基因的间接影响。尽管乳腺炎属于细菌感染,多数是在哺乳期由于婴儿的吸吮所致。但被遗传者通常是遗传了乳腺易感基因,一旦外界有了细菌作用,就很容易发病。

(二) 乳房的基本结构

1. 乳房基本构成 乳房主要是由腺体、导管、脂肪组织和纤维组织等构成的。其内部结构,犹如一棵倒着生长的小树,而乳头的部位则是树的根部。乳房位于第2~6前肋,从大体上可分为内上、内下、外上、外下以及中央五个区。

乳腺与输乳管。乳房的房腺体,是由数百个腺泡组成15~20个腺叶,每一腺叶都有一根乳腺导管(又名输乳管)。乳腺导管汇集于乳晕,开口于乳头,也就是人们常说的输乳孔。乳腺导管膨大的壶腹部位,具有储存乳汁的作用,在哺乳期发挥非常重要的作用。

乳头表面覆盖复层鳞状上皮,上皮层很薄。乳头由致密的结缔组织及平滑肌组成。乳头直径约为0.8~1.5cm,未婚性的乳头直径较小,而到了哺乳期,乳头的直径会增大。乳头上有许多乳腺导管口,乳头是由致密的结缔组织及平滑肌组成。平滑肌呈环行或放射状排列,当受到机械刺激时,平滑肌就会收缩,使乳头出现勃起现象,并挤压导管及输乳窦排出其内容物。

乳晕是围绕乳头周围的深色组织。乳晕的直径约3~4cm,色泽在各个年龄段不一样。在青春期,乳晕的颜色比较浅,而在妊娠期、哺乳期色素沉着加深。乳晕部的皮肤上有腺体,个别女性长有毛发(如果平时没有毛发而在闭经、肥胖、不孕时发生,常常预示罹患多囊卵巢综合征的可能)。其皮脂腺又称乳晕腺,较大而表浅,分泌物具有保护皮肤、润滑乳头及婴儿口唇的重要作用。

乳房内的脂肪组织占很大的比例,分布在乳腺的周围,支持乳房形成一个半球形的整体。乳房中这层囊状的脂肪组织,医学上称之为脂肪囊。脂肪囊的厚薄,与年龄大小、生育状况等原因有关,个体差异很大,脂肪组织的多少,常常是决定乳房大小的重要因素之一。

乳房之所以挺拔而不下垂、耸立而有良好的外形,是乳腺被条索状的乳房悬韧带固定在胸部的皮下组织之中的。乳房中的悬韧带一端连接在胸肌筋膜上,另一端连接于皮肤。在悬韧带的作用下,乳房既相对固定,又能在胸壁上有一定的活动范围。

2. 乳房的血管分布 乳房中分布着非常丰富的血管、淋巴管,对乳腺的营养输送发挥着作用,通过这些血管,维持整个乳房的新陈代谢。在乳房发育阶段、哺乳时期等,均发挥作用。乳房的动脉供应主要来自:腋动脉的分支、胸廓内动脉的肋间分支及降主动脉的肋间血管穿支。乳房的静脉回流分深、浅两组:浅静脉分布在乳房皮下,多汇集到内乳静脉及颈前静脉;深静脉分别注入胸廓内静脉、肋间静脉及腋静脉各属支,然后汇入无名静脉、奇静脉、半奇静脉、腋静脉等。当发生乳腺癌血行转移时,进入血行的癌细胞或癌栓可通过以上途径进入上腔静脉,发生肺或其他部位的转移;亦可经肋间静脉进入脊椎静脉丛,发生骨骼或中枢神经系统的转移。

乳房的静脉血管分布。乳房静脉可分深浅两组。浅静脉组分布在乳房皮下,汇集回流到内乳静脉和颈前静脉;深静脉组有内乳静脉肋间支,引流内侧乳房血液回流到同侧头臂静脉;腋静脉分支,引流乳房外侧血液回流到锁骨下静脉和头臂静脉;肋间静脉,引流乳腺血液经肋间静脉回流到奇静脉。这三组静脉再经上腔静脉入肺,乳腺癌发生肺转移是就是通过此处。

3. 乳房中的淋巴分布　乳房的淋巴引流主要有以下途径:腋窝淋巴结、内乳淋巴结、锁骨下/上淋巴结、腹壁淋巴管及两乳皮下淋巴网的交通。其中,最重要的是腋窝淋巴结和内乳淋巴结,它们是乳腺癌淋巴转移的第一站。

乳房内的淋巴管网非常丰富,它由皮肤、乳腺小叶和腺泡周围间隙的淋巴网组成,并与整个胸、颈、腋、腹部等处的淋巴网相连通。淋巴网可分为深浅两层:浅层沿乳腺的各级导管向乳晕、乳头下集中,形成乳晕淋巴丛,然后再经毛细淋巴管注入深层淋巴管网;深层淋巴管网,存在于胸筋膜上。乳房淋巴管,只有向外的流出道,无向内的流入道。乳房淋巴向外引流有 5 条途径和 5 组淋巴结。

液窝淋巴结分布。腋窝是乳房淋巴液引流的主要区域淋巴结,占乳房淋巴液引流量的 75%,其内一般有淋巴结 20~30 个,最少为 14 个,最多可达到 67 个。腋下淋巴结可以分三组:外侧组(腋下群)相当于胸小肌的外下缘。包括腋顶部、腋静脉外 1/3 段和肩胛下血管的周围;中间组(腋中群)包括胸大肌、胸小肌之间的淋巴结和胸小肌后方的淋巴结;内侧组(腋上群):包括胸小肌内缘上方,到腋静脉进入锁骨下静脉处的淋巴结。

内乳淋巴结分布。位于胸骨旁胸膜外的内乳血管周围。乳房淋巴管穿过肋间肌,到达这组淋巴结,尤其是 2~4 肋间的淋巴结。这组淋巴结有 6~10 个。

锁骨上下淋巴结分布。位于胸锁乳突肌、颈内静脉和锁骨下静脉周围,约有 10 个淋巴结,主要引流乳房上半部和中央区的淋巴液。

腹壁淋巴管。注入膈下腹内淋巴结和肝,因此乳腺癌可以有肝转移。之外,两侧乳房皮下淋巴网互相交通。

4. 乳房中的神经分布　乳房的神经由第 2~6 肋间神经皮肤侧支及颈丛 3~4 支支配。除感觉神经外,尚有交感神经纤维随血管走行分布于乳头、乳晕和乳腺组织。乳头、乳晕处的神经末梢丰富,当受到外界刺激、挤压时感觉敏锐,受到严重挤压时疼痛非常明显;发生乳头皲裂时,疼痛剧烈。此外,在行乳腺癌根治术时,还需涉及臂丛神经、胸背神经及胸长神经的解剖。

根据神经的具体部位,乳房的神经有皮神经、胸前神经、胸长神经与胸背神经。皮神经是一种皮肤感觉神经,主要分布在表层,是由 2~3 肋间神经分支组合的肋间臂神经,由腋窝进入上臂;胸前神经由臂丛神经分出,分为 2 支,一支为内侧胸神经,从胸小肌前面与胸肩峰动脉伴行斜行到胸大肌;另一支为外侧胸神经,在胸小肌后方穿透胸小肌达胸大肌外上方;胸长神经起自臂丛神经,由相当腋静脉内侧 1/3 处下缘穿出,沿胸侧壁下行分布到前锯肌;胸背神经起自臂丛神经的锁骨下部,与肩胛下动静脉伴行,支配背阔肌。

5. 乳房的胸肌定位 乳房位于深筋膜的表面。成年女性乳房 2/3 位于胸大肌之前,内侧缘达胸骨旁线,外侧 1/3 可达腋中线附近,位于前锯肌的表面,下界延伸于第 2~7 肋之间。

两侧乳房的中央顶部各有一个乳头,其周围被色深的乳晕环绕。乳房内含有蜂窝状脂肪组织,这种脂肪本身具有一定的成型与支撑作用。乳房内有 15~20 个囊状的乳房小叶,每个小叶是一个囊管泡状腺,每一腺小叶又由 10~100 个腺泡组成,并有一总导管称输乳管。输乳管以乳头为中心呈放射状排列,各输乳管向乳头汇集,形成了乳房的基本形态,也同时决定了乳房的大小。这种由腺体、导管、脂肪组织和纤维结缔组织等构成组成的"联合体",其内部结构就像一棵倒着生长的小树,成为乳房的基本构造。

在决定乳房大小的因素中,腺泡发育是否完整,具有决定性的作用。女性的胸部 70%~75% 是脂肪,而脂肪需要附载体,那就是腺泡。倘若腺泡小,它负载脂肪的面积就小,就会直接影响到乳房的丰满程度。腺泡需要营养补充,提供这些营养必须是足够的、均衡的。否则,乳房发育就会受到不良影响。

从生理解剖上来看,乳腺位于皮下浅筋膜的浅层与深层之间,浅筋膜伸向乳腺组织内形成条索状的小叶间隔,相互连接在一起,一端连接与胸肌筋膜,另一端连接于皮肤,将乳腺的腺体固定在胸部的皮下组织之内。这些连接腺体与固定乳房位置的纤维结缔组织,就是乳房悬韧带。浅筋膜的深层,位于乳腺的深面,与胸大肌筋膜浅层之间有疏松组织相连,这就是乳房后间隙。它可使乳房既相对固定,又能在胸壁上有一定的移动性。乳房的结缔组织与胸部肌肉结合在一起,悬挂起乳房组织,保持不下垂。由于其缺乏弹性，一旦被过度抻拉导致组织断裂就会直接造成乳房下垂。同样，如果结缔组织萎缩，乳房会萎缩与下垂。

在固定乳房、保持乳房具有一定形状方面，乳房依靠胸肌的强大牵拉作用。我们知道，乳房大部分位于胸大肌表面，乳房靠结缔组织外挂在胸肌之上，胸肌的作用就会决定着乳房的走向。医生平时常说的胸肌锻炼，就是通过强化胸肌功能，而使乳房保持良好的形态。

（三）乳房的形态种类

女性乳房具有不同的形态，即使在同等年龄、同一地区、同一民族的女性中，乳房形状、大小、体积等指标也有诸多的不同。

乳房的形态的差异，原因是多方面的，有的先天形成的，也有后天形成的；有是生理性的，也有病理性的；有需要治疗的，也有不需要治疗的。

了解乳房的生理状况与形态，对于指导乳房健美是非常重要的。

1. 正常乳房基本形态　女性乳房在不同的年龄段具有不同的差异。乳房与人体的生长发育与衰老同步，也有一个发育、成熟、衰老的过程。

需要特别说明的是，乳房的基本形态与种族、遗传、年龄大小、运动量、佩戴内衣是否正确、营养状况、身体胖瘦、乳房内脂肪含量、孕育状况、是否哺乳等因素有关。正常情况下，女性的乳房外部形态差异很大。

乳房发育的时间、发育的速度也有一定差异。有的少女在青春发育期可能体内雌激素特别旺盛，或乳腺组织对雌激素特别敏感，乳房发育迅速；也有的女性快到了青春期的时候乳房发育比较迟缓，双乳房偏小，但随着年龄增大而逐步发育，最终发育成熟，也属于正常。当然，如果到了青春期乳房还不能正常发育，或者根本没有发育，并伴有第二性征发育异常，应该到医院咨询一下医生。

（1）常见的乳房形态类型：成年未孕的女性，根据乳房基底横径、乳房高度、乳房下垂程度，可将乳房外形分为常见的如下诸种类型：

扁平形：乳房前突的长度明显小于乳房基底的半径，乳房比较平坦，这种形态见于少数女性。

圆盘形：该类型的乳房基底的圆周半径由高而低平，形似圆盘的样子，与乳房扁平的基本类型相似。

圆碗形:该类型乳房前突的长度小于乳房基底的半径,乳房稍隆起,形如碗盘状,边界不甚明显,站立与仰卧位乳房形态无明显变化,乳房高与半长指数小于 89.99。

圆锥形:该类型乳房前突的长度大于乳房基底的半径,乳房下缘与胸壁形成的角度,一般小于 90°,形成明显的乳房下弧线,站立时乳房高耸而微垂,乳房高与半长指数 110.00~129.99。

半球形:该类型乳房是指圆周的半径高而均等,胸大肌发达,且乳腺有丰满的组织,状如半个球体覆盖在胸部。多数女性为圆盘形和半球形乳房,其次才是圆锥形的乳房。半球形乳房前突的长度等于乳房基底的半径,形似圆锥形,乳房在胸前壁的隆起较骤然,边界明显,呈浑圆丰满状,卧位时仍能看到明显乳房曲线,乳房高与半长指数 90.00~109.99。

下垂形:该类型乳房前突的长度更加大,轴长 6cm 以上,大于乳房基底半径,仰卧时乳房向外侧垂展,站立时下垂呈袋状。该类型乳房一部分受遗传影响,一部分是后天形成的,是由于产后皮下脂肪减少,皮肤松弛,乳腺萎缩,加上保养不良而导致乳房形体下垂。

下斜形:该类型乳房前突的长度更大,乳房下缘与胸壁形成的角度仍小于 90°,乳房乳轴稍向下。

青春期女性乳房的外观一般多呈圆锥形或半球形,大多对称;产妇的乳房往往两侧大小不等,由于右侧乳房授乳机会多,通常右侧大于左侧;而断奶后由于右侧乳腺更易萎缩退化,因此哺乳后妇女显得左乳房比右乳房大。

正常情况下,双乳外上象限乳腺组织通常较其他部位厚大,因此乳腺肿瘤发生在乳腺外上象限的机会比也较多,一般认为,1/3 以上乳腺癌发生在乳腺外上象限,有资料显示最高达 48%。

(2)正常乳房在胸部的位置:在我国,成年女性的乳房一般呈半球形或圆锥形,两侧乳房基本对称,哺乳后有一定程度的下垂或略呈扁平状态。到了老年时期,由于乳房失去雌激素与孕激素等方面的支持,常常萎缩下垂且较松软。

乳房位于两侧胸部胸大肌的前方,其位置亦与年龄、体型及乳房发育程度有关。成年女性的乳房一般位于胸前的第 2~6 肋骨之间,内缘近胸骨旁,外缘达腋前线,乳房肥大时可达腋中线。乳房外上极狭长的部分形成乳房腋尾部伸向腋窝。青年女性乳头一般位于第4肋间或第5肋间水平、锁骨中线外1cm;中年女性乳头位于第6肋间水平、锁骨中线外1~2cm。

乳头在乳房的中心部位。正常乳头呈筒状或圆锥状,两侧对称,表面呈粉红色或棕色。乳头的直径大约为0.8~1.5cm,其上有许多小窝,为输乳管开口。

乳晕在乳头周围,为皮肤色素沉着较深的环形区。乳晕的直径约3~4cm,色泽各异,青春期呈粉红色,妊娠期、哺乳期色素沉着加深,呈深褐色。乳房部的皮肤在腺体周围较厚,在乳头、乳晕处较薄。有时可透过皮肤看到皮下浅静脉。

乳房的形态和位置,存在着较大的个体差异,并非完全一样。女性乳房的发育状况,受种族、年龄、遗传、经济状况等方面的影响,一些女性在各种不同生理时期乳房发育的进程不一。是不是存在乳房发育问题,应综合分析,不可盲目下结论,避免将属于正常范围的乳房形态及位置看作是病态,从而给这些女性造成不必要的思想负担。

2. 异常的乳房形态

(1) 异常形态的常见类型:乳房不对称症属于病态现象。正常情况下,乳房具有良好的相对对称性,总的说来,两侧乳房的大小与形态不是绝对的对称,成熟后的两侧乳房常常略有差异,一般右侧大于左侧,但外观难以区分,只有通过仔细测量才能发现。其实,轻度的乳房大小差异往往不为本人察觉,也不需要特别处理。因为绝对的乳房对称几乎是没有的。

乳房不对称的原因是多方面的,有生理性的,也有病理性的;有暂时性的,亦有永久性的。因而在治疗前找出原因,分别对待,以便正确处理。

青春发育期少女的两侧乳房可因为生理因素引起一大一小。这种情况的形成,通常是由于乳房发育对体内雌激素、孕激素的敏感性差异造成的,敏感性较强的一侧乳芽往往先发育,而且生长较快故显得较大;而乳房敏感性较差的一侧乳芽则发育迟缓、生长较慢,显得相对较小。这在少女发育过程中是比较常见的。随着整体发育成熟,两侧乳房会逐渐趋于对称。这种暂时性两侧乳房大小不一的现象并非少见,对此不必治疗,更没有必要进行手术干预,应耐心等待乳房发育成熟。

在现实生活中,的确也有少数青年女子呈现明显的差别,如果不是严重的差异,可通过加强左侧胸肌的锻炼加以矫正。平时有意识地多用左手提、捧重物,不但可健壮左侧胸肌、增大乳房,而且多用左臂,对整体发育也是很有益的。另外,还可用右手轻压左侧乳房,循顺时针方向按摩,每日 3 次,每次 30 下,亦可起到增大乳房的作用。

身体发育成熟,身材定型后,若两侧乳房一大一小异常悬殊,采用上述自我矫正法无效时,可考虑手术矫正。对于明显小于正常的单侧乳房。可采用硅胶或脂肪充填;对一侧乳腺组织过度增生,远远超过另一侧正常大小的乳房,则可通过切除该侧过多的乳腺组织,使两侧乳房大小接近。

由单侧或两侧乳房发育异常或后天内分泌的影响所造成的乳房不对称,较为常见的有如下几种情况:

一侧乳房发育不良或根本没有发育,另一侧发育正常。这样的情况多是发育本身造成的,其确切原因不明,发病率很低。这种情况不便使用药物治疗,一般根据具体情况进行小乳侧隆乳术,以纠正偏差。对于两侧乳房差异不显著者,可以通过单侧按摩、外用药物等办法进行治疗。

一侧乳房发育不良为小乳,另一侧却异常发育为肥大乳房。这种类型一般两侧发育都有问题,属于发育上的不平衡,这样的情况也不能使用内服药物调整。对于发育不良的一侧乳房,可使用上述方法进行纠正。效果不明显者,可根据其乳房的实际情况,进行小乳侧隆乳术,肥大侧缩小成形术。

一侧乳房肥大,另一侧正常大小。这种类型一般需要手术治疗,对于肥大的一侧乳房可采用缩小成形术。

双侧小乳且又不对称。这种类型与乳房发育异常有一定的关系,应查明发育不良的基本原因,对于因内分泌因素所致者,可以使用激素进行治疗。治疗时应严格掌握服用方法,控制使用剂量,避免副作用的发生。药物、理疗、食疗、按摩等方法,都可以适当采用。如果上述方法没有疗效时,可进行双侧不等量隆乳术。

双侧乳房肥大且不对称。应该查明乳房肥大的原因,如果是肥胖引起的,应通过减肥来控制,同时注意限制脂肪的进食量。同时注意体能锻炼,促进脂肪的转换。对于治疗无效者,可进行双侧乳房不等量缩小或成形术。

乳房严重下垂畸形。轻度的下垂一般可以通过佩戴内衣等方法纠正,严重的应该进行乳房悬吊术。

Poland 综合征（波兰综合征），又称之为胸大肌缺损并指综合征。该综合征患者除先天性乳房缺如之外，还包括胸大肌缺失以及上肢和手指畸形等，所有的缺失或畸形常发生于同一侧，女性多见。

该病的病因尚未明了，但多数学者认为是在胚胎发育第6~8周时，一侧的锁骨下动脉或其某一分支发育发生了缺陷，进而导致其支配区域内的上肢、乳房、肋骨等组织器官的发育缺陷。

该病单侧胸大肌缺损，而且合并同侧短、并指等复合畸形，女性患者则常常合并同侧乳房、乳头与乳晕发育障碍。该病轻重不一，轻者仅有胸大肌部分缺损，重者则会出现胸大肌、胸小肌、前锯肌，以及背阔肌、腹外斜肌、肋骨等都多处发育异常。女性发病后多存在乳房发育差，可从轻度的发育不全到完全缺如，乳头、乳晕同时发育不全，且位置偏高，甚至全无。手畸形常与胸部病变发生于同一侧，比较常见的手部的畸形有并指、短指或缺指等。

治疗时可考虑做乳房再造术，部分患者仅于皮下放置假体进行隆乳手术即可。由于胸大肌的缺失，乳房整形的效果常常不够理想。有部分病例为了取得双侧乳房的对称美观，患者往往情愿考虑同时作正常一侧乳房的缩小成形术。

铃形状乳房。为一种少见的乳房畸形，乳房小而乳晕区突起，呈铃状。治疗可作乳房增大成形术，同时切除部分乳晕及其下面的腺体组织，使之趋向正常形态。

（2）异常形态的具体措施：首先明确乳房发育是不是异常。双侧乳房不等大不一定就是病理性的。对于部分乳房不对称者，可以通过下述方法进行矫正：

特殊锻炼。对于特殊体育活动造成的乳房发育不对称，可以采用特殊的锻炼方式进行矫正，对于部分女性有一定作用，但最关键的还是预防。

平时运动不可单一，注意双臂运动，防止胸部发育不对称。至于特殊职业者，或者是运动员，应该在平时注意矫正。使用右手运动的职业，应该在平时注意左手臂运动；反之，左手运动的职业，应该在平时注意右手臂运动。

运动矫正最有效的时期是青春期，因此，要注意在青春期乳房的时候加以矫正，以防止乳房不对称的发生。当然，也可以进行有关的乳房按摩、健乳运动等。

药物矫正。局部用药对于矫正不对称的乳房有一定的作用,不过,这需要在大夫的指导下用药。对于发育不良的一侧乳房,通过体育锻炼效果不理想或者严重不对称者,可以使用药物局部治疗。

手术矫正。若两侧乳房明显地一大一小,极不相称,而且药物治疗与锻炼、按摩没有效果者,也可考虑手术矫正,行一侧隆乳术,或一侧乳房缩小成形术,可视患者情况而定。当然,手术矫正最好是在生育之后,因为结婚、生育后乳房大小还会发生变化。手术应该在正规医院进行,手术可能会影响哺乳能力,也有可能出现一些并发症。

3. 多乳症与少乳症 在人类,正常情况下男女有一对乳房。多于两个乳房就属于多乳症,而少于两个则属于少乳症。多乳症与少乳症均属于异常表现。

(1) 多乳症的发病原因与表现:多乳症在先天性乳房畸形中,属于最常见的一种,远远高于少乳症的发病率。据有关资料统计,在亚洲人中,其发生率大约为1%~3%,另有资料显示为6%。男女均可发生,女性多于男性。

多乳症属于先天发育异常。多乳症与遗传及家族史有关,基本是由先天发育异常所致。

在临床上,部分患者同时有乳头形成伴有其下方的腺体组织,这种现象称为完全性副乳;若仅有乳头而无乳腺实质者,则称为副乳头;有的并无乳头突起,仅有两侧对称的局限性凹陷或细小区域的皮肤色素沉着。完全性副乳腺同样接受内分泌影响,特别是雌激素、孕激素和催乳素的刺激。有时也会发生良性或恶性肿瘤。

多乳症的常见类型。在青春期,多乳症处于相对静止状态。随着第二性征的发育,增多的乳房受内分泌激素的影响而逐渐增大。这些增多的乳房,同样会在月经期、妊娠期和哺乳期随着激素分泌的多少而发生同步变化,也会出现局部增大、肿胀和疼痛等症状。完全性副乳腺者,还可以出现乳汁分泌。

多乳症在身体检查时即可发现,多数病例可于腋部或相当于原"乳线"部位,有类似乳头样突起,或是局部米粒大小的色素沉着或皮肤凹陷。有一部分病例,还可以发现局部肿块,按压疼痛,边缘不清,质地柔软,与皮肤连接,但与深部组织没有粘连。少数病例,成半圆形或呈不规则状隆起。如果属于完全性副乳者,在产后哺乳期,同样会有正常的乳汁分泌。副乳腺如伴有肿瘤者,其症状与乳房肿瘤及体征很相似,部分副乳腺可患乳腺病。

多乳症的医学检查。B超、细针穿刺及钼靶摄片等方法均有助于诊断,切除病理检查可以明确诊断。

多乳症的具体对策。一般情况下,应根据多乳症的具体情况,确定治疗方案。多乳症较小而无明显症状者,可不进行特殊处理。只有在腺体逐渐增大,而且经常疼痛不适者;副乳腺内触及异常肿块,怀疑伴发肿瘤者;或者有乳腺癌家族史者;多乳症明显隆起或乳头肥大、乳晕色素影响美观者,可以考虑手术切除。

(2) 缺乳或少乳症:与上述情况相反,有些女性由于种种原因发生乳房减少的现象。在临床,偶有患者仅一侧乳头发育正常,另一侧乳房缺失,或有一个隐存着的乳腺组织,无明显乳头存在。

这种情况的发生,绝大部分是因为发育出现问题,是先天疾病造成的,属于发育畸形。在乳房的先天性发育异常之类的疾病中,也有的患者,尽管有两侧乳房,但乳房与乳头大小与形态悬殊、两乳房不对称发育以及副乳腺等,较为常见。

有的患者,则属于完全无乳房。这种情况是指乳房与乳头都缺如。而有的患者,属于不完全无乳房,常常是乳腺缺如而乳头存在。在临床上,单侧无乳房较双侧无乳房多见。

乳房发育异常者,往往伴发先天性胸肌缺陷,主要为胸大肌的胸骨、肋骨部分的缺如,以及肋骨的缺陷与相应部位胸壁的平坦甚至凹陷。

乳房缺如的治疗,一般应根据患者的要求,考虑做缺失侧的乳房再造术,或利用假体植入,或行转移肌皮瓣再造术,以满足患者的形象需要,但这种方法仅仅是"形象工程"。

附:女性乳房副乳

女性的副乳是乳房吗? 为什么会有副乳、有了副乳该怎么办? 这些问题,往往是许多女性十分关心话题。

其实,副乳是比较常见的现象,而且表现不一,对部分女性来说并不陌生。

副乳发生的原因与特征

我们知道,副乳的形成是胚胎期退化不全所致,或者说是乳腺始基的残留物,因此,副乳房都比正常的乳房要小。但也有的胸部副乳发育完整,乳房的基本"构件"如乳头、乳晕、腺体均存在,甚至在哺乳期还可分泌乳汁;不过,大部分的副乳只有腺体,而没有乳头,在局部仅仅形成一个包块,而且位置常常"躲避"在腋窝前下方,好像一团多余的脂肪,没有任何用处。不过,也有的副乳在腋下可见到完整乳头、乳晕与腺体的较大副乳。大的副乳在月经前也会发胀疼痛,妊娠时明显增大,有乳头者在哺乳期间甚至还分泌出乳汁来。此外,也有一些女性副乳的表现形式仅仅是发育不良的小乳头而没有腺体,甚至还有的人会在腹部、外阴部等处有副乳存在。不过,最常见的副乳还是在腋下或正常乳房的上部或下部,并且多为双侧发生,也有单侧发生的情况。据有关资料统计,有副乳房的女性大约占成年女性的 2%~4%。

需要指出的是,副乳并非都是先天形成的。如果没有善待乳房,也会发生意外。在现实生活中,有的女性在乳房发育的时候担心乳房过早增大,常常通过紧身、刻意挤压乳房,或者长期穿着过紧的衣服,使乳房受到一定的压制。长此以往,乳房内的腺体承受不住挤压,就有可能向外推挤,被挤压"出局"的腺体最终形成副乳。如果说先天形成的副乳是"天灾",而后天形成的副乳则是"人祸"。

倘若发生了副乳,怎样才能及时发现呢?

对于显而易见的副乳,一眼就能看得出来。但有些副乳,并非自己就能看出来的,甚至有时医生都要靠仪器检查方可认清真面目。

对于比较隐避的副乳,可用以下方法辨别:

当腋窝附近或正常乳房周围出现的局部隆起或皮下肿物时;这些肿物有明显的酸胀感,特别是在月经前更加明显者;假如用手指可捏起局部肿物,质地较软,边界不清,肿物内有如同乳房内腺叶感的韧性组织者;用手指捏起肿物后在绷紧的皮肤下可见有类似脂肪分叶状者,均应到医院进一步检查,上述情况肿块近红外扫描均会发现有乳腺灰度影像,B超乳腺检查也会明确诊断。

需要指出的是,副乳的肿块内如果触摸到可活动硬结时,则有纤维瘤的可能,需要进一步检查;副乳内包块发现硬结或明显质地坚硬者,要提高警惕,特别是肿块与皮肤或基底粘连固定,或表面有橘皮样皮肤改变时,则有癌变的可能,需要对肿块进行病理切片等检查。

胸部或腋下的肿块并非都是副乳。有些肿块,特别比较小的圆形、皮脂腺囊肿边界清的肿块,应与脂肪瘤及皮脂腺囊肿相鉴别,因近红外线对脂肪有高度穿透力,到医院一检查便知庐山真面目。

副乳一般比较稳定,不会给身体构成危害,但在特殊情况下,也会闹出乱子。一般情况下,副乳对患者无不良影响,但多余的副乳可能会给患者产生心理上压力,较大的副乳同时也会给生活上带来不便,甚至有导致乳腺癌的可能(大约 0.1%)。如果副乳没有影响到胸部美观,也没有给身体带来不适,这样的副乳不需要进行特殊处理;反之,则应该及时到医院就诊。

副乳的常用对策

凡是不影响美观、不影响健康的副乳,可不采取医学手段。副乳局部有轻微酸胀不适者,可适当运动或按摩。诸如扩胸运动、肢体锻炼等,有利于改善症状,但不会使副乳消除。

部分副乳可采取抽脂切除措施。倘若副乳的凸起组织过大,经常与皮肤产生摩擦,引发湿疹或给生活带来不便者,可考虑切除。副乳切除一般有两种方式,若为穿衣不当或单纯的脂肪囤积而形成的假性副乳,则可利用抽脂手术将其去除,手术伤口仅约 0.5cm,创伤很小;如副乳内部有乳腺组织,需将其乳腺去除,选择沿着腋下的皱折线下刀的切除手术,切口一般为 2~3cm,由于伤口隐藏在腋下,不影响美观。副乳手术属于小手术,一般在门诊手术室即可进行。但对于比较大的手术,需要住院进行。

4. 巨乳症与小乳症 女性乳房的大小,除决定于种族、发育程度、营养等因素之外,主要取决于腺体及脂肪等间质数量的多寡,尤其是脂肪是否达到生理要求对保持正常的乳房外观更为重要。不同个体间乳房大小的差异很大,如乳房体积过大,可产生诸多症状,使患者感到困扰。巨乳症的真正原因不明,一般认为可能与乳腺组织对内分泌的刺激过分敏感有关。此外,肥胖及遗传也可能是致病因素。

巨乳症的症状:患者有颈肩部及胸部沉重感及疼痛,主要由于巨大乳房的重心向下牵拉所致。臂丛神经血管受压症,乳房下皱褶处湿疹或炎症,甚至有溃疡形成。此外,更为重要的是巨乳症对患者引起的心理障碍。

治疗以手术为主。手术指征取决于临床症状及患者本人的强烈愿望。对于一般健康状况不良者,手术有一定风险,应被视为手术禁忌证。对于那些主观感觉与客观情况不符者,以及对乳房整形效果有不切实际的过高期望者,一般不宜手术或必须慎重。手术方法为乳房缩小成形术。

(1) **巨大乳房**:乳房的形态和大小因人而异,主要与遗传有关。按乳房隆起的高度和形态可分为圆盘状、半球状、圆锥状和下垂状,按最高隆起点和乳下胸围的差值(称杯差)把乳房分成 7 个等级,1~7 级的杯差分别为 10cm、13cm、15cm、17cm、20cm、22cm 和 25cm 以上,这个值越大就说明乳房越大。我国妇女的乳房形状多为圆盘状、半球状,杯差值多在 10~20cm。乳房的形状和大小与种族关系密切,黄种人多为圆盘或半球状且偏小;黑人则多为下垂状,杯差值也大;白人多为圆锥状,杯差值也小于黑人。如果乳房特别大,超出多数人杯差平均值很多,则属于巨乳症,即要考虑有疾病因素存在。

那么究竟什么样的乳房称为乳房肥大呢?

以乳房的重量为标准。正常的乳房重量约 200~350g,超过 350g 可视为乳房肥大。350~500g 为轻度肥大,500~800g 为中度肥大,800~1500g 为重度肥大,大于 1500g 为巨乳症。

以乳房的体积为标准。一般情况下,每个人乳房的大小与其全身胖瘦成比例。当一个乳房比“正常”或“完美”的乳房体积增加 50% 时,则表明乳房肥大。根据乳房体积,可将乳房的大小分为 5 个等级:正常完美的乳房:240~300cm^3,轻度肥大乳房:400~600cm^3,中度肥大乳房:600~800cm^3,重度肥大乳房:800~1000cm^3,体积超过 1500cm^3 为巨乳症。

测量乳房的体积的方法:一是通过测量乳房的高度、基底及前端宽度来计算,另一个是用一个盛满水的容器,将乳房置于容器中,根据所排出的水量来计算。不同年龄段的女性,都可能出现乳房肥大症,原因也有所不同。少儿型的乳房异常增生性肥大是性早熟的一种表现,多数与内分泌异常有关。

中年以后的妇女乳房肥大者,其主要原因是局部脂肪堆积,少数是乳腺基质纤维或乳腺腺体的增生。这种乳房的治疗应该采用乳房缩小美容整形手术,如是脂肪堆积也可采用局部脂肪抽吸术治疗。有些年轻女性或青春期乳房肥大者,会出现单侧或双侧乳房肥大,有时可见乳房肥大下垂至下腹部。这种现象不仅导致背部疼痛，还会形成驼背的不良习惯，而且因外观的不美影响患者的心理，引起自卑心理的产生。

乳房的病变是脂肪堆积、乳腺基质纤维、乳腺腺体组织同时增生。其病因也可能与雌激素的强烈刺激有关。这种肥大的乳房也需进行手术治疗。由于乳房缩小是择期手术，不可在妊娠期或哺乳期进行。为了减少术中出血及术后乳房胀痛，不宜在月经前 3~4 天及经期进行手术。需做乳房缩小手术的妇女，应选择正规的医院，由具有丰富整形手术经验的专家进行手术，而不应听信各种道听途说，采用不安全的方法。

（2）小乳症的病因与对策：乳房过小，与全身体形不成比例，即为小乳症。发育不全和内分泌影响是引起小乳症的主要原因。乳房因各种疾病作部分切除者也会使乳房过小。小乳症给患者带来的主要症状是精神上的烦恼与压抑，有时也会影响择偶与夫妻关系。

治疗以行隆乳术为主。即以乳腺下或胸大肌下植入合适的人工乳房假体以增大乳房。国外曾有人主张注射乳房增大药物，终因效果尤其是后期影响不良而摒弃。国内主要用人工乳房假体植入术。一般而言，此种乳房整形手术简便易行，效果也好，问题在于乳房假体的质量必须优良，避免后期引起乳房收缩与不适。

在药物治疗方面，一般根据发病原因进行治疗，对于激素水平异常者，常常需要通过调整内分泌的方法进行调理。

（3）中医对小乳症的认识：对于乳房过小者，在治疗方面主要是激素治疗，但我们在临床发现，运用中医药进行辨证治疗，同样具有很好的疗效。

祖国医学认为，女子进入青春期后，由于肾气逐渐充盛，从而"天癸至，任脉通，太冲脉盛，月事以时下"。其先天"肾气"具有非常重要的作用，类似于内分泌等系统功能。肾气是人体的生长发育和主生殖的生理功能，而"天癸"是一种类似性激素的物质。中医所说的任脉和冲脉，则是两条下与内生殖器官相接、上与乳房相连的经脉。同时，冲脉还有存贮血液为"血海"的作用。当血海满溢的时候，则上可化为乳汁，下可形成月经，并按时来潮。由此可见，乳房的发育与肾气的作用关系密切。

当肾气不充沛，天癸不足时，则任脉不得通，冲脉不能盛，月经不能正常来潮，乳房不能充分发育，以至停留在青春前的幼稚状态。

正常情况下,肾气由肾精所化生,肾气是否强盛,关键要看肾精是否充沛。精充则气盛,精亏则气弱。而肾精的消耗,需要后天的补充。脾胃为后天之本,脾胃功能正常,才能将化生的饮食水谷精微补充肾精。不仅如此,脾胃所化生的水谷之精微,又是转化为气血的物质基础,是"气血化生之源"。因此,乳房发育还与后天之本的脾胃具有不可分割的关系。

在治疗方面,中医既重视肾气肾精的补充,又重视脾胃功能的调节,形成先天与后天共同调节的治疗方式。这是因为,乳腺组织的发育尽管与肾的关系密切,同时也与脾胃有关。如果脾胃虚弱,精血源流不足,不能上奉于乳,就会影响乳房的发育。根据这一原理,中医治疗乳房过小疾病,主要分为肾气虚及脾胃虚两种证候类型,分别进行论治。乳房过小如果是由于性腺分泌不足,或乳腺对性激素不敏感所致者,则以补肾为主;倘若由营养不良、减肥过量等因素所致者,则应健脾养胃为主。在临床,常常使用具有脾肾双补的药物进行治疗,效果比较满意。

5. 乳房肥大症 乳房过于肥大并不是健康的表现,往往是一种病态,对女性的身体健康与健美都是不利的。一旦发现乳房异常偏大,应该引起重视,及时到医院就诊,防止乳房继续增大。

(1) 乳房肥大带来的烦恼:乳房过于肥大的病因尚不十分清楚。目前一般认为,这种肥大可能是由于体内的内分泌腺体所内分泌的雌激素过多,或乳腺组织本身对雌激素过于敏感,使得正常乳腺过度增生、肥大而引起。

女性乳房肥大可见于任何年龄阶段。如果乳房肥大发生在青春期之前,就叫作早熟性乳房肥大,大部分是由于肾上腺皮质肿瘤或者卵巢肿瘤所引起,也有可能是某种内分泌疾患的早期临床表现;倘若乳房肥大发生于青春期,则属于青春期或青年性乳腺肥大,这种情况可为单侧肥大,但多数为双侧肥大,患者的乳房下垂非常明显,主要与乳腺受雌激素刺激过多有一定的关系;假设妊娠期间发生乳房肥大,这属于妊娠期乳腺肥大症,一般不需要治疗,产后可能逐渐退变。

对于一般性肥大者,要及时采取有效措施注意防止乳房过度下垂,注意及时使用内衣固定,在日常生活中要防止剧烈活动,防止碰撞,以防乳房出现损伤、变形,失去挺拔的美感。对于身体肥胖者,应该同时注意控制过度肥胖,尽量减少脂肪类食物的摄取,以防止乳房继续"疯长"。对于体内雌激素水平偏高者,一定要禁止使用相关的药物,包括一些含有雌激素的避孕药物。

(2)乳房肥大症的具体对策:一旦确定乳房肥大,应该根据不同病因采取针对性的措施。及时去医院查明病因,确定具体措施,切忌使用束胸的办法限制乳房发育。一些乳房肥大的患者,只要及时确定病因,及时采取控制措施,就可以有效抑制乳房过度肥大。对于已经发生的高度下垂型乳腺,药物是无法修复的,往往要考虑外科矫形法治疗,但手术必须在乳腺发育完全后才能施行,而且要找专业的大夫进行手术。

少儿型的乳房异常增生性肥大,一般是性早熟的一种表现,常常与内分泌异常有关。这种情况,应该针对性早熟的病因进行治疗,首先要祛除相关病因,然后可以考虑药物调理,该类型的乳房肥大及时处理往往效果明显。对于饮食、污染等不良因素导致的性早熟,祛除病因乳房肥大有望得到改善。

成年以后的妇女乳房肥大,其主要原因往往是局部脂肪堆积引起的,少数可能是乳腺基质纤维或乳腺腺体的增生。对于这种乳房肥大,轻度的肥大则不需要治疗,只要注意佩戴合适的内衣即可纠正;对于乳房过大影响自身形象者,应该采用乳房缩小整形手术,如系脂肪堆积引发的乳房肥大,则可采用局部脂肪抽吸术治疗。

个别年轻女性乳房肥大者,有时会出现单侧或双侧乳房肥大,有些乳房肥大者甚至下垂至下腹部,需要及时采取积极有效的措施。这种乳房肥大现象,不仅会导致背部疼痛,日久还会形成驼背的不良习惯,而且因外观的不美影响患者的心理,产生自卑感。因此,当发生这种情况后,应认真查找病因,弄清乳房肥大的原因是脂肪堆积、乳腺基质纤维、乳腺腺体组织增生,还是因雌激素的强烈刺激所致,然后采取相应的方法治疗。

关于乳房缩小整形美容手术,距今已经有一百多年的发展历史,手术方式繁多,技术日臻成熟。需要注意的是,乳房缩小手术的时间,应该避开妊娠期和哺乳期。为了减少术中出血及术后乳房胀痛,不宜在月经来潮前3~4天及经期手术。

关于中医对乳房肥大的认识。祖国医学认为,乳房肥大与肝脾的功能失常有关。肝主疏泄,具有主持疏通宣泄的作用。疏泄不及会形成气滞与血瘀的病理;疏泄太过又会导致气血的逆乱,宣泄无度。肝的疏泄太过或不及会影响乳房正常发育,或引起乳房疾病。

一般认为,乳房肥大症多因疏泄太过所致,肝气过于升发,会激发气血上逆,灌注于乳房则使乳腺过度增生肥大;疏泄不及则肝气不畅,以致气血的流行受阻,壅滞于乳房,也会使现房肿满胀大,甚至青筋裸露。在治疗方面,应该根据脉证进行辨证施治。

之外,中医针灸治疗乳房肥大也有一定的作用。

二、女性乳房的生理功能

（一）乳房生理作用的延伸

乳房对于女性来说,具有非常重要的作用。事实上,乳房的生理作用,也有广义与狭义之分。目前,乳房综合功能至少增加到以下七种:

1. 乳房的哺乳功能 这种功能,可谓最原始的、最基本的功能,也是人们最熟知的基本功能。人类的繁衍,婴儿的哺育,要靠乳房分泌的乳汁。特别是在人类进化初级阶段,没有乳房提供的能量,婴儿就无法生存。如今科技发展了,尽管一些奶粉等代用品可以取代母乳喂养,但迄今为止还没有一种母乳代用品能够达到母乳的全部功能,更不用说有超出可能。

发挥乳汁喂养的作用,不仅对婴儿具有非常重要的作用,而且对母体也会产生重要的保健作用。看来,母乳的作用还是功不可没的,如果没有特殊禁忌,还是要坚持母乳喂养。

2. 乳房的健美作用 女性乳房是形成女性曲线的特殊器官,是塑造女性性感的器官。乳房在女性健美中所发挥的重要作用,是任何其他优势难以替代的。在现实生活中,一些女性已经通过乳房健美实现了全身健美的愿望。乳房是健美作用,在现代生活中,更加被大多数女性特别是爱美的女性所重视。

3. 乳房的性爱作用 乳房在性爱中发挥的作用,是人们后来发现的。乳房是第二性感带,容易因此而激发性欲,性生活中刺激乳房,则使女性较易达到性高潮。

4. 乳房的心理作用 在女性,由于乳房上述生理作用,女性更加珍爱乳房。当乳房发育丰满的时候,部分女性常常表现为自信甚至高傲的心理,在生活中,常常引以为傲,心情欢愉,精神快乐;而乳房发育不理想的女性,则容易产生自卑心理,缺乏自信,甚至为此郁闷烦恼,精神压抑。

5. 乳房的治病作用 乳房本身还有一些治疗疾病的作用。当乳汁缺乏的时候,轻柔地刺激乳头,可以促进泌乳功能,使本来缺乳的乳房增加乳汁的分泌量,对乳汁缺乏的女性,是一种天然的、无副作用的疗法。

治疗子宫出血过多。在产后,如果子宫出血过多的原因属于子宫收缩不良,适时刺激乳头则有利于子宫收缩,出血过多的症状立即得到有效改善,有时比药物的作用还要快一些。

治疗性冷淡。对于部分性冷淡患者,乳房也是提高性欲与接受性刺激的一个重要器官。

调节情志。祖国医学认为,乳房属于肝,对于因生气、压力过重等因素引发的心情郁闷、烦躁易怒、精神不安者,适当按摩乳房,可以发挥疏肝解郁、活血养血、疏通经脉的作用。

6. 乳房的催产作用 在临床上,进行乳房按摩具有可靠的效果,并得到广泛的临床证实。适当按摩乳房可激发子宫收缩,启动分娩进程。这种方法,对于部分孕妇有效;在分娩过程中,如宫缩微弱,产程进展缓慢,亦可按摩乳房,加快加强宫缩,缩短产程。

按摩乳房之所以具有上述效果,主要是由于按摩乳房可有效刺激垂体功能,其中催产素分泌增加,进而引起宫缩。需要说明的是,这种按摩常常要在大夫的指导下进行,防止按摩出现太过与不及,杜绝发生宫缩过强或者不产生宫缩。

乳房按摩引产,主要适用于两类待产妇。一种情况是孕妇已到了预产期,可仍然无分娩迹象或待产妇胎膜早破而无宫缩。通过按摩乳房,可诱发子宫收缩,启动产程,使分娩在预期的时间内完成,避免过期妊娠。另一种情况是待产妇在分娩中出现子宫收缩乏力、产程过长的情况。此时按摩乳房,可加强宫缩,及时结束分娩,减少母儿并发症。

7. 乳房诊断疾病的作用 判断少女发育情况是否正常。在正常情况下,女孩子进入青春期的第一个外在迹象就是乳房发育。9~13岁时乳头下面的乳核先开始生长,此时可见到乳头初隆,并在其下面触及豌豆大的小硬块。之后不断长大。如果在这个年龄段没有上述正常的生理变化,则说明生长发育存在问题,应该及时进行诊治。

判断胎儿是否健康。妊娠之后,乳房受胎盘等处分泌雌激素、孕激素的刺激,乳房以及乳头开始增大,乳头色泽转深转黑,孕妇常常感到乳房胀满,这一现象往往持续整个孕期。上述现象的存在,说明胎儿发育良好。反之,如乳房没有增大反而缩小,在怀孕期间乳房胀满感突然停止或消失,则提示胎儿可能发育异常,应尽快到医院进一步诊治。

判断是不是更年期来临。女性到了 45 岁左右,如果乳房变得饱满、滑润,常常提示更年期的到来。这种现象,是乳房发生了更年期脂肪沉积。如另外伴有潮热、出汗、急躁、失眠、月经不规则、阴道分泌物减少或者完全消失、情绪不稳定等症状,则说明更年期到来。此时应注意合理调配饮食,积极参加体育锻炼,防止过度肥胖,保持良好心情,减轻更年期带来的不适。

发现部分疾病。乳房上的变化,常常能够反映出部分疾病。除了通过乳房发现乳房自身疾病外,还可以通过非哺乳期溢乳诊断其他的疾病。如果出现乳头泌乳、闭经、视力障碍,则是垂体肿瘤的早期表现。

(二)现代人对乳房健美的认识

随着时代的变迁,女性乳房被重视的程度越来越高。乳房在人们心目中,已经不是一个简单的哺乳器官。

1. 女人的乳房与男人的关系 女人在身体构造上与男性的区别,在直观上就是生殖系统与乳房。只要是男性,到了性发育成熟期,就对女性的身体尤其是乳房会特别关注。而在同一年龄段,女性的乳房也恰好是开始隆起,这种隆起,潜在地起到了唤起男性好感、甚至男性性欲的作用。女性的乳房发育是女性成熟的一个标志。

随着社会的发展与外界文化的介入,乳房的"地位"也在升高,这种升高也无不与男人相关。男人希望女性特别是自己关爱的女人乳房健美而富有性感,而成熟女性特别是希望受到男性重视的女性,更是迎合了男人的心理,对乳房的重视程度远远超过了自己的实际需要,尽管对自己的乳房进行美容要付出代价,甚至还有风险,但她们还是心甘情愿地进行修饰、甚至改造。

2. 女性乳房健美更加符合实际 乳房美体现出女人自然美。随着人们生活水平的提高,乳房的健美成为女性的热门话题。乳房的健美,需要自然、协调、适宜;乳房的健美,需要身体健康、心理健康。

乳房美显示出女人性感美。近些年来,乳房美强调性感,大多女性不再为乳房丰满而难为情,相反,一些女性总想通过某些手段使乳房丰满、高耸。现在,更多的女人将乳房性感与当作自己曲线美的基本需要,当作美丽漂亮的一个非常重要的方面。在视觉艺术中,成熟女性力图提供更接近女人身体和感受真相的乳房性感形象,使自己借助乳房而表现自己。

乳房美更重视从保健做起。由于乳房在人们心目中的"地位"越来越高,人们对乳房的宠爱程度也越来越高。但随着环境污染、饮食污染、诸多辐射等状况的不断恶化,乳房也成为女性发生致命疾病的器官。大量的临床资料证实,乳腺癌已经成为威胁女性健康、健美的重大疾病。女性在乳房保健中,更加理性,更加重视乳房的生存保健,防止发生乳腺癌已经成为女性最重要的乳房呵护内容之一。在一定意义上来说,确保乳房保健,确保乳房平安存在,是女性首先考虑的乳房保健问题。

3. 乳房健美的基本标准 乳房美具有重要的标准,尽管不同时代、不同区域、不同人种有不同的认识,但乳房健美的标准是很接近的。

现代科学研究发现,乳房美与地理环境即种族有一定影响。就乳房的位置而言,文化文明高的地区女性的乳房,往往比文化文明低的地区的女性的乳房位置高;未开放民族的乳房位置较低,开放的欧美国家女性的乳房位置偏高;东方人的乳房则多在中下位,故一些西方人认为欧美女性乳房比东方人要美。

乳房美的标准与时代的审美观、民族习惯等都有关系。随着现代文明的发展和服装的变化,人们普遍认为丰满的乳房才能体现出女性的健美丰姿。我国美学及美容专家认为,成熟女性的乳房美的标准包括乳房体位美、乳房形态美、乳房肤色美、乳房弹性美等诸多方面。

(1) 乳房的自然美:随着医学科学的发展,医师们可以巧夺天工地改造乳房,可以想方设法地美化乳房,但一个最重要的原则,无不希望乳房恢复自然美。

所谓的自然美,就是要顺其自然,人与自然的和谐才是最美的。人种的不同、东西方的差异,形成了美好的个性特征。既然如此,人们就要极力维护乳房的自然美,把重点放在呵护乳房上。为实现乳房科学呵护,就要从身体健康、生长发育、乳房保健、乳房呵护等诸多方面维护乳房实现自然美。要实现这一本来并不复杂的目标,就要掌握相应的医学常识,掌握呵护乳房的基本技巧,时刻准备着,向自然美靠近。

(2) **乳房的体位美**:乳房美的基础,是要有一个适宜的位置,也就是乳房的部位美。在正常情况下,发育正常的乳房应位于胸前第 2~6 肋之间。附着于两侧胸大肌筋膜上、胸骨缘与腋前线之间;乳头突出,略向外偏,位于第 4、5 肋间的水平。

两侧的乳头到剑突的距离,一般为 11~13cm,或距胸骨正中线 10~10.5cm。两乳头间距离约为 22~26cm;乳晕的直径为 3.5~4.8cm。

乳房的自然正常位置形成了良好的曲线美,也最适合哺乳的需要。如果乳房发育异常,乳房的位置、乳头的位置常常发生改变,常常需要通过医疗手段进行处理,以符合自然美的需求。

(3) **乳房的形态美**:乳房的形态,对于乳房是否美具有决定性的意义。乳房形态美的标准,世界各地的审美观点有所不同。在我国,一般比较推崇半球状或圆锥状的乳房形态,认为这样的乳房最富有美感,更具有魅力。

女性乳房的形态,主要有以下四种类型:

半球形:乳房前突的长度等于乳房基底部周围半径。其形态像半球形,乳房浑圆、丰满,房圆周半径高而相等,使女性的曲线更加突出,身体更加协调,是中国女性最美的形态。

圆盘形:乳房前突的长度小于乳房基底部周围半径。乳房稍有隆起,其形态像一个翻扣的盘子,这种形态的乳房,尽管不是非常耸立挺拔,但有一定的性感。

圆锥形:乳房前突的长度大于乳房基底部周围半径。乳房与胸壁形成的角度小于 90°。这种乳房依然能够耸立,可以显示出女性的性感。

下垂形:相比之下,下垂形的乳房形态比较逊色。该类型的乳房前突的长度比较大,不能向前耸立,常常呈下垂形态,很难凸显女性的性感,不能好好形成女性魅力曲线。

(4) **乳房的肤色美**:丰腴白净之美。在古代,肤色的白皙是对美女的一个重要标准。在现代,女性也同样重视肤色的白皙。

小麦色的乳房也是具有魅力的。除了白色之外,橄榄色、小麦色的肤色也是一些女性所推崇的肤色,甚至在一些国家和地区成为一种女性推崇的时尚。

（5）乳房的弹性美：乳房富有韧性、弹性，并非单纯的脂肪堆积。具有韧性与弹性的乳房，才可能丰满、挺立，才可能具有美感。

弹性好与差，可以通过视觉和手感加以判断。丰满而不下垂，耸挺而不过大，活动而不变形，是判断乳房具有弹性质感的重要指标。相对而言，具有弹性的乳房，常常是健美的表现。

富有弹性的乳房，常常是质地均匀圆滑，大小适中。乳房质地非常均匀，触之圆滑；乳房大小对于健美来说也是非常重要的，过小的乳房常常因脂肪过少而缺乏弹性，过大的乳房也会因重量过大而失去坚挺。有弹性的乳房，才可以实现中正平和、匀称和谐的美。

4. 乳沟的构建与美感　所谓乳沟，是指两乳之间的连接部位，由于两边乳房隆起，两侧乳房至胸部形成一个类似"沟"状的连接点。

（1）形成乳沟的基本因素：乳沟的形成，需要两侧乳房的共同作用。乳房健美的女性，发育良好的女性，才能够更好地显现出乳沟来。

乳房的丰满程度，与乳沟大小成正比关系。乳房的大小、对称状况、耸立高度，是形成乳沟的基本条件。

（2）人们为什么喜欢乳沟：乳沟越是明显，可以说乳房越是挺拔与丰满、匀称。对于乳沟显著的女性来说，可以说生长发育没有问题，没有内分泌以及相关疾病，因此，养眼的乳沟也是成年女性身体健康、生殖健康的外在表现。

乳沟使女人更加性感。明显的乳沟，比内衣覆盖的丰满乳房更加直观，当女性显现乳沟的时候，更能显示出丰满的个性，显示出乳房的动感，显示出迷人的风采，显示出女性的魅力。如果衣着得体，打扮入时，气质高昂，乳沟会使女性的性感度大大提升。

5. 乳房是性爱器官之一　从人类生殖的角度来讲，女性乳房并不属于生殖系统，这是因为，它在女性生育中的确没有任何直接的生殖作用，因而也不是名副其实的生殖器官。但女性乳房具有它的特殊性，它与男性乳房在两性中的作用具有很大的差异。女性乳房对女性性激素具有很强的敏感性，而且与身体生长、发育、衰老等自然现象，与生殖系统的确有千丝万缕的内在联系。

乳房发育是女性走向成熟的重要标志，是女性展示形体曲线、初具魅力、生理发育的外在表现，这种外在表现，也会使少女的性心理同步成熟起来。当然,乳房对性心理的影响,不仅仅来自于单纯乳房开始隆起、发育、丰满,还来自体内性激素的变化、乳房发育后的性特征反馈以及异性对自身乳房的关注等,是一个复杂的、多因素的性心理成熟过程。

正是由于这种生理上和心理上的共同作用,乳房才在性活动的作用更加明显起来,甚至在一定情况下具有举足轻重的性启动效应。乳房的神经分布和神经末梢的数量是十分丰富的,并与其他性器官有着非常密切的内在联系,是不可低估的一种性表现形式。当女性发生性兴奋的时候,当女性进入性高潮的时候,乳房和乳头都在积极参与性活动,对于维持性活跃具有积极的作用。

6. 乳房进化过程中的功能升华　可以如此说,乳房的进化是为了人类的需要,是为了女人自身的需要,是为了男人的需要,是为了美好的愿望。

(1) 乳房进化心理因素:在人类,乳房进化为性别的特征。根据费舍尔压倒性优势选择学说,女人就有选择的压力使自己长出乳房,因此她们变得更加迷人,于是又有更大的压力使男人们认为她们迷人。

乳房在进化过程中,心理进化还确定了乳房的大小问题。假如费舍尔压倒性优势选择学说能够解释人类乳房的进化,那么,就有可能有人认为乳房会长得越来越大。其实,这个进化过程尚有许多制约因素,并非越大越好。未孕女性的乳房,主要是有脂肪构成,并非可以分泌乳汁的组织,乳房通常在哺乳期的前 8 个月开始变大,这样更加迎合了分娩后哺乳的生理需要。

费舍尔压倒性优势选择学说,在人类乳房进化中得到了体现,进化使乳房成为性的装饰,为了乳房更加完美,一部分限制因素随后因此产生,成就今天女性大小适中、形态娇好的迷人乳房。

(2) 乳房性功能的演变:在哺乳动物中,一些动物的乳房仅仅在哺乳期硕大,而在非哺乳期,乳房发生萎缩。但在人类,乳房的形象就不是这样的了。我们知道,人类成年女性的乳房,是一个固定的特征。正是由于人类的这些进化,女性乳房的进化也发生了重要的、任何哺乳动物都不能比拟的作用。

从进化的基本原理来看,人类身体的任何一个器官都是有用的,越是需要发挥重要作用的器官,也就会逐步产生更多的功能。由此推论,人类的乳房也具有这样的基本特征。在人类进化的长河中,乳房所发挥的作用,特别是女性乳房对男性的性刺激以及自身的性刺激乳房接受,正是符合人类的进化需要,符合人类繁衍需要,符合人类性享受需要。可以这样认为,人类的乳房进化是性与繁衍功能的升华。

(3)**乳房隆起的进化过程**:我们知道,乳腺是经由血管的血液获得原料,由此合成乳汁的器官。倘若乳房仅仅具有授乳的作用,那么,只要具有乳腺足矣。但是,人类在进化过程中,乳房以增加九成的脂肪扩大乳房的体积,有着深层次的内涵。在其他哺乳动物,也有突出的乳头,但并没有隆起的乳房。

人类的乳房之所以隆起,一些学者进行了探讨。英国的动物行为学家德斯蒙德·摩里斯认为,乳房隆起是进行性刺激的需要。经过多年的性淘汰,乳房自然随年代的久远而越来越发达。

当然,隆起的乳房对于站立起来的人类哺乳,也是非常方便的。医学研究发现,占乳房九成的脂肪,并非与身体其他部位脂肪一样,乳房的脂肪具有不同的代谢系统。至于乳房给哺乳带来的好处,是显而易见的,隆起的乳房更容易使婴儿吸吮,而且婴儿的脸靠着柔软的乳房,更会增加安全感。

事实证明,丰满的乳房已经具备了有利于哺乳、有利于性感、有利于性爱的作用。这种作用的实现,也彰显了人类进化的优势。

(4)**乳房性敏感的产生原理**:由于进化的作用,乳房在生理上也具有一整套的变化,并非仅仅局限于美丽的外形上。乳房之所以对性刺激如此敏感,与连接乳房的诸多神经有关。

关于乳房的神经作用。据现代医学研究证实,乳房具有大量的神经传导,这些神经将乳头和乳晕所接受的刺激做出非常敏感的性反应。乳房受到性刺激之后,乳头内的细肌纤维收缩,使乳头拉长,直径扩大,甚至可能扩大至原来的1.25倍。在性刺激的作用下,乳头变得坚挺,乳晕周围的颜色也会加深。与此同时,其他的性器官也会相应地产生连锁反应,在神经的传导与作用下,血管快速扩张,血流量明显增加,女性则很快进入性冲动阶段。

正是由于乳房神经的特殊作用,乳房成为非常敏感的部位,其敏感程度,显著高于大腿、颈脖等部位。乳房有丰富的感觉神经,是纯粹触觉性的,被刺激起来的时候导致激动和性兴奋的一般性加强,并与较深层次上的自主神经系统相连。

在解剖上,乳头是来自乳腺的导管开口部,具有丰富的、可以引起乳头勃起的不随意肌,同时,还可以使乳头保持柔软状态,有防裂的皮脂腺分泌,还具有很多感觉受容器和末端神经等。

现代医学研究发现,从乳头乳晕的部分,有很多和位于女性性器外阴部相同的感觉受容器与末端神经。尤其被视为重要的帕奇尼小体的受容器,将神经纤维末梢有弹性的上皮细胞层层包围,帕奇尼小体是感受压迫感的受容器。这些可以接受压迫感的感应器,在女性的外阴部、阴蒂和乳头分布甚广。正是由于这些感应器的作用,对振动、压力、刺激都非常敏感,并对这些刺激予以积极回应。

(5)乳头勃起现象:乳头是一个非常敏感的器官,在性活动中发挥着非常重要的作用。

1)乳头勃起的生理:我们知道,乳头位于乳房最顶端,明显地突出于皮肤的表面,乳头表面有乳腺管的开口。在乳头的周围,其圆形色素沉着区称为乳晕。乳晕皮肤上,有丰富的皮脂腺,乳头乳晕皮肤内有环形和放射状的肌纤维组织,这些组织附着在乳晕皮肤基底部。如果环状纤维收缩,乳晕就会缩小,乳晕皮肤也会收缩,出现表面凹凸不平的现象;与此同时,肌纤维组织的收缩会使供应乳头乳晕的静脉血管同步收缩,血液回流减少,存储在乳头内导致乳头变硬与勃起。

肌纤维组织为什么会收缩呢? 医学研究证明,肌纤维组织受交感神经的支配,分布在乳头内的游离神经末梢非常丰富,当受到刺激时肾上腺素能神经纤维就会产生兴奋,使乳头和血管平滑肌收缩。尽管乳晕的肌皮细胞缺乏神经的直接支配,但可对神经刺激发生间接的反应。当乳头受到外界刺激的时候,就会产生一系列的生理反应。发生反应可来源于机械刺激,比如对乳头乳晕及其周围皮肤的直接机械性刺激,局部捏摸、揉搓、寒冷等刺激,都能反射性地引起肾上腺素神经兴奋,肾上腺素释放增多,引起肌皮细胞收缩。不仅如此,精神因素也会产生生理方面的影响,比如在性兴奋时,身体内肾上腺素分泌也会增多,同时兴奋支配乳头的肾上腺素能神经,在引起肌皮细胞收缩的同时促使乳头勃起。

2)乳头勃起的条件:乳头勃起,常常需要刺激,当然也包括性冲动的意念。由于乳房血管充血,乳房明显增大,乳头竖起变硬,以往微软的形象一下子变为挺立,体积明显增大。这种增大过程,实际上是一个兴奋的过程。因此,乳头勃起与外界刺激与性活动有关。

需要说明的是,寒冷也会导致乳头勃起,但这种勃起与性兴奋引起的勃起是不同的,寒冷引发的乳头勃起仅仅是乳头发硬,并没有增大,而且乳房本身也没有增大,乳头勃起仅仅是局部组织应对寒冷引发的自主收缩。

3）乳头勃起的感受:乳头勃起,绝大部分与性兴奋或良性刺激产生,因而乳头勃起的过程是性兴奋的过程,这个过程是欢愉的,快乐的,除非是寒冷因素引发的乳头竖起。

事实上,凡是乳头勃起来源于性兴奋者,都会有性冲动与性享受的感觉。即便是乳母哺乳,也同样会产生类似于性快感的感受,如果说有的乳母不明显,是因为在哺乳时受到外界因素的影响而被淡化,没有注意体会这种特殊的欣慰感受。有些乳母,在乳房因乳汁存储过多而胀满时,也会发生乳头勃起并喷射乳汁的现象,这时,乳母也会产生非常舒适的快感。

4）乳头勃起的意义:鉴于乳头勃起与性高潮的重要关系,我们也会看到乳头勃起对提高性生活质量的重要意义与特殊作用。大量的医学研究也证实,对乳头的良性刺激可以改善性高潮缺乏,从这一点上来说,乳头刺激可作为改善性生活质量、提高性高潮发生率具有现实的作用。

（6）**乳头缺失对性兴奋的影响**:一些女性乳头因故缺失,或者严重凹陷,常常影响乳头对性刺激的反应。由于乳头仅仅是性刺激的一部分,乳头缺失尽管会使性刺激失去重要器官,但并不直接影响性欲、性高潮,如果有影响,常常是心理方面的。这是因为人类的器官具有显著的代偿性,当某一个器官出现功能障碍的时候,其他的器官就会更加"勤奋",来弥补相关器官缺失的功能。乳头缺失的女性,性兴奋点就会被其他富有性敏感的刺激部位所替代。

因此,乳头缺失的女性当发生性冷淡的时候,应该考虑心理等方面的障碍,不必太介意乳头的大小与高低,更不能为此产生阴影。

如果乳头原来是内陷的,在性活动中就会变为半竖起。如果乳头内陷是很难纠正的,即使乳房受到性刺激乳头也很难勃起,这是乳头没有得到充分刺激的缘故。

倘若生来没有乳头,对性刺激的反应没有逐步建立,常常对性的影响不大,对性影响比较大的,往往是后天缺失乳头者,特别是已经有过乳头刺激依赖与乳头刺激敏感经历的女性,当缺失了乳头后,常常有比较明显的不良影响。这种不良影响,主要来自两个方面,一个方面是乳头刺激的兴奋点来源消失,使性的刺激不够充分,对性生活往往有负面影响;另一方面,是来自心理性的,乳头缺失之后很容易产生自卑感,使性活动失去主动性,同样会影响性生活质量。对于这种情况,应该注意心理调节,同时,将乳头的刺激点转移到整个乳房,乳房同时缺失的,应该转移到锁骨、肩部、下巴、口唇等处,同样可以获取足够的性刺激,也会给性生活带来刺激。

(7) 性冷淡与乳房疾病

1) 性冷淡容易出现乳房胀痛:在性生活中,特别是和谐的性生活,对身心健康、乳房健康十分有益。这种观点已经在大量的临床资料中得到证实。凡是性生活正常者,发生乳房胀痛的概率,要远远低于性冷淡者。

我们知道,当女性进入性兴奋时,乳房会充血增大,在达到性高潮时,乳房比平时的体积增大约 1/4。女性得到性满足后,乳房充血便逐步消退并恢复原状,这一过程的时间一般为 15~30 分钟。有正常性高潮的女性,在性生活中乳房有充血、肿胀、消退的周期性变化,对促进乳房内部的血液循环十分有利。但在性冷淡的时候,性欲得不到及时宣泄,得不到应有的性满足,乳房的充血、肿胀,但往往不易消退或消退不完全,持续性肿胀则使乳房有不同程度的胀痛不适。

祖国医学认为,情志不悦,精神抑郁,往往发生肝郁痰凝、经络不畅之病机,久而久之就会发生气滞血瘀之变,促成乳房疾病的发生与发展,经络气机不畅,气血不和,往往会发生诸如胀痛的症状。临床资料也表明,凡是精神愉快,性生活质量和谐,夫妻感情真切者,乳房疾病发生的概率就会降低。

对于乳房疼痛,中药治疗效果显著快捷,效果可靠。一般可用疏肝理气、调和气血、补肾填精等方法加以治疗。常用的药物为:柴胡、川芎、白芍、香橼皮、佛手、枳壳、醋元胡、炙甘草、丹参、枸杞子、龙眼肉、巴戟天等。

2) 性冷淡不利于乳房二次发育:乳房发育往往有一个漫长的阶段。在青春期发育之后,乳房并非达到最佳状态。女性在结婚之后,特别是通过怀孕、哺乳,乳房有一个二次发育机遇。

女性性生活和谐,夫妻感情深厚,精神状态良好,对乳房发育具有积极的保健作用。有规律的性生活,对维持体内的激素水平有利。而长期的性冷淡,性生活明显减少,则不利乳房健美。据国外的有关临床研究资料显示,性生活正常的女性,在有性生活之后常常更加丰满,在经过怀孕、哺乳的经历后二次发育更加显著。

临床还发现,凡是有性冷淡的女性,往往性格上比较孤僻、内向,有的则表现为精神状态不佳,情绪压抑,性情不够稳定。这种状态,本身不利于身心健康,不利于乳房保健。

从这一意义上来说,保持良好的性生活规律,及时纠正性冷淡,是非常重要的。事实上,绝大部分性冷淡属于心理性的、功能性的,只要注意学习相关医学知识,提高对克服性冷淡的认识,掌握性爱技巧,走出性冷淡的误区,就可以使自己在性生活中受益,使乳房保持一个健康的水准。

3) 性冷淡与乳腺小叶增生:临床资料证明,女性性冷淡或性生活不和谐,是乳腺小叶增生的重要诱发因素。不良精神刺激导致的情绪紧张、郁郁寡欢、孤独焦虑则是乳腺小叶增生的"催化剂"。在现实生活中,许多该病患者常常具有这样的心态。由于性冷淡者心理长期处于抑制状态,往往引起内分泌失调,发生或加重乳腺小叶增生。不仅如此,已经有资料表明,在乳腺癌患者之中,高龄未婚、性功能低下、丧偶女性的比例明显高于其他人群。这说明没有正常性生活或性冷淡的女性,罹患乳腺小叶增生的概率大大增加。

我们知道,女性长期性生活不和谐或性欲抑制,或由于独身、离异等原因造成女性长期缺乏性生活,使乳房缺乏相应的性刺激,长久处于抑制状态而缺乏充血肿胀和消退的周期性变化,使之发生小叶增生症。性生活不和谐时,女性在性生活中难以达到性高潮,这样乳房充血反应不够充分,消退也就缓慢,这种迟缓反应的结果,使乳房常常处在持续充血状态,就会招致乳房疼痛和压迫感,时间长了,就有可能酿成乳腺小叶增生等症。

据临床观察,乳腺小叶增生与性生活质量高低还有一定的关系。乳腺小叶增生症,约占全部乳房疾病的60%,发病年龄多在35~45岁之间,这个年龄段正是需要性生活和谐的时段,而事实上,许多夫妇在这个年龄段容易发生性生活不和谐,甚至出现"无性家庭"现象,即使有性生活,也缺乏质量,缺乏和谐的激情。

这些女性,同时具有很重的多重压力,性冷淡的产生成为顺理成章的事情。医学研究发现,性冷淡或缺乏高质量的性生活,是乳腺小叶增生的诱发因素之一。之所以导致乳腺小叶增生,与患者的精神因素、生理因素都有关系。凡是性冷淡的女性,往往精神处于抑制、内向状态,致使内分泌失调,特别是在性的感受方面,常常闷闷不乐,孤独焦虑,这种精神状态正是乳腺小叶增生的催化剂。

在预防上,应该以克服性冷淡为主,对于已经产生乳腺小叶增生者,则可用中药进行调理。常用的中草药为赤芍、丹参、桃仁、三棱、莪术、当归、郁金、柴胡、夏枯草、牡蛎、甘草等;常用的成药为抗乳腺增生胶囊、乳癖消片、麦门冬素片、平消胶囊等。

4) 性冷淡与乳腺癌:近些年来,性冷淡与乳腺癌的关系已有许多报道。在诸多的临床研究中,绝大部分学者认为,性冷淡的确与乳腺癌有一定的内在联系。

性冷淡可能诱发乳腺癌。有报道资料称,"在乳腺癌患者中,以高龄未婚、性功能低下、丧偶女性为多,其发病比例明显高于有正常性生活的女性。"

一些研究资料显示,有正常性生活的妇女,其精神状态、乳房健康状况、内分泌功能等大多处于正常水平;而长期没有性活动,或者有勉强的性活动但没有性高潮者,往往不能释放性能量,精神大多处于压抑状态,常常发生乳房胀痛、乳腺小叶增生等乳房疾病,自身的免疫功能也常常受到不良影响,容易发生诸如乳腺癌等疾病。

一些临床资料显示,乳腺小叶增生症是罹患乳腺癌的常见因素。性冷淡的女性,发生乳腺小叶增生比较常见。据临床观察,在这些患者中大约有1%至3%的人可能转变为乳腺癌,是非常值得重视的疾病。

性冷淡之所以导致乳腺癌,原因是多方面的。凡是有性冷淡的女性,精神状态常常不如性生活正常的女性,精神长期处于压抑状态、夫妻感情处于不和谐状态的女性,其身体健康状况容易发生偏差,容易使免疫系统处于被动状态,失去了对肿瘤细胞的监控与抑制,容易发生恶性肿瘤;因性生活不和谐或性功能低下,不利于体内某些抗癌物质的产生,也是这些女性患乳腺癌机会比其他妇女大的原因之一。

　　临床观察也证明了这一观点的正确性。在乳腺癌患者中，性功能低下、高龄未婚、高龄初产者的比率明显高于其他人群。

　　从维护女性身心健康的角度来考虑，女性一定要正确对待性冷淡，不能认为性冷淡是可治可不治的疾病，更不能认为不治疗反而是省事的差事。性冷淡的妇女，应知道和谐而有规律的性生活的益处，是确保健康、预防疾病的重要方式，是保护乳房健康与健美的重要手段。

三、女性乳房的健美

在现代,乳房保健、乳房丰满、乳房手术等问题,对于爱美的女性,显得十分重要。本章就上述热门话题展开讨论。

（一）乳房健美基本原则

乳房之美,为什么会引起人们的如此重视?这的确是一个既简单又复杂、既古老又现代的问题。这不仅仅在现实生活中如此,在医学上也是如此。

1. 乳房健美应以健康为基本前提　在乳房健美的问题上,健康理所当然是第一位的,美是第二位的。

对于乳房健美,医学上的乳房健美是最符合女性生理需要的,也是最能有效实现乳房健与美的完美结合的最佳模式。

首先,要确保乳房发育正常。在女性发育阶段,一旦有异常表现,应该采取医疗措施,而绝对不是保健手段。有些女性,在发育期发现问题,可以得到有效纠正。

其次,乳房健美的重点要放在防止乳房疾病的发生上。确保乳房健康,这是更加重要的,因为好多的乳房疾病,特别是一些重大疾病,往往使女性痛失乳房,即使进行再造,目前的医学技术也不可能使其再拥有一个与原来乳房功能一样的乳房。从这个意义上来说,防止乳房发生疾病,尤其重要。

2. 乳房健美应符合现代美学要求　关于乳房的大小的问题。在现实生活中,有些女性过分强调乳房丰满,其实这是一个误区。乳房过大对身体健康不利,对生活、对形象也是不利的。健美的乳房是大小适中的,与身材相适宜的,小固然没有性感,但大了往往显得臃肿,缺乏美感,不符合乳房健美的要求。

健美的乳房位置适中,应位于胸前第 2~6 肋之间,附着于两侧胸大肌的筋膜上、胸骨缘与腋前线之间。乳房两侧对称,乳头居乳房的正中,明显突出,略向外偏。两乳头之间的距离大于 22cm(正常值为 22~26cm),至剑突的距离为 11~13cm,居胸骨正中线 10~11cm。乳头周围不同于乳房整体肤色的为乳晕,婚前呈玫瑰红色,婚后色素沉着,多为褐色。成年女性乳房底部的直径约 10~12cm。

关于乳房健美的良好形态。健美的乳房,应具有向前突出的挺拔度、丰满度、圆润度。我国女性最美的乳房当属半球型乳房,这类乳房轴高度约 3~5cm,基本等于乳房圆周直径的 1/2,乳房的轴与乳房基底接近人们所追求的 90° 角,是非常理想的乳房。至于乳房轴高度为 2~3cm、小于乳房基底部圆周直径 1/2,状如翻扣着盘子样的圆盘形乳房,多是青春前期少女时的乳房,这是少女乳房发育过程的重要阶段。乳房轴高度为 5~6cm、大于乳房基底部圆周直径的 1/2,乳房轴与形成角度小于 90° 者属于圆锥形的乳房。这种乳房如果善于保健,也是较为理想的乳房。

健美的乳房应具有一定弹性、张力和适宜的软硬度。

3. 乳房健美应突出个性化 由于女性身体存在个体差异,身高不同、胖瘦有别,乳房大小应与身高、胖瘦相协调。在一般情况下,乳房的大小本来是接近协调的,不需要特殊的调理,也没有必要进行相关的手术治疗。

对于自己乳房发育正常但自己不满意者,只能是在可以改造的范围内想想办法,比如通过保健、锻炼、科学饮食等方法使乳房丰满;通过使用合体的内衣改变乳房的形态,当然也可以通过上述方式辅助纠正,大可不必手术治疗,除非医学上认为严重影响美观而且手术又不严重伤害身体者。

之外,可以利用衣服对乳房进行装饰,也可以使乳房健美起来,甚至可以使乳房出尽"风头"。近年来,一些女性利用衣服的装饰,弥补乳房发育方面的不足,取得了比较好的效果。利用衣服装饰,应根据自身的实际情况,也可以结合内衣进行纠正,只要不是明显的异常,都可以利用上述方法予以装饰。

4. 掌握不同时段乳房呵护重点 女性乳房具有显著的时段特点,在不同的时段,乳房呵护方法、注意事项、基本技巧、呵护重点是不一样的。

应该根据这一生理现象,进行不同的乳房呵护方法。

在发育期,是乳房开始萌动的重要时期。在这个时期,主要是注意乳房发育的进程,了解乳房发育是不是正常,掌握乳房发育的科学方法,防止出现影响乳房正常发育与健美的不利因素。

在青春期,乳房已经完成了第一阶段的生理发育。在这个时段,要特别注意乳房保护,防止乳房意外受伤,既不发生肥胖,也不要盲目减肥,使乳房能够得到适合乳房健美需要的营养,而又不至于营养过剩。同时,在学生时段,压力不要过大,防止对内分泌产生不良影响,导致乳房发育异常。

在哺乳期,乳房需要特别呵护。其目的,主要是要确保胀大的乳房健康,确保不受挤压、不受感染、不受损伤。具体方法详见本书有关章节。

中年期的乳房呵护。在这个时段,生活负担及工作负担最重,上有老、下有小,来自工作、经济的压力明显,常常顾此失彼,每日疲惫不堪。在这个时段,要尽量避免身体发胖。在饮食起居中也应注意,少进食含高脂肪的食物,养成不吸烟、不酗酒、不生气的良好习惯,生活要有规律,不要经常熬夜。保持心情愉快,避免生气恼怒。同时,要争取每年安排一次体检,进行全面的身体检查,看看乳房是不是存在隐患。

老年期的乳房保健。进入了老年期,更应该注意乳房的保健。在这个时段,是乳腺癌的高发年龄段,乳房保健及防癌意识应该更强。绝经后的老年妇女,由于体内雌性激素的减少,乳房体积变小、松软下垂,皮肤皱襞增加等。这时,应坚持每月一次的乳房自我检查,每年一次到专科医生处进行体检,随时注意乳房的细小变化,发现问题,立即检查治疗。

（二）乳房健美常用技巧

鉴于乳房在女性形象中的重要意义,精心进行乳房保健是理所当然的事情。但是,乳房保健需要讲究科学,需要掌握有效的方法。根据自身乳房状况,进行乳房保健需要注意以下几个方面。

1. 注意关心乳房发育 在乳房发育阶段,往往是发现乳房是不是正常发育的关键时段。到了青春期,如果乳房发育出现异常,包括乳房过早发育、迟缓发育或没有发育三种情况,都应该引起少女及其母亲的高度重视。

当乳房发育异常时,应及时到医院就诊,及时诊断,及时采取医疗措施,对于部分乳房发育有问题者,早期治疗是有效的。

需要特别强调的是,一些幼女乳房尚未到达发育年龄而出现乳房增大,或者到了乳房应该发育而没有发育者,往往是因为重视不够。事实上,这个时间是非常重要的时段,在早期,及时发现问题及时就医,对于乳房健美来说尤其重要。

2. 防止乳房遭受伤害 呵护乳房,防止乳房受到伤害,是乳房健美的重要一环。

在乳房发育期,有一些女孩,特别是一些年龄尚小、认为乳房提前发育难为情的女孩,常常在乳房发育的时候通过穿紧身衣的办法控制乳房的生长。这种方法是极其错误的,长期如此,不仅导致乳头内陷,还会影响乳房的发育,给成年后乳房健美埋下祸根。

在成年期,乳房要注意乳房卫生,注意预防乳房挤压。怀孕期、哺乳期、产后未哺乳等情况下,均应注意乳房呵护。防止疾病的发生,是对乳房的最大呵护。成年阶段是乳房疾病的多发时段,因此,在这个时期预防乳房疾病,是非常重要的。

要注意加强体育锻炼,特别是平素没有机会进行体力活动者,更应该增加机体活动,以提高自身的免疫能力,这也是对整体、对乳房的呵护。要保持良好的情绪,不要长时间生气、恼怒,始终保持良好的精神状态,这对预防乳房疾病是非常有利的。

乳房健美要讲究科学。滥用药物、不当的乳房保健方式,都是对乳房的伤害,因此,呵护乳房要注意多学习有关科学知识,使乳房始终处于被科学地呵护的状态。

3. 特殊情况下乳房的呵护 随着现代化的进展,办公室伏案是十分常见的工作,这种情况下如何做好乳房保健,是非常重要的一环。据临床观察,伏案工作的女性约有 20% 的人会出现乳房闷胀刺痛、胸背肌组织酸涩及其他不适症状。

这些症状日趋增多,对女性乳房的健美危害甚大,因此必须及时预防。首先要注意保持正确的姿势,不宜斜着或趴在桌上工作,防止乳房挤压,如果受桌沿等硬物压迫近 1.5 小时,会影响乳腺内部的血液循环与正常代谢,从而导致不良后果。

在正常情况下,办公时应该上身基本挺直,胸脯离开书桌大约 10cm 左右,使胸背肌张力均衡,这样可以刺激大脑轻微而有规则的兴奋,对解脱胸部疲劳和提高伏案工作效率、保护乳房的生理活性十分有益。

之外,在工作间隙,应该利用一定的时间进行上肢运动,适当做一些诸如扩胸、深呼吸和甩手、转腕等动作,这样对促进血液循环与乳房正常代谢颇为有效,适当牵拉乳房及周围肌肤,对乳房健美非常有利。

4. 乳房健美的不同锻炼方式 临床已经证实,进行科学锻炼,特别是有利于扩胸的体育锻炼,对乳房发育、乳房保健、乳房防病等均有可靠的效果,应该积极推广。

在平时,要养成良好的习惯,保持良好的体态。坐位的时候,保持正确的坐姿,尽量将胸部挺起,而不要使乳房下垂。

在日常生活中,可采取一些方便的、行之有效的体育锻炼方法。诸如双手抓举杠铃,保持握距与肩同宽或略宽于肩,活动时先将杠铃推起,慢慢放下杠铃至乳头一线上方,两肘部尽量外展,每天重复 8~10 次,对扩展胸部肌肉很有好处。在锻炼过程中,要注意胸部向上挺起,肩膀向内收,腰部和腹部肌肉收紧,不要放松,全部意念集中在胸部肌肉,尤其当杠铃推到顶端时胸肌要全力收缩,控制 1~2 秒钟,训练时每次的节奏很重要,推起时用力速度略快、放下时速度要慢些,力求对肌肉的刺激要大于推起时。

预防松弛和下垂,也可以通过体育锻炼加以改善。经常进行扩胸运动的体操,是非常有益的。锻炼的方式,不必局限于杠铃、哑铃等健身器材,也可以徒手进行,只要有利于扩展胸部肌肉,只要有利胸部的血液循环,只要能够提高乳房的保健作用,都是生活中可取的锻炼方法。

5. 按摩有利于乳房健美 按摩乳房,对乳房进行适宜的刺激,能促使乳房局部的血管扩张以增强血液循环,促进乳腺组织的新陈代谢,诱发卵巢分泌雌激素,达到促进乳房正常发育的目的。

按摩乳房可利用早上起床、晚上睡觉前的时间。采用仰卧位,用双手自上而下、由周围到乳头进行轻轻按摩,以乳房表面微红为宜。按摩时注意用力均匀,可直推乳房、侧推乳房、推托乳房,每次 10~15 分钟为宜。按摩不仅适用于乳房发育不良者,同样适用于乳房过大者,有利于乳房健美。若是已婚者,可让丈夫按摩,这对增强夫妻感情、提高按摩效果、促进性欲功能等均有一定的作用。

乳头凹陷者,也可通过轻轻挤压使乳头暴露出来,然后进行牵拉和按摩,经常进行这种操作,是非常有益的。

6. 精心选择合适的内衣 要合理使用内衣,在平时及其发育期,均不宜使用过紧的、化纤的、质地偏硬的内衣。睡眠应该及时取下,使乳房有一个自由空间,切忌佩戴内衣时间过久。

在孕期与哺乳期,由于乳房已呈现圆锥形哺乳形状特征,体积比平时增大,应该进一步加强呵护,防止对乳房的碰撞、挤压。

哺乳期还特别注意乳头的保护,强化卫生保健意识,不可让乳儿仅仅吸吮乳头,防止乳儿牵拉乳头,应最大限度地吸吮全部,杜绝乳儿睡觉含着乳头,切实防止出现乳头皲裂,切忌出现乳房感染。

乳汁一旦出现淤积,应积极去医院诊治。一定要注意排空乳汁,注意预防从乳头感染病菌。要做到这一点,尤其要关注乳头卫生,乳头是乳房的"门卫",一旦出现感染,常常直接影响乳房健康,引发乳腺感染。

罹患乳腺炎之后,反过来也会影响乳头、乳房的性反应功能,影响乳房的美感。防止乳腺炎发生,要注意从产后立即开始,尽管乳腺炎多发生在产后的3~4周,也要提前做好预防工作,防患于未然。

7. 沐浴有助乳房健美 大量的临床观察表明,沐浴对乳房发育、健美具有一定的积极作用。沐浴不仅仅是对乳房本身清洁卫生的需要,也是通过沐浴达到促进新陈代谢和血液循环,促使乳房周围组织发生形体的变化的需要。沐浴水的温度以40℃左右为宜。

入浴前后应适当补充水分,以防止出汗造成水分缺乏,影响人体健美。沐浴健美乳房,不是单纯地清除汗水、污垢,更重要的通过沐浴对乳房进行冲击和按摩。当然,这种沐浴,也是一次摆脱衣服束缚的机会,也是对全身肌肤做一次清洁、保养,并增加全身曲线美。

沐浴时,一般不需要过多的沐浴液,也不需要刺激性较强的肥皂,防止乳房皮肤发生过敏现象。沐浴时不需要大力揉搓,但可以正常按摩。

对于乳房发育"欠发达"者,也可以考虑在沐浴的同时用中药外涂按摩,在这种状态下,常常更容易吸收,使治疗作用发挥得更好。有关中药外用治疗配方,可参看本书有关章节。

8. 科学饮食健美乳房 通过科学饮食使乳房健美,是乳房健美最常用的方法之一。大量的临床资料显示,一些食物中,含有植物性雌激素,对乳房"发福"具有可靠的作用。

凡是乳房发育不良者，或者不够丰满者，可以通过科学的饮食疗法得到改善。合理食用植物性雌激素，几乎没有副作用，是值得推广的好方法。

科学饮食健美乳房有关细节，请参考本书相关章节。

（三）乳房健美锻炼

体育锻炼对于提高身体健康素质，是人们普遍公认的道理。而体育锻炼对于乳房健美的作用，也是医学界认可的事实。当乳房出现发育异常的时候，乳房发育不够理想的时候，或者某些乳房疾病想尽早康复的时候，体育锻炼都会发挥非常积极的作用。

1. 加强胸部体育锻炼　胸部肌肉与乳房具有非常重要的关系。胸部肌肉发达，对乳房发育、乳房丰满、乳房耸立、乳房健康均有非常重要的实际意义。因此，在一些体育活动中，人们常常强调胸部体育锻炼的作用。

少女时代的胸肌锻炼。在少女时期，乳房发育处于关键阶段，这时的胸肌锻炼更加具有促进乳房发育、增强乳房健康、美化乳房形态的作用。因此，少女在乳房发育期应特别加强运动，促使胸肌发达，为塑造健美乳房奠定坚实的基础。

在少女时期，正是读书学习的时期，一些同学常常忽视了有关乳房保健的锻炼，就是一些基本的锻炼，也做得不够。其实，这个年龄段的胸部肌肉锻炼，更具有乳房保健意义。我们知道，只有有了发达而厚实的胸大肌，才能使胸部高高隆起，为加强胸部肌肉的锻炼，应该进行多种类的、经常性的、一定运动量的体育锻炼。

每天抽出一定的时间，进行诸如跳绳、羽毛球、乒乓球、俯卧撑、单杠引体向上、双杠双臂屈伸等运动，对乳房发育与保健具有非常重要的作用。这些有利于促使胸肌发达的运动，会给塑造健美乳房奠定坚实的基础。

同时，也要加强普通的体育锻炼，诸如跑步等运动，可以提高身体素质，确保身体健康，为少女时期的正常发育打下良好的体质基础。但有些女生，学习上特别用功，但对于体育锻炼并不重视。需要特别强调的是，少女时期学会游泳，是一件非常有意义的事情。游泳不仅可以锻炼身体，还可以锻炼意志与胆量,对心理与生理健康均有重要意义。不仅如此,经常参加游泳活动,还会使胸廓的压力接受考验,能使呼吸肌得到锻炼,胸肌也会格外发达,通过锻炼使乳房韧性和弹性增强,乳房会更加结实、坚挺、饱满与秀美。

学生时期没有长时间的锻炼机会,但可以充分利用课间时间、休息时间加强旨在加强乳房健美的锻炼。可以利用睡觉之前的时间,经常做胸部和乳房的自我按摩。在乳房发育时期,经常进行按摩会加强胸部和乳房的血液循环,提高代谢能力,能使局部肌肉丰满,且富有一定的弹性。医学研究证实,按摩乳房能使交感神经和副交感神经系统活跃,从而促进乳腺的发育,乳房就会丰隆挺拔,保持优美的曲线丰满与健壮的形态。常用的手法是:四指并拢与拇指分开,按在乳房上,有节奏地自我按摩,用力均匀,由轻到重(不要用力过大,以免引发疼痛),每次3~5分钟,反复进行。这对促进乳房发育具有重要的作用。

同时,在日常生活中还要注意保持正确的身体姿势。在平时,走路和坐立时一定要养成挺胸收腹的习惯;在上课学习时,要保持正确身体姿势,不要挤压乳房;每天早晨坚持做扩胸运动,两臂或两肘平展,尽力向后扩张,然后两臂上举,掌心向前,用力向后运动。这些运动对于促进乳房发育与保健十分有益。

2. 室内的乳房锻炼　乳房健美已经成为成年女性的一个热点健美内容。乳房健美的内容十分丰富,包括食品、运动、洗浴、按摩等等,可谓丰富多彩。实际上,有些乳房健美方法,随时随地都可以进行,并没有什么大的难度。

经常伸展胸部。在办公室工作,常常是伏案书写、阅读等,时间长了,不仅会引发胸椎、腰椎等骨骼方面的疾病,姿势不当还会导致乳房疾病。成年女性应注意坐的姿势,不宜过于前倾;注意给自己一个课间休息的时间,经常伸展胸部,做做广播操;如果有条件,还可以利用运动器材进行短时间的活动,其实利用小哑铃运动即可达到乳房健美的目的。大量的医学研究资料证明,适当做一些诸如扩胸、深呼吸以及甩手、转腕等室内可以进行的运动,可促进血液循环,增加血液流动速度,对通经活络、推动气血非常有效。这些动作,可有效地牵拉乳房及周围肌肤参与运动,并可防止胸部组织和双乳因血液供养缓慢而造成的"衰老"。

注意端坐姿势。在办公室办公,上身应注意挺直,胸脯离开书桌10厘米左右,使胸背肌张力均衡,养成一个良好的习惯动作。这样的姿势,可刺激大脑轻微而规则的兴奋,对保护乳房、培养个人气质、提高伏案效率都是有益处的。端坐过程中,应适当变换体位,适当小幅度的活动,这样有利于血液循环,有利于乳房健美。女性长期伏案,如果忽略乳房保健,时间长了往往会出现乳房闷胀刺痛、胸背肌组织酸涩及其他难以名状的不适症状,这些症状正是血液循环受到抑制所致。长此以往有导致乳房疾病的可能,对女性乳房健美有一定的危害,应注意预防。当端坐时间较长时,应适当活动身体,进行扩胸运动,这对保持乳房健美尤其必要。

做做弯腰运动。在休息的时候,可适当进行弯腰活动。弯腰时手指尽量到达足尖,并注意左右交叉(左手对应右脚、右手对应左脚),反复多次。这样不仅对腰椎有益,对乳房也是一个很好的充血过程。随着体位的改变,乳房受重力的影响而发生改变,这对促进乳房血液循环、淋巴回流、脂肪运动都是非常有益的。在办公之余,每天可以进行3~5次,每次3~5个,坚持日久就会收到乳房保健效果。

经常伸展上肢。在工作之余,可以利用比较短暂的时间进行举手运动,举手运动主要以往上、往后为主,使胸部得到充分的伸展,达到促进局部血液循环、健美乳房的目的。举手运动不宜剧烈,应循序渐进,对于乳房过于丰满者更应该如此。

如果有一定的时间空间,也可以适当跑步,在跑动的时候,故意甩动上肢,这样不仅可以使端坐良久的躯体得到放松,还可以促进周身的血液循环,对乳房健美具有良好的作用。

3. 胸肌锻炼俯卧撑方法 俯卧撑丰乳锻炼方法。这是比较常用的锻炼方式,而且经实践证实是一种简便有效的方法。操作方法是:双膝并拢跪在地上,双脚抬起、俯身向前,双手着地与肩同宽,保持背部挺直及臀部收紧;慢慢屈臂至胸部触及地面,之后慢慢将身体向上推,恢复原位。

为保持胸部肌肉持续的紧张状态,在移到最高点时不完全挺直肘关节,重复上述动作10次左右。为获得良好的效果,锻炼时要胸部挺起,避免下垂,腹肌紧收,在身体放下时,腰部挺直。这种方法是公认的最有效的丰乳运动。该运动应该长期坚持,特别是在乳房发育时期,要养成每天做的良好习惯,不仅可以丰乳,还能缩小腹部。这种锻炼能促进乳房下胸肌增长,胸肌的增大会使乳房突出,令乳房显得更加丰满迷人。

向下俯卧撑锻炼方法。这种方法简便易行,是比较常用的方法之一。具体操作方法是,两手放宽,将双脚撑在一个长凳上。脚尖并拢勾住长凳边缘。使身体向下垂直移动。移动时,保持躯干和双腿的挺直。将手臂弯曲达到90°,缓慢下降身躯直至胸部触到地板为止。在感到胸部肌肉的伸张时,缓缓向反方向返回至原位,并保持胸部肌肉处于持续的紧张状态,锻炼时一般要慢慢做8~12个重复动作:如感到有困难、可把脚放在低一点的长凳或地板上,以便省力。

向上俯卧撑锻炼方法。该法也是比较常用的方法。操作方法是,将两手放在长凳上、并拢双脚、脚尖撑地。保持躯干和双腿的挺直,将身躯向下垂直移动。努力收缩腹部肌肉。将身体下移至手臂弯曲呈90°,缓慢下移到胸部能够触及长凳为止,这是可以感受到胸部肌肉的伸展。之后,缓缓向反方向恢复至原位。该锻炼方式可连续做8~12个重复动作。

4. 器械锻炼方法简介 通过简单的器械进行锻炼,也是非常流行的锻炼方式,实践证明,这些锻炼同样具有很好的效果。

拉绳锻炼方法。在拉绳器每边放适量重物。双脚并拢垂直站立。将拉绳器绕过背后、双手抓住把手。肘关节弯曲,腹部收紧。慢慢将两个把手斜拉向下做弧线运动,使双手在小腹处交叉。用拉绳器的拉力将手臂向上、向外拉回到原位,需要重复5~10次。

哑铃锻炼方法。锻炼时身体平躺在长凳上、小腿自然下垂使脚触地;两手各拿一个5~8磅重的哑铃,向身体两侧伸展手臂。在运动过程中,肘关节要保持一定的弯曲度。在开始时抓紧哑铃,使上臂与凳面保持平行状态。该方法宜长期坚持,对增强胸肌的韧性、防止乳房下垂具有一定作用。在锻炼方法上,还可以通过慢慢向上举起哑铃的方法进行锻炼。其运动路线呈弧形,好像拥抱一棵大树,在颈部将两手的哑铃合拢到一起,然后缓缓沿原路线使手臂回到开始的位置。在手臂抬起和放下的过程中,背部不要弯曲。锻炼时要控制好运动速度,每套动作重复10~20次。

扩胸器锻炼方法。选择适于自己的力量值,调整好座椅高度,使手臂弯曲后与胸部持平。将把手慢慢拉向胸前,直到两个把手的距离与肩同宽,再慢慢将两个把手按到可以触及胸前的位置。在这个位置上保持2~3秒的时间。然后,缓缓地将把手恢复至原位。锻炼时要注意控制运动速度,每套动作重复 10~20 次。

5. 乳房健美器械训练技巧 乳房健美训练的方法很多,视参加健美训练的人年龄大小、身体状况、训练时间等情况有所不同。训练时,可根据自身情况,选择不同的器械,确定不同的训练时间,采取不同的训练方法。在一般情况下,可参考以下方法进行训练。

循环训练法。这种方法,是指在每次训练时,根据具体情况,选择若干不同的器械,完成用力方向不同的动作,按逆时针方向组成环状的训练程序。一个项目练完之后再更换下一个项目,依次轮换练习。

从杠铃卧推到哑铃扩胸作为一个循环,共 7 个动作。训练时,可根据器械和时间的情况,选择 5~10 个不同部位的肌肉群和用力方向不同的动作,练 2~3 个循环。每个项目完成一组后,根据自己的体力,休息片刻后再进行下一个项目的练习。每项练习以能够完成 10~15 次为好。

一般情况下,一个循环完成后休息 2~3 分钟,然后再做下一个循环练习。该法能有效增强肌肉力量和肌肉耐力,肌肉局部负担量不重,能够坚持做完整套动作。由于随时调整练习项目,调节运动量,故对初参加健美运动和基础较差的人比较合适,也不会产生枯燥感。需要提醒的是,安排练习时尽量不要使用一肌群的动作连接在一起,应分开交叉进行,使整个胸肌全面得到锻炼。比如引体向上锻炼后不宜再进行杠铃弯举,杠铃卧推后锻炼后不宜再进行俯卧撑或双臂屈伸动作等等。同时,训练时每个项目之间和每个循环之间的间隔时间,应尽量短一些,以提高训练效果。

塔式训练法。此法在形式上与固定重量训练法接近。每次训练时,逐项练习若干组后不再重复。所不同的是,这种训练法的重量不固定。

一般情况下,每组练习的重量可根据本人的情况,先由轻到重,再由重到轻地进行安排形成塔式。第一组训练从 20kg 开始,第二组 25kg,第三组 30kg,第四组 25kg,到第五组 20kg 止,按照顺序进行。练习的次数与重量的增减成反比。重量增加,练习的次数相应减少;重量减轻,练习的次数相应增加。一般情况下练习 8~15 天为宜。在训练中,防止重量过轻或者过重,次数过多或者过少,以免影响训练效果。

该训练法可使肌肉力量增加比较快,肌肉体积增长迅速。由于采用此法练习时肌肉的局部负担量较重,对练习者的身体素质要求较高,适宜于多年从事健美锻炼的人采用。

固定重量训练法。这种训练法是指在每次训练时,先选定一个固定的重量,然后每项练习若干组(一般为 3~5 组),直接训练完全部项目,之后不再重复。

重量一般以个人最大力量的 80% 左右为宜。可调重量的杠铃、哑铃、壶铃等器械的重量即可按这一要求进行选择。单杠、双杠等固定器械,则可用负重的办法来确定练习的负荷。重量确定后,练习的次数可按本人能够完成的最多次数来确定。

6. 乳房健美锻炼注意事项 关于安排锻炼内容与时间的问题。锻炼应量力而行,根据自己的运动能力和爱好选择动作。乳房健美体育锻炼的重点,要放在锻炼胸部肌肉等方面,围绕着乳房的健康与丰满进行锻炼,当需要锻炼与乳房健美密切相关的胸大肌时,可以适当选择"俯卧撑""卧推"等,也可以练"仰卧扩胸"等相关的运动。由于各种方式对每个人产生的作用不同,个人可视效果进行训练。

训练要注意变换方法。定期变换训练动作,可以使肌肉得到全面发展。如若胸大肌的上部不够发达,应多练"斜板卧推"(把卧凳头高脚低倾斜 30°~45°)等加以弥补,总之要根据自己的需要确定。至于运动量,宜综合身体情况、训练需要确定,一般原则是动作开始时可以少一些,之后逐步增多;动作多少,保持在既能达到体育锻炼又可以自身耐受,不过少也不过多;训练的时间,可以根据自己的空闲进行,早上、白天或者晚上均可,不必拘泥;训练一般在半空腹时进行,不宜在饥饿或者饭后训练。

准备活动及练后肌肉放松。在每次锻炼之前,应做些活动关节、韧带的徒手操、棍棒操以及其他全身性练习,练到全身发暖和微微出汗即可。练完之后,应做些局部肌肉的按摩,做些舒展关节和放松肌肉的柔软操,亦可原地慢跑片刻。而后可洗个温水澡,以尽快恢复体能。经过 5~6 次锻炼,出现肌肉胀满的感觉属良性反应,不必担心,休息调整或即可恢复;如肌肉酸痛严重,可适当减轻运动量;假若身体疲劳、精神不振、食欲下降、睡眠不好等反应,可能与运动量过大有关,暂停练习后可恢复训练。

训练中的呼吸调整。一般情况下,用力前吸气,用力后呼气,或做动作与吸气同时进行,还原动作与呼气同时进行。在做费力和负重较大的动作时,需先吸气憋气,以固定胸腔,便于用力。

体弱、患病者健美锻炼问题。一般体质较弱或患有某些慢性病者,应根据疾病情况与个人体力循序渐进地进行锻炼,只要不是消耗性疾病或者锻炼可使疾病加重者,都可以进行乳房健美锻炼。诸如神经衰弱、失眠、消化功能不良、轻度溃疡病、胃下垂、关节痛等疾病患者,经过锻炼不仅对疾病康复有益,而且还会使体形更加健美。不过,严重的心脏病、肝病和活动性肺结核等患者,则不宜参加体力过重的体育锻炼。

练习动作的组数和次数问题。乳房健美锻炼,练习动作的组数和次数的安排原则是循序渐进,逐渐加大运动量,直至增加到可以耐受的最大限度。一般情况下,大肌肉群可练5~7组,小肌肉群可练3~5组。需要着重加强或较弱的肌肉群练的组数应适当多一些。

关于健美运动者的年龄问题。乳房健美运动,育龄期女性均可。但器械重量和锻炼方法,应因人而异,灵活掌握。一般情况下,只要经过系统锻炼,都可以取得很好的效果。40岁以上的中年女性,经过锻炼后,可使脂肪减少,肌肉恢复弹性,保持良好体态,维持较好的内分泌水平;而处于生长发育期的青少年,锻炼效果会比中老年人更好。因此,乳房健美锻炼,应该从少女时开始。

健美锻炼对营养卫生的要求。健美运动是一种力量性练习,在锻炼中体力消耗较大,应该适当注意增加营养,至于品种与数量,可根据自身的情况确定,对于肥胖者,则对脂肪的进食有一定限制。

关于体育锻炼中的不宜项目。乳房健美的体育锻炼,并非所用的体育锻炼都有积极作用,从现实生活来看,有些特殊体型、特殊情况,需要特殊看待。比如,乳房本来硕大而下垂者,尽量要少跑步,确需跑步者,一定要佩戴大小合适的内衣,防止乳房摆动过大,而使乳房下垂加重。

7. 尽情欢笑健美乳房 乳房保健与心情有一定的关系,几乎是人人皆知的道理。您听说过吗? 大笑也会成为乳房保健的一种方式,而且是一种具有很好效果的方式。

当女性心情处于低落的时候,笑是久违的治疗"秘方"。我们知道,要是在人生痛苦的时候,在忧愁烦恼的时候,能有会心的一笑,能有发自内心的欢乐,显然就会使痛苦、烦恼、忧愁烟消云散。

同样,当因为郁闷、因为烦恼、因为忧愁导致乳腺疾病的时候,笑、经常地笑、开心地大笑,就会具有您意想不到的效果。我们对乳房胀痛、胸闷心烦的患者曾经做过试验,让她们刻意制造开心的环境,让她们真正开心地欢笑,结果乳房胀痛明显缓解,随着多次重复上述做法,最终乳房胀痛一笑了之。

我们知道,心情长期郁闷,不仅会引发乳房疼痛、包块、增生等良性的疾病,还有可能让这些良性疾病发生恶化。因此,乳房保健的关键还需要有良好的情绪,那么,怎样才能用笑来保健乳房呢?

每天保持大笑 3~5 次可以去除烦恼。这种大笑,不仅要从形式上符合大笑的基本要求,还要真心地投入,在忘却烦恼的同时,情真意切地保持良好心情,哪怕是演戏,也要演得逼真。长此以往,的确对改变不良情绪具有很好的效果。

开怀大笑上几次,目的是要达到心情舒展的感觉。当人大笑时,可令心血管系统强健地加速运行,胸肌伸展,胸廓扩张,肺活量增大,血液中的肾上腺素会增多,这无疑对提高人体的免疫能力有益。看来,这种不需要成本、随时都可以进行的大笑,是一种取之不尽用之不竭的健康手段,应该成为女同胞们的最爱。

8. 运用瑜伽健美乳房 瑜伽本身是一种良好的体育锻炼方式,适应人群广泛。瑜伽中的一些扩胸等运动,对乳房具有较好的保健作用,对丰乳、保持乳房耸立坚挺均有益处。

(1) 瑜伽锻炼有助于乳房保健:身体锻炼特别是胸肌锻炼对乳房的保健作用,已经得到人们的普遍认可。在诸多的锻炼方法中,瑜伽也是一种健美乳房比较有效的锻炼方式。

瑜伽锻炼动作简便,容易操作,如果方法正确,经常进行锻炼,的确对乳房保持丰满、耸立、挺拔具有一定的积极作用。

瑜伽动作方式较多,根据有关报道,选录一些比较常见的方法介绍如下:

瑜伽山式动作要领

跪坐,十指相交,双臂伸展平行地面。头部放低,下巴靠在胸骨上,将掌心慢慢转向前方,双臂尽量向远处伸展。深长而平稳地呼吸,背部尽量向后弓起,保持姿势 1 分钟左右。该法简便易行,对胸部肌肉强壮具有一定的作用。

瑜伽门闩式动作要领

单膝跪地,身体直立,一侧腿伸直,脚心落地。双手背后,吸气,呼气,让身体向伸直腿的一侧弯曲。要注意此时将胸部尽力挺出,保持该姿势1分钟左右,之后更换另一侧,重复上述动作。该法简便易行,对胸部肌肉锻炼具有一定的益处。

瑜伽牛面式动作要领

双腿在身体前侧交叉,大腿相互接触;然后将右膝放在左膝盖上,坐在两脚后跟之间,双脚尽量向臀部靠近,背部保持垂直。右手举起,从肩膀后侧向下弯曲,左手反向,在背后与左手相握,紧紧扣住,保持此姿势,进行8~10次呼气吸气。之后还原,交换两脚两腿及双臂的位置重复上述动作。另有报道的一种牛面式,也具有乳房保健的作用,其方法是:双膝并拢,跪坐,右手臂向上举起弯曲肘关节;左手放在背后,双手握紧,脊柱向上伸展至一条直线;让手和身体保持平衡,眼睛看前面;做6~8次深呼吸;再换另一边练习。

瑜伽树式动作要领

双手合掌并拢,两手臂用力互朝相反方向推动。将一侧腿提起,踩住另一侧大腿内侧;或者单腿站立,膝盖弯曲,另一侧脚踝放于弯曲的膝盖上方。将手臂高举过头,双臂向上伸展,保持该姿势1分钟左右。该方法每天坚持1次,一段时间后可起到较好的健身作用。

瑜伽祈祷式动作要领

双膝并拢跪地,双手合掌,脊柱保持直立姿势,肘部打开至水平;双手掌相互用力推,其意识力量集中在胸部,之后保持4~8个深呼吸;然后将手肘向中间夹紧,吸气时手臂向上伸展;呼气时手臂向下拉,重复练习6~10次。该法需要长时间锻炼,对乳房保健具有一定作用。

另据有关报道,一些动物运动方式的瑜伽,也具有锻炼身体、保健乳房的作用,常见的有猫式、海豚式、眼镜蛇式、鹰式、骆驼式等,操作方法分别如下。

猫式动作要领

双手双膝撑在地面上,将脊椎伸展至水平位置;然后慢慢将双手向前支撑一点,再将下巴和胸部贴在地面;每次保持4~8个深呼吸。

海豚式动作要领

双肘双脚撑在地面上,身体位于水平位置,双腿并拢伸直;胸部和腹部收紧,保持3~5个深呼吸;然后吸气,慢慢将臀部向上抬起,重心稍稍往前;呼气臀部放下到水平位置,利用胸大肌的力量来移动身体;每次重复做 4~8 遍。

眼镜蛇式动作要领

俯卧,双手支撑在肩膀下方,双腿并拢,臀部收紧,下巴靠地;吸气时双手将上身推起,双肩尽量往后打开,胸部向上挺起;呼气时,缓慢放下并还原;每次重复做 4~8 遍。

鹰式动作要领

双脚并拢站立,弯曲膝盖,右腿抬起交叉在左腿上,右脚勾在左小腿后面;先手臂弯曲,并拢手指朝上在胸前,再交叉手臂和手腕,掌心相对;感觉胸部往中间夹紧,眼睛看上方,吸气保持,呼气手臂慢慢向上伸;保持 3~5 个深呼吸,再换另一边练习。

骆驼式动作要领

双膝跪地分开距离与肩同宽,脊柱直立;双手依次向后伸展直到手掌;撑在脚跟上,让胸部伸展到极限;保持 3~5 个深呼吸,再缓慢地坐下到半跪式休息。

(2) 增加乳房弹性的跪式等锻炼方法

胸部伸展法:

胸部伸展方法操作简便,可增强胸部肌肉拉力,对防止或纠正乳房下垂具有一定作用。

步骤:双膝跪在垫子上,双手放在身体后侧的地面上,挺起胸部时头向后抬起;保持静止姿势 15~25 秒,慢慢将身体向上回到原位。

另一个胸部伸展运动的方法,也具有较好的乳房保健作用。

步骤:左手扶着墙壁,手臂与肩平行,保持上身直立,抬头挺胸,右腿迈出一步,身体向右侧扭转;保持静止姿势 15~25 秒,还原到起始位置,换另一侧。

跪式支椅俯卧撑法:

该法是由上述方法演变而来,操作简便,具有一定的乳房保健效果。

步骤:力量小的女性可借助与肩同宽或略宽的椅子,双手扶在椅面上,做俯卧撑动作,身体尽量下垂,把胸肌充分拉长,注意胸部落在椅子边缘上,再用力撑起;做 3 组,每组做 12~15 次。用力时呼气,还原时吸气。

胸部伸展运动乳房保健方法,是以锻炼胸部肌肉为重点的一种锻炼方式,方法简便。

步骤:身体直立,双手交叉放在身后,手臂伸直,头微微抬起;保持静止姿势 15~25 秒,还原到起始位置。

(3) **其他常见的健胸锻炼方法**:一些健胸的小动作,操作简便,可有效锻炼胸肌,进而让乳房更加健美。如胸肌锻炼得当,长期坚持,对促进乳房发育,坚实结缔组织,帮助乳房塑形,具有积极的保健作用。通过锻炼,可乳房的形状及大小更加理想,并能有效防止乳房下垂。这些锻炼方法简介如下。

跪地俯卧撑法:

双膝跪地,弯曲双腿,始终保持大腿与小腿间为 90° 左右。两手撑地,两掌宽度约大于肩宽。慢慢屈肘,将胸部使劲贴地后起身,重复 8~10 次为 1 组,每天做 3 组。在做动作的过程中要始终保持收腹挺胸,身体向下时吸气,起身时呼气。

双臂平举法:

身体直立,膝关节微屈,两腿分开与肩同宽,双手各拿一个小哑铃,两臂交替做向前平举的动作,重复 8~10 次,每天做 3 组。在做动作的过程中要始终保持膝关节微屈,同时收腹、挺胸,手臂抬起时呼气,放下时吸气。

挺胸伸展法:

吸气,双手掌心交叉置于脑后,手肘尽量伸平;吐气,上半身尽量向左侧倾斜,伸展到极限之后回到初始位置;左右各完成 1 次为 1 组,每次做 10 组。

提胸坚挺法:

吸气,双手手肘弯曲,手掌交叉轻抚双肩;吐气,将右手手肘抬高至极限后慢慢回到初始位置。

完美胸形法:

吸气,身体直立,双脚分开与肩同宽,双手握拳,手肘弯曲后抬高与胸部平行;吐气,双手慢慢向前推,力量集中在胸部,然后慢慢回到动作 1 的位置,重复 8 至 12 次。

自然托高法:

吸气,双手握拳,双臂平举与肩同高,且左右打开,手肘弯曲成 90°;吐气,双手用力向中间推挤至手肘及掌心完全并拢,静止5秒后慢慢放松,重复8至12次。

健胸瘦臂法:

双手向前伸开,手掌直立;以肩膀为中心点,手掌以画圈的方式带动手臂运动,反复画圈10次,保持自然呼吸。

(4)瑜伽乳房保健的注意事项:瑜伽运动贵在坚持。该运动与平时的身体锻炼道理一致,需要长期坚持。在早期,不一定能够看到效果,甚至出现乳房变小的现象,这常常是瘦身的结果,但坚持运动后常常使乳房的韧性和弹性均明显增强,使乳房变得结实、丰满而更有弹性。

锻炼需要循序渐进。在锻炼过程中,要注意循序渐进,不要动作过大,特别是乳房已经下垂者,要尽量避免长期做一些强度大的跑跳动作,以防乳房下垂加重。

瑜伽动作锻炼要点。在瑜伽动作里,挺胸动作是一个经典的动作,这个动作也被称之为固肩式。这一动作,长期锻炼可消除手臂的赘肉,同时也可以防止乳房下垂,可适当多练习一下该动作。

乳房保健综合治理。乳房保健需要多方协同,注意饮食调节、身体锻炼、预防疾病等,不能仅仅依靠单一的保健方式,瑜伽也是如此。更适合自己的、更具有针对性的综合保健模式,常常是更有效果的方式。

(四)乳房健美按摩方法

在乳房保健方面,乳房按摩是比较常用的方法。实践证明,乳房按摩对于促进乳房局部血液循环,刺激乳房增生,促进乳房保健等具有切实可靠的效果,因而,乳房按摩已经成为乳房保健的重要手段之一。

我们知道,乳房局部按摩刺激,可使血管明显扩张,从而减少血液流动的阻力,加快静脉血液的回流,使乳房组织受到刺激而逐渐发育膨胀。这个刺激,对于乳房发育不良、预防乳房疾病等,均有一定的积极作用。

1. 常用的乳房按摩方法 手指按摩与抚摸法。该法是比较常用的一种方法。按摩时,用除拇指外的双手指对乳房直接按摩。将四指合拢,按照轻柔、广泛、全面按摩的原则,进行乳房按摩。按摩时一般左右与上下按摩,力量轻柔,可利用睡眠前、洗澡时等机会按摩,其时间5~10分钟即可;抚摸法是指轻轻抚摸,类似按摩,但动作更加轻柔。抚摸时用左手轻轻抚摸右侧乳房,右手轻轻抚摸左侧乳房,每侧抚摸 3~5 分钟。抚摸可以是旋转的、纵向的、横向的,三者可以交替进行,也可以是无特定线路的任意抚摸。

水中按摩与抚摸法。方法与手指按摩与抚摸方法相同,不同的是该法是在水中进行。可利用在洗澡、游泳的机会,按摩与抚摸乳房,在洗澡时可以保持一定的水温,按摩与抚摸效果比不在水中效果要好,这时的按摩与抚摸,可以借助水温的作用,有效促进乳房局部的血管扩张进而促进血液循环,更有效地刺激乳腺发育,有效促进胸大肌的发达与健壮,对乳房健美具有较好的效果。

擦油或者药物按摩法。按摩的基本方法与上述方法雷同。如果乳房发育存在问题,可在医生的指导下,使用含有女性荷尔蒙的油脂或者药物(主要是中药)均匀地涂布于整个乳房,薄薄一层涂抹在乳房的表面,之后进行按摩。按摩时,用右手掌托住右乳房,手指并拢,再用左手轻放在右乳房上,手指并拢;右手沿着乳房线条之势用掌心向上托,左手顺势轻轻放下。该动作施行 10~20 次。之后换用左手托住左乳房,再用右手放在左乳房上,以同样的方法来施行 10~20 次。含有女性荷尔蒙的油剂有一定副作用,使用前最好先咨询医生,看看是不是适合使用;部分中药中含有植物性雌激素,不会给使用者带来明显的副作用。常用的中药有:当归、淫羊藿、丹参、仙茅、川芎、肉苁蓉、巴戟天、升麻等,取煎出液备用。具体用药方法请参看本书有关章节。

穴位按摩方法。据报道,进行关元等穴位按压法按摩,具有一定的作用。以食指、中指、无名指用力而均匀地按压以关元穴为中心的下腹部,不仅能使松弛的腹肌恢复弹性,光泽柔软,还有防治女性生殖系统疾患、提高乳腺发育、女性生育能力和改善性功能等多方面的作用,有利于子宫卵巢等器官的发育并提高其功能,从而可以促进乳腺功能的活动,对乳房的发育隆起是有帮助的。按压关元时应排空小便,每次按压时间为 10~15 分钟为宜,可早晨起床后 10 分钟,晚上临睡前半个钟头进行锻炼,效果较好。之外,穴位足三里、三阴交等穴位也是有效的穴位。

红外线按摩法。该方法是利用红外线的作用,促进乳房血液循环,刺激乳房发育与健美。按摩时裸露双乳,将红外线灯调至适当的高度,并在灯罩周围蒙上一圈挡布,可使光线更加集中。按摩的时间一般在10分钟左右,乳房基本烘热,双手抓满乳房进行按摩,方向不定,可旋转,也可纵横。

按摩中的注意事项。作乳房按摩前,双手要清洗干净,注意卫生,防止污染乳房;手法宜轻缓柔和,用力适当,不可过度挤压,不能损伤皮肤;当乳房有疾病时,比如乳腺炎、乳腺小叶增生等疾病,应该在药物治疗的基础上进行按摩;按摩只能作为辅助手段,不能替代治疗,按摩时不宜在乳房硬结部位上揉捏搓挤,不能使乳房产生疼痛等异常感觉。

常用的横向乳房按摩方法。乳房横向按摩是乳房按摩最常用的方法,按摩的目的就是要使乳房内维持良好的血液循环状态。基本方法就是活动乳房的基底部,鼓起的乳腺体则不必加以搓揉。具体方法是,一方的手包住另一方需按摩的乳房基底部,张开手指,就像要抓住一颗大球似的。要领就是不可抓到乳房鼓起的部位。手掌轻碰,利用手指头捧起乳房基底部。手掌在按摩时,一定要注意不可对乳腺体施加压力;正在被按摩的乳房那一方的手由外侧轻碰上述步骤的手。手掌位放在上述步骤的指头外侧,臂肘呈水平拉开状。为了熟练掌握这一方法,刚开始可先对着镜子练习。由侧面看,臂肘呈正面横向位置,最后多出来的手的拇指根正好位于外侧保护,重要的是要确实掌握住乳房基底部的位置。

2. 怀孕前后自我乳房按摩法 怀孕初期,可根据自身的具体情况,进行乳房(不宜按摩刺激乳头)按摩与抚摸,以促进乳房发育与乳房健美。乳房按摩方式,采用多种方式,其中包括乳房基底部按摩。一般从怀孕满5个月起至授乳期间,天天都可以做按摩。怀孕期间和产后的按摩方法相同,只是产后的乳房按摩时间较长一些。

妊娠中期乳房按摩。这个时段乳房按摩可促进乳房发育,按摩时要在乳房基底部按摩一圈,左右乳房均进行3~5次按摩。时间约2~3分钟。这时的乳房按摩要注意动作轻柔,保持乳房的温度,不宜在寒冷的季节暴露按摩,防止发生感冒等疾病。

产前乳房按摩。产前3个月,每晚入睡前用手掌在对侧乳房作顺时针方向按摩,从乳房基底部开始向乳头方向边揉摩边推进。这种按摩,对促进乳房发育、乳房保健、乳房疾病预防、产后乳房分泌乳汁都有一定益处。

产后乳房按摩。一般可在白天每次哺乳前进行,对促进乳汁分泌与乳房保健有益。其方法是，双手轻握乳房，用手指沿乳房四周顺时针方向旋摩，而后用手指轻轻捏起乳房向乳头方向拨松、剥离胸小肌筋膜和乳房基底膜；双手握住乳房基底部向乳头方向提起，并作左右上下摇动；用左右手掌交叉均匀地揉按乳房；用食指和拇指捏住乳头作牵拉，使乳头与乳颈部、乳轮有所分离。

哺乳停止后的乳房按摩。停止哺乳之后，乳房常常发生松弛，有的则严重下垂。此时的乳房保健非常重要。刚刚停止哺乳的时候，由于乳房高度肿胀，不宜按摩；如果停止分泌之后，要及时进行乳房按摩。按摩的方式方法与上述按摩基本一致，所不同的是，产后按摩的时间应适当延长，其重点是保持乳房坚挺、保持的弹性、保持乳房相对丰满。

3. 乳房按摩治疗有关疾病 临床实践表明，乳房按摩不仅具有良好的保健功能，而且对一些乳房疾病同样具有良好的效果。乳房保健按摩一般可自我进行，而对于疾病按摩，应在大夫的指导下进行。对催乳、通乳和防治乳腺炎、乳腺小叶增生等疾病，可先在大夫的指导下开始，熟悉按摩方法之后，再自行按摩。

缺乳时的乳房按摩。按摩乳房，具有促进泌乳的作用。有些产妇，产后乳汁分泌不畅，或者乳汁分泌迟缓，可以通过按摩乳房的方法，促进乳汁分泌。只要方法得当，乳房按摩促进泌乳有一定效果，也不会对乳房以及乳汁产生任何副作用。

早期乳腺炎乳房按摩法。在乳腺炎早期，方法得当的按摩对乳腺炎具有比较好的效果。按摩方法，最好在大夫的指导下进行。据有关资料报道，患者一般取坐位姿势，分别采用以下三种方法：

乳房顺抹法。一手托起乳房，另一只手以4指掌面先后从腋下、锁骨下、胸骨旁和肋缘上紧按乳房皮肤顺抹到乳晕部。顺抹法先轻后稍重，每一方向重复5~6次。顺抹时可见乳汁流溢。

乳房推拿法。一手托乳房，另一手以五指螺纹面松松地抓住乳晕部，反复推进、提拿8~10次，逐渐推深、拉长，此时随乳汁可排出凝结的小米粒样的堵塞物，继而乳汁就会喷射而出。

乳房弹筋法。弹两侧胸大肌腱和患侧乳房3~5次，每日1次。施术前患部及施术的双手要清洗消毒，手法宜轻快柔和，防止损伤皮肤。不宜在乳房硬结部位揉捏搓挤，以防止炎症扩散。乳房胀痛严重时，可先在肿块部外缘向离乳头的方向按摩数次,之后再顺抹,以利乳汁排出。炎症严重时,需配合使用清热解毒的药物。

孕期乳房按摩的防病作用。从妊娠第 5 个月起,乳腺组织迅速增生,按摩乳房可以松解胸大肌筋膜和乳房基底膜的黏着状态。使乳房内部组织疏松,促进局部血液循环,有利乳腺小叶和乳腺管的生长发育,增强产后的泌乳功能,有效地防止产后乳汁排出不畅、郁积及"奶疖"的发生。

产后乳房按摩的防病作用。产后 2~3 天内积极进行乳房按摩可使乳房、乳头内部组织疏松,使乳汁能顺利通过乳腺管汇集于乳窦处,便于婴儿吸吮,防止因乳腺管不通畅而引起的乳汁瘀滞、乳房胀痛。此时的乳房按摩具有很重要的防病效果,值得临床推广。

(五) 乳房健美沐浴疗法

人们常说,女人是水做的,离开水,女性会失去应有的水灵与光彩。在乳房呵护中,同样离不开水,通过水对乳房的呵护,可以达到乳房健美的目的。

1. 游泳对乳房健美的作用 运动能促进乳房发育是公认的,而游泳又是非常有效刺激乳房发育的方法之一。游泳不仅使胸部的肌肉得到广泛的锻炼,而且还会使乳房本身得到水的有效"按摩",促进乳房健美。

在游泳锻炼的方式中,自由泳、蝶泳和仰泳等锻炼最有效。这些游泳姿势,对胸部运动非常有利,使胸部肌肉得到锻炼,增强乳房下面的胸肌,可使乳房更加突出,看起来乳房就会更加丰满一些。游泳对年轻女性的确是健身丰乳的活动,在运动过程中,水对乳房具有很好的"按摩"作用,而且游泳有利于腹、腰肌锻炼,因此,自由泳和仰泳均可锻炼此处肌肉。

游泳是大多数女性喜欢的减肥运动,也是乳房健美的运动。由于水对胸廓的压力不仅能使呼吸得到有效锻炼,还会使全身的血液循环、肌肉等得到活动。如果身体许可,还可以利用冬泳的机会使乳房得到充分锻炼,但这种锻炼要量力而行。

游泳锻炼,需要长期坚持。仅仅靠几次的游泳而使乳房丰满起来是不可能的。应该在游泳的同时,配合一些扩胸的体育锻炼,并长期坚持,这样才会有效果。

2. 乳房沐浴健美的具体方法　运用沐浴的方法实现乳房健美,是一种行之有效的方法。该方法简便易行,不需要药物,不需要花费金钱,很适合爱美的女性。有学者认为,利用沐浴乳房健美法,不仅可以摆脱衣服束缚,还可以对全身肌肤做一次清洁、保养,对乳房健美具有明显的作用。

我们知道,沐浴乳房健美的过程,是利用水、手和工具对乳房进行一次有效的冲击和按摩,促进乳房组织的新陈代谢和血液循环,增加乳房本身的抗病能力,提高乳房组织的弹性,促进乳房的健美。

沐浴一般是在浴缸内进行。洗浴时可用棉纱手套擦洗全身,并对乳房进行按摩,使全身发热以促进全身的血液循环。浴水的温度,一般可在40℃左右,略高于人体温度为宜。入浴之前和沐浴之后,为防止体内水分减少,应该注意事先补充水分,喝杯水之后再开始洗浴。通过饮水,可促使洗澡时发汗,有利于体内的新陈代谢;洗浴结束之后,再次补水,以确保体内水分需要。

洗浴时,先将水温调整好,然后进行洗浴。浴室的水最好有冷、暖水管喷头。洗浴时先冲洗全身。待身体不感觉冷时,再用棉纱手套擦洗全身,使表面的血管扩张,全身发热,之后进入浴缸,用手对乳房进行按摩。

可以用水直接冲洗乳房,沿着乳房下方的线条,以画弧形方法往外侧冲洗乳房,感觉舒适为度。冲洗应该根据乳房的形态进行调整,如果乳房过小,冷敷和热敷交替10分钟交换1次;假设乳房过大,则用冷水冲浴;倘若乳房下垂,则用淋浴头从乳房下部往上冲,并环形地摩擦乳头周围,借以增强组织张力,促使乳房坚挺。

有报道介绍,用海藻浸泡在水中进行洗浴可有效呵护乳房。方法是将海藻切碎,放入纱布袋中,用来揩擦乳房。出浴后抹上滋养霜,轻轻按摩10分钟,可以促进局部血液循环,使皮肤光滑润泽并有弹性,防止胸部皮肤的衰老、松弛。

3. 乳房洗浴中的注意事项　在现实生活中,一些女性特别讲究卫生。在身体的每个部位,都会非常刻意清洗。在洗澡时,对乳房也是同样认真,常常使用一些洗浴用品进行彻底的、长时间的清洗。其实,这种方法是不可取的。现代医学认为,乳房上有皮脂腺及大汗腺,乳房皮肤表面的油脂就是乳晕下的皮脂腺分泌的。特别是在怀孕期间,乳房的皮脂腺的分泌增加,乳晕上的汗腺也随之肥大,乳头变得非常柔软,而汗腺与皮脂腺分泌的增加也使皮肤表面酸化,起到软化角质层的作用。孕妇在生产 1~2 天有乳汁分泌——初乳,初乳在一定程度上起润滑作用,如果总是从乳头上及乳晕上揩去这些物质,对哺乳期妇女的乳房保健不利。

临床观察证实,经常使用香皂类的清洁物质,会通过机械与化学作用洗去皮肤表面的角化层细胞,促使细胞分裂增生。如果经常不断去除这些角化层细胞,就会损坏皮肤表面的保护层,使表皮层肿胀,因此,在洗澡时,不宜过量使用对乳房具有破坏作用的用品。

乳房周围微血管密布,受过热或过冷的浴水刺激都是对乳房健康极为不利的,应特别注意调节好水温。倘若选择坐浴或者盆浴,更不宜在过热或过冷的浴水中长期浸泡。长期受到温度不适的浴水刺激,往往会导致乳房软组织松弛,影响乳房健美。

（六）乳房的特殊保护

在日常生活中,乳房需要特别的保护,这对于预防乳腺疾病、防止乳房伤害、避免乳房异常,是非常重要的。

乳房是一个多事的器官,而且非常脆弱,受到撞击容易产生伤害。如何避免乳房伤害与受伤,是日常生活中需要特别重要的一环。

乳房需要美丽的外形,而乳房松垂是乳房美的一个大忌,防止乳房出现这方面的异常,是每位中年女性特别是产后女性所十分关心的问题。这个时段,是维持乳房健美的关键时期。

到了更年期,由于内分泌的变化,乳房发生一系列的变化。在这个时段,女性有两个问题需要特别注意,一是乳房如何继续展示美丽的风采,一是如何防止乳房发生重大疾病,这些问题,既涉及女性曲线健美、又涉及女性生命质量。

需要特别重视的老话题,是内衣的问题。内衣常常伴随女性一生,常常发挥保护乳房、装饰乳房、健美乳房的作用,但如何发挥这些应该发挥的作用,如何利用现代的科学知识使自己的乳房通过内衣而更加具有魅力,是女性非常关心的话题。

1. 防止乳房受伤 女性乳房的皮下脂肪和小血管比较丰富,痛觉非常敏感,外伤后症状重,而且很容易发生局部血肿、破损,甚至可发生感染等严重后果。乳房受到伤害之后，应引起高度重视，并针对损伤的具体情况，采取相应的措施。

乳房受伤很容易发生，特别是乳房相对丰满者，在排队、挤公交、抱孩子等情况下，也容易发生乳房受到伤害的意外，在这种情况下更应引起女同胞的高度注意。

当乳房受到轻度撞击等轻微伤害后，倘若没有发生表皮破损或皮下出血现象，通常不需特别处理，只需进行观察。疼痛明显者可服用止痛药止痛。

如果受伤后的乳房出现了皮下瘀血或血肿，只要血肿的体积不大，可采用冷敷的办法，促使局部血管遇冷后发生收缩，达到制止出血的目的。在 72 小时之后，可以再采取热敷、按摩、理疗等办法，促使瘀血或血肿逐步吸收。假如乳房血肿体积较大，或冷敷后血肿仍在增大，必须及时到医院诊治，不宜自行处理。

经检查证实乳房内瘀血过多时，可在门诊手术室将乳房血肿内瘀血抽除，然后适当加压包扎，防止继续出血，同时应服用抗生素防止继发感染，也可以予以具有祛瘀生新、止痛止血作用的中药，如三七片之类，防止继续出血。

如果乳房皮肤有破损者，应立即进行清创、消毒。一旦出现乳房受伤部位发生红肿、发热及疼痛，说明已经发生感染。在发生炎症早期，给予大量抗生素治疗的同时，还可采取局部热敷、按摩、理疗等方法，以促进局部炎症消退与吸收。检查感染部位出现跳痛，或用手触摸时局部有波动的感觉，说明乳房感染已经到了脓肿期，说明感染的局部脂肪等组织已发生坏死。此时，一般的保守治疗已经无法控制病情，应及时进行乳房脓肿切开引流术。根据具体病情，还要同时运用药物治疗，包括局部用药，防止再度感染。

乳房发生感染后，尤其是乳房脓肿，有可能会影响日后的泌乳功能。感染严重者还可能因局部组织的疤痕粘连、挛缩，造成局部皮肤凹陷、变形，导致身心健康的损害。因此，女性应尽量保持乳房免受外力的挤压或撞击伤害，若乳房一旦受到损伤，应尽早就医及时治疗，以防发生后遗症。

女性乳房受伤后，不论轻重，均需佩戴大小合适、质地柔软的内衣，将乳房托起，确保乳房自身循环不受影响，以便乳房有一个康复环境，有利于创伤早日康复。对于严重受伤者,应注意安排休息。

经期保护不仅仅是对生殖系统的保护,也是对乳房的保护。月经受性激素的影响,乳房也受性激素的影响,而且这种影响还相当敏感。在月经期,受激素的影响乳房常常肿大,甚至疼痛、出现包块,这时更应该精心呵护乳房。乳房症状明显随月经出现的,可以根据月经的具体情况进行调整。如果月经颜色紫暗、有块、痛经,可以通过活血化瘀的办法进行治疗;如果月经期精神抑郁、胸闷烦躁、频频叹气,可以通过疏肝解郁的办法消除。

乳房是很"娇气"的,特别是在哺乳、经期、孕期等特殊时期,乳房特别惧怕挤压。这时应该精心保护,因为挤压往往造成严重后果。哺乳期在格外注意卫生的同时,还要注意科学哺乳,不让乳房受到来自婴儿的人为"破坏",同时还要防止感染。当乳房有肿胀感觉的时候,往往是乳房充血、水肿的时候,这时耐挤压的承受能力最差,一定要格外小心。

乳房与情绪有着密切的关系。祖国医学认为,情绪与乳房疾病有一定的关系,当情绪抑郁的时候,往往影响气血的流通。心情舒畅是防治一般疾病发生的途径,也是防治乳房疾病的途径。临床观察证实,心情舒畅者,罹患乳房疾病的比平素精神抑郁者要低得多。保持乳房不遭受疾病的困扰,对乳房保健尤其重要。

保持良好的坐立姿势。在伏案工作或学习时,女性应该注重乳房呵护与保健。在伏案的过程中,长期不注意保持良好的坐姿,很有可能导致乳房闷胀刺痛、胸背组织酸涩等症状。这些病症日趋增多,对乳房保健是十分不利的。特别是对处于生长发育的女性,更容易造成乳房等方面的伤害。

坐立时,女性务必要有一个良好的姿势。上身基本挺直,胸部离开书桌 10cm 左右,保持胸背肌张力均衡,这样能够刺激大脑轻微而规则地兴奋,对解除胸部疲劳感,提高伏案者的工作效率,保护乳房的生理活性颇有益处。而应该禁止的姿势是,不要斜靠或趴在桌上,更不宜使双乳处在挤压的支点上。长时间挤压乳房,可干扰乳腺内部的正常代谢,对乳房足以造成伤害。

适当进行体育活动。适当活动,对于乳房保健,增强乳房的抗病能力是非常重要的。上肢适当做一些诸如扩胸、深呼吸和甩手、转腕等运动,可舒筋活血,疏通经络,气血流畅,有效地牵拉乳房及周围肌肤参与运动,并可有效防止胸部组织尤其是乳房萎缩,对乳房保健具有很重要的意义。在加强体育锻炼的同时,注意适当按摩乳房,也可有效增进胸部肌肉的协调活动,使血管扩张,减少血流的瘀滞,加快静脉血液的回流,对乳房保健、增强乳房抗病能力也是非常有利的。

2. 防止乳房松垂 乳房萎缩下垂最常见于多次哺乳后的女性,少数亦可见于长期慢性疾病而身体明显衰弱者。女性多次哺乳、哺乳时间过长、哺乳方法不当,特别是不规则持续性哺乳,很容易出现乳房下垂而失去往日的风采。

(1)乳房下垂原因与预防:一些青春期的女性,乳房不仅"平平淡淡",而且还有下垂态势。缺乏耸立的曲线、挺拔的美感,使爱美的女性胸前的靓点荡然无存。

在整个女性世界里,乳房下垂的比例是不可低估的。人们追求美,女性追求美,少女更追求美。少女向往曲线美,而形成曲线的基本要素之一就是乳房,不难想象,乳房失去应有的作用,女性心理会有多大的伤害。

的确,丰满而对称、均匀,柔韧而有弹性,呈半球形而挺拔的乳房,是女性所追求的健美目标。但达到这一目标并非心想事成的事,需要科学的保健方法,需要在行动上付诸实施。当然,乳房的形态与先天因素有极大的关系,受着遗传因素的影响。但这不是说乳房是不可"改造"的,乳房下垂也是如此,只要善待乳房、呵护乳房,乳房就会向着理想的一面发展,减少或避免遗憾的发生。这在实际生活中已经得到证实。

避免乳房下垂的关键在于预防。乳房健美要从少女时期抓起,特别是母亲属于乳房下垂者,更应引起足够重视。当乳房发育的时候,应特别注意乳房卫生保健,防止乳房被撞击、挤压;注意睡眠姿势,不宜俯卧,提倡仰卧;经常性地进行符合健康要求的乳房推托按摩,每天取仰卧位用左手掌托住左侧乳房底部,同时用右手掌与左手相对用力,向乳头方向合力推托 20~30 次,运用相同的方法推托右侧乳房,可防止乳房过度下垂;适当做一些倒立体位,或经常做一些头低位的锻炼动作,以增强乳房的弹性和稳定性;对于目前乳房过大的少女,还应注重科学饮食,适当限制动物脂肪过多的摄入,防止发生肥胖;及时使用内衣是非常重要的,乳房下垂之前就认真采取托护措施,不要拘泥到多大年龄才使用内衣,只要乳房发育至乳头到胸壁皮肤反折处的下缘超过 10cm,就应随时佩戴,以防重量大的乳房进一步下垂,对于从事特殊工作如运动员、舞蹈演员或重体力劳动等职业更应该如此。

(2) **内衣呵护乳房造型**:选择合适的内衣并注意佩戴方法,可以有效呵护乳房健美,防止乳房下垂加重。科学佩戴内衣,对乳房较大或轻度下垂的妇女来说尤为重要。内衣选戴不当也会妨碍乳房部位的血液循环。

乳房具有一定的可塑性,合理佩戴内衣是十分有益的。内衣可使乳房得到支持和衬托,使乳房不至于严重下垂,确保血液循环通畅,有助于乳房正常发育。由于相对固定,还可减少跑动时乳房过度摆动和不适感。佩戴内衣的时间,应根据乳房发育的速度和大小而定。在青春发育期,应注意内衣、内衣适当宽松,不宜穿紧身内衣,更不要束胸,以免影响乳房充分发育。到了 16~18 岁,女孩的胸廓和乳房的发育已接近成熟阶段,应开始佩戴内衣,特别是可能发生乳房松软下垂者。过早佩戴内衣不利于乳房的发育,甚至影响以后乳汁的分泌;过晚则容易发生乳房下垂,影响乳房发育的形态。

佩戴内衣要讲究科学,一般应选用柔软、透气、吸湿性强的棉制品内衣为好,应尽力避免使用尼龙、化纤制品制成的内衣;佩戴内衣要选择合适的型号,内衣过大不能很好支托乳房,太小则妨碍乳房的发育。是否合适,应该测量自己的下胸围,可用软皮尺沿两侧乳房下缘一周进行测量,以确定合适的尺寸。内衣最好配有一段富有弹性的松紧带,以适应呼吸和运动。夏天佩戴内衣应每天换洗,冬天每周至少换二次,以确保乳房卫生。

青春期更是乳房健美的关键时期,更应该注意少女的乳房发育。如果乳房发育过快,对乳房的保健不利,这是因为短时期内脂肪组织的过度增长将会导致乳房过早下垂,发生乳房早衰。这时,如果身体肥胖,就应该适当控制饮食,做专门的乳房保健操,细心护理,选戴有宽大背带的内衣。

(3) **防止乳房下垂的对策**:如果乳房发育欠佳,特别是由于营养缺乏引起的乳房发育不良,就必须注意加强营养。营养的补充,不仅可以增大乳房,同时也可以使乳房的支撑能力增强,对防止乳房下垂具有很好的效果。

有些女性,由于胸部肌力衰弱而导致乳房松弛、发育不良或下垂。针对这一情况,经常性地做一些旨在加强胸廓、背部和全身负荷的体育锻炼,如游泳(特别是蛙泳)、划船,对健美乳房具有一定的积极作用。

怀孕和哺乳时期,乳房因重量急剧增大应该引起特别的注意。此时由于其部位皮肤难以承受分泌乳汁腺体组织的急剧增长,在腺体组织团块过大的部位皮肤结缔组织常常发生断裂,继而形成疤痕,留下一道以乳头为中心向四周散射的白色痕迹,严重地影响了乳房的美观。

不仅如此,当哺乳停止之后,乳房的腺体组织收缩速度比乳房皮肤要快得多,结果导致乳房塌陷。也有些乳母,由于皮肤结构特殊、皮下脂肪疏松、胸部肌肉发育不良,在少女时乳房已经发生松垂。也有的一些女性,尽管没有生过孩子,假如不注意维持自己体重的稳定,不注意保护自己的乳房,也同样会发生上述变化。

哺乳期乳房呵护对防止乳房下垂特别重要。由于女性在哺乳期乳腺内充满乳汁,重量明显增大,更容易加重下垂。在这一关键时期,一定要讲究佩戴内衣,不要怕麻烦放松乳房保健,也不要营养过剩,乳汁过多剩余,以免加重已经不堪重负的乳房负担。同时注意乳房卫生,防止发生感染、挤压。哺乳时间不宜过长,一般10~12个月,停止哺乳后更要注意乳房呵护,以防因乳房突然变小下垂加重。

乳房下垂严重者,可考虑手术矫正。目前许多医院开展了美容专科,可到医院进行治疗,术前不可服用阿司匹林、避孕药、雌激素类药物。手术前应了解矫正后的形态、大小、乳头位置等,以达到乳房美观与自我心理上的满足,避免留下终生遗憾。但应说明的是,少女时期是乳房发育的关键时期,这一时期是不宜手术矫正的,重点应放在科学保健、真心呵护上。至于生育后的女性,不再考虑哺乳问题,则可以考虑手术矫正,也可到整容医院接受美容机械疗法或做专门的体操。

各种强身健体的措施,对乳房保健均有一定益处。在体育锻炼的方式中,有很多有效的方法。值得推荐的是,适当进行冷水浴对防止乳房下垂具有一定的作用,都会对乳房产生有利的影响,短时间的低温刺激,对改善乳腺组织营养,提高张力,促进其正常生长是十分有益的。之外,在进行淋浴或其他形式沐浴之前,要在乳房上敷一层起软化作用、含维生素的滋补性化妆油膏和润肤乳液,同时轻柔地做滑动性按摩,也有一定的乳房保健效果。

需要说明的是，在体育锻炼、劳作等过程中，一定要注意采取乳房的"固定"措施。在剧烈活动中，乳房常常随身体的上下运动而摆动，如果不佩戴合适的内衣，常常会伤害乳房。因此，在剧烈的运动中，应该注意防范。

3. 更年期的乳房呵护　在乳房发育成熟之后，如果身体没有意外，比如没有内分泌方面的疾病、营养方面的问题以及慢性消耗性疾病，挺拔而丰满的乳房会保持相当长的一段时间。这个时间段，一般维持到更年期的到来。

（1）**绝经期的乳房生理改变**：女性到了绝经期乳房开始发生显著的生理变化。事实上，在绝经前乳腺就开始全面萎缩。这时，乳房脂肪沉积外观依然肥大，但其腺体普遍萎缩。在 35~40 岁时，主要为小叶的异常，40~50 岁则为上皮细胞的萎缩并呈囊性扩张，50 岁以后为小乳管和血管闭塞。

女性进入绝经期之后，乳房缺乏雌性激素的刺激而逐渐萎缩，腺体逐渐退化。缺乏雌激素支持的乳房，体积变小、松弛下垂、皮肤皱褶增加，乳房失去以往的坚挺。也许有的人会认为，失去雌激素支持的乳房会跟雌激素同步下降，但事实上并非那么简单。到了绝经期，尽管卵巢失去分泌雌激素的能力，但仍具有一个非常重要的代偿能力，其他的器官如子宫、脂肪组织等，还会补充雌激素，当然，这种补充并不能满足肌体的需要，但却具有很大的缓冲作用。

正是这种非常重要的缓冲作用，使一些女性尽管到了绝经期，乳房并非突然松软下垂，这时如果精心呵护，采取综合措施，使卵巢功能缓慢衰退或者延长衰退的时间，即使到了 50 岁左右，女性的乳房还可以继续丰满多年。从这个意义上来说，不要以为到了更年期就会失去一切，继续呵护乳房，依然会有好的回报。

需要强调的是，一般到了绝经期的女性乳房体积会缩小，但也有些肥胖的女性乳房体积反而增大。形成这种现象的原因是由于腺体被过多的脂肪组织所代替，而不是乳腺仍在发育。也有些女性，由于导管扩大形成囊肿，与残留的乳腺以及增生的纤维组织夹杂在一起，使乳房出现不规则的结节。

由于乳腺癌发病率在绝经期过后有上升的趋势，当乳房有细微变化异常表现时,均应引起足够的重视,尽早发现乳腺癌,早期治疗对预后具有极其重要的临床意义。乳房突然出现体积、形态、皮肤变化和乳头溢液等异常情况,均应立即就医,防止发生意外,给自己带来终生遗憾。

(2) 乳房丰满度下降的过程:乳房松软的过程是渐进的。尽管女性的乳房在青春期之后一直是挺拔而丰满的,直到更年期的到来才开始松软,但这个过程是循序渐进的。女性在哺乳期完成了第二次发育之后,如果呵护得当,丰满的乳房往往维持到更年期的来临,期间没有明显的变化,是乳房风光的漫长时期。

在哺乳期之后没有注意乳房呵护,或者疾病、减肥、不良生活习惯、不良饮食等原因,均可导致乳房伤害。在乳房松软的过程中,乳房往往是从弹性良好到弹性一般,以至逐步失去弹性,乳房中的脂肪减少,变得松软、下垂。

为了保持这个漫长时期的乳房丰满,应该注意增强体质,防止疾病的发生,特别要防止内分泌疾病的发生。一些消耗性疾病对乳房影响很大,比如肝病、结核病、严重营养不良等,都会使乳房的丰满程度大打折扣。有些女性为了保持体型,特别刻意节食,结果发生营养缺乏,体重减了下来,但乳房也垂了下来。

一些女性,由于工作压力过大,精神处于紧张状态,加上一些不良习惯,如喝酒、吸烟、熬夜、偏食等,对乳房的保健都是非常不利的。我们可以看到,凡是有上述不良习惯者,乳房丰满的比较少见。倘若长期如此,乳房发生松软的程度也会大大增加,也往往会过早出现乳房下垂。

还有一个不可忽视的因素是,女性在 35 岁之后,常常因多种因素的影响,卵巢功能容易发生早衰,目前发病率已经有增高的趋势。乳房与卵巢功能特别密切,一旦卵巢发生功能障碍,乳房立即会出现松软、萎缩、干瘪的现象。一旦发生,应该积极查找病因,采取有效治疗措施。

(3) 更年期的到来乳房发生变化:在更年期,卵巢功能急剧下降,卵巢分泌的雌激素与孕激素同时大幅度减少,乳房失去激素的支持,乳房会受到明显影响。不过,更年期乳房的萎缩变化,存在比较大的个体差异。有的女性,特别注意呵护自己的身体,呵护自己的卵巢,使雌激素减低有一个圆满的缓冲阶段。乳房并没有发生特别明显的萎缩变化,萎缩变化的过程延长,甚至延续多年都没有显著的变化。这种现象,正是呵护卵巢维持雌激素缓慢下降的结果。

大量的临床实践证明,延缓乳房萎缩的速度,将更年期对女性的伤害降低到最低限度,通过卵巢呵护是可以实现的,而且在现实生活中得到了验证。在过去,说起呵护卵巢好像就是单纯补充雌激素,实际上这种说法是片面的。为了减少雌激素的副作用,人们已经研究了一整套的治疗方法,使补充雌激素的副作用大大降低。如果不愿意服用雌激素,运用其他的方法也是可取的。

在更年期到来的时候,指望乳房再度发育已经成为不可能的事情,但延缓乳房的萎缩是可以办到的。保持乳房的健美形态,留住丰满,这个时期的治疗、保健、科学饮食等,都是非常重要的。

在更年期综合征的治疗中,临床观察发现,服用雌激素替代治疗或者使用女性宝胶囊之类的中药,不仅改善了更年期综合征诸如烦躁、失眠、心慌、健忘、胸闷、出汗、抑郁等症状,而且使乳房继续保持丰满与高耸。在使用替代治疗或者相关中药过程中,结合饮食疗法,临床效果比较可靠。根据更年期综合征的症状,选择没有毒副作用、而具有治疗作用的药物,延缓乳房快速萎缩是可行的。在更年期,人们常常说是延缓衰老的关键时期,当然也是留住乳房健美的时期。

(4)更年期如何进行乳房呵护:如何继续保持乳房的健美,是进入更年期爱美女性的心愿。由于乳房健美常常是身体健美的综合体现,是延缓衰老的见证,许多女性非常重视这时的乳房健美,甚至乳房丰满是该时段女性的一种心理满足与骄傲资本。

其实,在更年期即将来临的时候,延缓乳房萎缩是完全可以做到的。在一般情况下,应该注意身体健康,注重卵巢呵护,注重乳房的变化。发生健康方面的问题,就应该及时进行治疗。到了更年期,呵护卵巢是呵护乳房的关键,卵巢健康与否,直接影响乳房是不是可以延续丰满。

在平时,要注意维持雌激素的水平,但这种维持,并非服用药物,而是注意饮食方面的调节。在饮食上,要注意植物性雌激素的补充,比如适当多吃一些豆制品、牛奶等,维持体内的雌激素水平,使更年期能够平静地度过。当然,如果有卵巢方面的疾病,特别是卵巢早衰,更应该及时采取有效措施。

在更年期,常常面临肥胖的侵扰,这个时候如果需要减肥,应该先咨询医生,防止因减肥发生意外。这个时候的减肥,应该注意以科学饮食和适当运动为主,而非药物,使用药物要特别谨慎。

当卵巢功能下降迅速,引发明显的更年期症状的时候,应该进行相关治疗,防止给身心健康造成严重影响。在以往,一说到补充雌激素好像就一定会发生副作用,甚至就会有致癌的危险。其实不然,科学补充雌激素是不会发生意外的,相反,对身心健康将会产生积极影响。

补充雌激素的原则应该是:

第一,先用食物补充雌激素为主,当补充植物性雌激素不能达到治疗目的的时候,才考虑药物。

第二,在使用雌激素药物的时候,应该以副作用小的药物为主。比如中药,诸如一些补肾、益气、养血的中药,效果往往比较理想,我们经常使用的中成药女性宝胶囊治疗雌激素水平低下,就有良好的效果。

第三,使用具有一定副作用的药物,要在大夫的指导下进行,不可自行其是,防止引发不良后果。

(5)更年期防止乳房衰老:在现实生活中我们可以发现,一些女性到了更年期,乳房并没有明显的萎缩,相反,有许多的更年期女性乳房反而因脂肪的存储而更加丰满,许多人暗自洋洋得意;再说,有些到了这个年龄段的女人,也不像年轻时那样呵护乳房,因此,这个时段的女性常常"疏远"了乳房,其实,这的确是不应该的。

更年期,其实是延缓乳房"衰老"、保持乳房"青春"的重要时期。

我们知道,在更年期最大的一个生理特点是体内的雌激素逐步减少,这一结局是自然规律,当然也是不可避免的,但是,如果科学把握乳房保健,乳房"衰老"的时间是可以延缓的。毋庸置疑,雌激素缺乏将给乳房带来"灭顶之灾",但人们可以通过科学保健,使健美的乳房依然"夕阳红"。

在更年期,有些女性具有明显的更年期症候群,出现胸闷、烦躁、出汗、失眠、心慌、抑郁、乏力……在这些症状出现的时候,也是机体给您发出了保健指令。这些症状的出现,实际上就是雌激素下降引发的。有的症状明显,有的却不明显,存在较大的个体差异。这种差异的形成,可能跟雌激素水平下降的速度有关。我们在坐车的时候有一种感受,如果刹车缓慢,常常感觉不到身体前倾,而刹车过快时,人体前倾的就尤其显著,雌激素给人们带来的感受也有这样的规律。

做好更年期的乳房保健,首先要提高乳房保健意识。正确认识更年期的生理特点,正确掌握更年期乳房保健的要点,做到科学饮食,适当锻炼,并结合整体情况加以调整。在治疗更年期综合征的时候别忘记乳房,在补充植物性雌激素的时候,也要多多关照乳房。乳房保健与更年期保健,本来就是一个"系统工程",两者并不矛盾。

更年期的乳房最容易下垂的年龄段。这个年龄段,是女人一生乳房最容易发生下垂的时段,其原因是可想而知的,由于年龄加大,胸肌的支撑能力下降,难以继续维持乳房坚挺;更年期如果肥胖,乳房的重力有增加的可能,这样乳房就更容易下垂;乳房失去雌激素的大力支持,乳房组织自然失去往日的弹性,同样容易导致下垂。因此,这个年龄段也是乳房更需要呵护的时候。

在更年期,除了乳房保健的常规做法需要坚持外,还要特别注重身体保健。在这个多事之秋,保持健康强壮的身体,保持良好的精神状态,是非常重要的。有些女性,进入更年期后由于全身备受更年期症状的骚扰,常常放弃或者减少体育锻炼,这是非常不应该的。其实,这个时段更应该科学锻炼,以使烦恼远离自身。

在更年期,更应该注意科学饮食,应注意多吃一些含有植物性雌激素的食品,诸如豆制品、蔬菜、水果,也可以根据自身情况适当补充含有植物性雌激素的中药,以保持体内雌激素平稳下降,防止出现雌激素急速降低。

对于乳房按摩、外用药物、中药调理等方法,请参照本书有关章节。

4. **内衣的选择与使用技巧**　内衣不仅是乳房的装饰,而且在乳房保健中具有非常重要的作用。选择质地好、色彩美、形态漂亮的内衣,是成熟女性重要的生活内容,因此,好多的女性对内衣选择非常重视,这是有一定科学道理的。从医学的角度来讲,选择内衣的基本原则应该注意如下几个方面:

选用内衣,首先要考虑是不是需要;如果需要,什么样的产品最适合自己;而选择内衣,也要讲究科学。

正确地选用内衣,不仅是为了点缀女性特有的曲线美,更重要的是通过穿戴内衣以衬托、固定乳房,避免乳房的过分摇动而引起松弛、下垂,甚至发生病变。

选用合适的内衣,要具备如下原则:

（1）**大小合适的原则**：内衣大小适中的原则是非常重要的。选择内衣，比选择衣服还重要，一定要根据自己的身体和体型，根据乳房的大小与形态，选用松紧度和大小适中的、穿起来既不会太紧又不会太松的内衣。内衣太大往往达不到维系乳房的效果，不利乳房的固定与保护乳房形态；而太小的内衣往往使乳房处于挤压状态，不利乳房的发育与健美。

有些少女，担心别人说自己的乳房太小而缺乏女人的魅力，常常盲目戴上大号的内衣用以代替乳房，以达到遮盖乳房小的目的。但这样做的结果，实质上达不到保护乳房的目的，因为乳房非常松弛地藏于内衣内，同样是没有起到依托固定的作用。

因此，太松太大的内衣是不能对女性乳房起到生理保健作用的。我们知道，如果内衣太小、太紧，会使乳房受到压迫，势必影响乳房的局部血液循环，使乳房及其周围组织器官的生长发育发生障碍，出现扁平胸，甚至导致乳头凹陷，造成污垢积聚，引起非哺乳期乳腺炎。因此，要善于选用外形与自己乳房形状相似的内衣。

目前，市场上主要流行外凸型和锥状型两种内衣，这两种型的内衣多与乳房形态相似。平坦型的内衣戴于身上后，向后直接压迫乳晕，容易引起乳头凹陷，而且失去了女性特有的曲线美，最好不要选用。

穿戴内衣的方法比较简单，只要稍加注意即可。一般情况下，手臂穿过肩带挂在双肩上，向前倾斜45°，再扣后背钩；佩戴时，要注意挺胸，将乳房自然、圆满地纳入杯中，并托高胸部；之后，调节好肩带，将乳房稍微上提，乳房舒适地集中在杯中；内衣边带的位置一般正好在肩胛骨的下方，如果内衣边带有皱纹，就要将这些皱皮往后拉；活动上身，双手高举放下数次，在原位稳定一变，便可确认合身。

（2）**感觉舒适的原则**：选择内衣，应首先注意选用质地软、吸汗性能好、不易引起皮肤过敏，而又易于清洗、易干的内衣。

选购内衣首先要选择优质的面料。由于乳房非常柔软，皮肤娇嫩，很容易对一些化纤衣物产生过敏反应，使乳房产生伤害，或者使乳房感觉不适。特别是一些做工粗糙的内衣，一定不要使用。在选择内衣的面料时，要挑选全棉或真丝面料的，这些天然纺织品穿戴起来感觉舒适，一般不会产生过敏反应，而且冬季温暖，夏季吸汗，不易发生刺激现象。

对于妊娠、哺乳期的妇女，更应该注意选择天然纺织品的内衣。我们知道,化纤的纤维如果进入乳腺导管后,可能会阻塞乳腺导管,影响乳汁的分泌与排泄,造成乳汁淤积,增加感染机会,因此化纤织品内衣应该绝对禁止。

之外,患有各种乳房疾病者,特别是乳房皮肤病者,应选择天然织品的面料,因为此时乳房部的皮肤处于高敏状态,较易受到刺激而发生过敏反应,故不宜使用化纤纺织品布料的内衣。

需要特别说明的是,内衣不能随便买来就用。一些对内衣不了解的女性,常常不在专业的商店购买,很难达到乳房舒适、乳房保健的要求。不适合自身的内衣,往往影响乳房局部的血液循环,会使乳房及其周围组织器官的发育发生障碍,甚至发生乳房纤维瘤、导致乳房变形、使乳头发育扁平与粗糙内陷等。对于哺乳期的女性,新的内衣佩戴之前要进行清洗,不要买来直接使用。这样不仅不会使乳房舒适,还容易导致乳房发生感染等意外。

对于实在不了解乳房尺寸又要购买内衣者,可以使用试用的方法解决。事实证明,符合自己乳房形态的内衣是最舒适、最完美的。因此,不确切了解乳房大小的时候,应该在购买之前试戴一下,确定是否舒适、美观。

为了乳房舒适,晚上回家后特别是睡觉时应将内衣取下来,以保证睡眠时呼吸顺畅,血液正常流通,使乳房有一个"休息"的过程。

为了保持舒适,在运动过程中,可以使用背心围,因其增加了一个突起的围,形成可伸展的弧度空间,很适合青春期乳房发育的需要。女孩子则可以选择少女型文胸,既舒适,又可以有效保护乳房。

有些女孩发育比较成熟后乳房体积仍较小,常常感觉使用很松的文胸甚至不戴内衣舒适,其实,这样就会使乳房失去依托,易引起乳房下垂甚至变形。因此,乳房舒适还要在乳房健康的前提下实现。

(3) 整体协调的原则:内衣的选择有一定的学问,选择合适的内衣,不仅可以使乳房实现健美与保健的愿望,而且对整体的协调大有好处。

不合适的内衣,不仅不会起到应有的作用,反而会出现不良作用。内衣选择不协调,往往会出现肩背痛,乳房痛等不良反应。在选择尺寸大小合适的基础上,要注意选择合适的内衣底线。我们知道,底线的作用是产生一种使内衣对乳房向上托的效果,使乳房避免发生松弛或下垂。

内衣罩杯型号的选择也是很重要,罩杯的大小应与乳房的大小完全符合,要根据自身乳房的形态进行挑选,避免过大、过小,避免过尖、过平。

要想选到合适的内衣,首先要了解自己胸部的两个尺寸,一个是下胸围的尺寸,另一个则是胸围尺寸,测量时要站立端正,呼吸自然,以免影响测量结果。在购买内衣之前,特别是第一次购买内衣,一定要先用软尺贴于乳房下限所量出的尺寸确定下胸围,再通过乳头平面所得到的尺寸确定胸围。将量出的胸围尺寸减去胸下围所得的差数,可得到内衣罩杯的尺寸。

根据乳房大小选择内衣的协调原则。乳房较小者,可选择里面衬有海绵垫的内衣,借助其海绵垫可使乳房显得丰满而有形;乳房较大者,则应选择无海绵衬垫但面料稍厚的内衣,以托起乳房而不致使其下垂,看上去也不至于很夸张。

特殊情况下的内衣选择。对于乳房本来有些下垂的女性,则应选择有带子的内衣,使其尽量向上牵拉乳房。乳房两侧大小不一样的女性,要注意通过内衣实现双侧协调,应依照较大一侧的乳房尺寸选购内衣,然后在较小一侧的内衣内,另外衬托上特制的海绵垫,使两侧乳房看上去没有什么差异,弥补了一大一小的不足,实现双侧乳房对称与协调。

(4)有利健美的原则:内衣的主要作用是保护乳房、美化乳房。而后者的作用,在某种意义上来说,更是不可忽视的。

合理使用内衣不仅可以缓冲外力的冲击,减少乳房本身震颤,还有明显支托作用,防止松弛下垂,进而发挥保护乳房的作用。但内衣的功能远远不止这些,合理佩戴内衣,还可以从形体上、色彩上美化乳房。因此,佩戴内衣,要掌握有利健美的基本原则。

做到有利健美,必须从如下几个方面加以重视:

选择合体的内衣,内衣与乳房一定要合体,也就是说,内衣要适应乳房形态、大小等多方面的需要,切忌佩戴形态不合体的、大小不适应的内衣。

选择花色品种更能美化自己的内衣,并根据自己的乳房大小、乳房形态、基本体型、衣着爱好以及自己的职业确定内衣的花色,通过内衣进一步美化自己。

内衣的种类比较多,常见的有合身的贴身型、美化性感的装饰型、固定形态的模杯型,以及全罩杯型、3/4杯型、1/2杯型、胸衣、无肩带胸衣、三合一型。具有丰乳效果的款式为装饰型、全罩杯型、3/4 杯型、胸衣、三合一型的内衣。可根据自身的具体情况,确定使用的种类。

如何选择内衣才能实现美化内衣的目的,是需要讲究科学的。选择内衣时,务必根据自己的乳房形态进行选择,才会达到舒适、健美、保护乳房的目的。根据有关资料报道,可根据实际情况做如下选择:

平坦扩散型:选择带内衬 1/2 或 3/4 罩杯型的文胸,钢圈型文胸可沿钢圈部分加半月形衬垫,或可收紧两肋及胃部的长腰文胸。

娇小集中型:全罩杯无缝线设计可弥补高度的不足;3/4 罩杯加衬设计,向内集中,呈现乳沟;长腰有衬文胸,借助腰圈压缩,使胸部显得高挺。

高耸娇小型:选用 3/4 罩杯内加半衬垫钢圈型文胸以提高挤压功能,可呈现美丽的乳沟曲线。

适中扩散型:选择有钢圈及肋边加软条或松紧伸缩布料的文胸,来加强乳房向中心集中的效果。

适中下垂型:选用钢圈型或半月衬垫文胸,避免用 1/2、3/4 罩杯,选择尺寸时可考虑大一号的罩杯。

丰满扩散型:避免角接型文胸,尽可能选择包容性较佳的全松紧、面料为棉质的全罩杯文胸;最好为前扣式。

丰满集中型:应选择罩杯大而深(不紧勒而又能完全包容整个乳房),伸缩性优秀的无钢圈全罩杯文胸。

丰满下垂型:避免用 1/2、3/4 罩杯,最好选用包容性比较强,有适度硬度的钢圈型文胸;无钢圈型文胸则要选择罩杯下部有半月形衬垫的,也可选择罩杯下部有胸档线设计的,起向上支撑效果;两侧的肩带要选择宽一些的以便更好地支撑乳房。

高耸丰满型:宜选用无钢圈全伸缩款式文胸,可以把乳房周围的肌肉集中在罩杯里,使乳房外观平衡,以增加美感。

(5) 内衣的洗涤方法:内衣最好要单独清洗,不要与衣物特别是掉色的衣物、被污染的衣物一起清洗。清洗时可分两步进行,要注意先进行粗略清洗,并根据内衣洗涤要求再细致清洗。

洗涤时,可根据污染程度确定清洗的时间,一般 5~10 分钟不等,不宜时间过久,防止伤害质料。如果是多个内衣同时清洗,还要根据内衣的颜色进行分类,不宜将浓色、淡色、花色、白色的内衣同时放在一起清洗;依强度进行分类清洗,按照标示选用强性、弱性或中性之洗剂,切勿与漂白剂一同使用;在预洗时,先用清水或温水轻轻地泡洗,如此便可去除汗或尘埃等污渍,之后正式清洗。在正式清洗时,应注意溶于水中呈中性,可以清洗干净而不损伤布料的柔性及色泽。

洗涤时,要注意清洁液的浓度和水温。一般情况下,比较有效的洗涤液是 5 克的洗涤剂溶于 1 升的水中,浓度比率大约为 0.2%。水的温度控制在 40℃ 左右即可。洗涤剂过少,往往使洗净力减低;洗涤剂过多,容易附着于内衣,难以彻底清除洗涤剂,不利乳房保健。此外,洗涤剂要完全溶解,如果有不溶解的现象,不但去污效果差,而且会使其中的荧光剂沾染内衣,不利乳房健康。

洗涤时的注意事项。洗涤时,一般要浸泡 5~10 分钟。时间过久,则纤维中的污垢会附着衣服上,时间过短达不到预期效果。对于污染较严重的部分,可用较浓的洗剂单独清洗;如沾到血液的部分,可用双氧水进行清洗。洗涤结束时,要注意使用温度相同的净水冲洗两次以上,以彻底祛除内衣上脱落的污垢与洗涤剂。

内衣脱水的注意事项。洗净后可轻轻用双手将水分压出,不要用双手拧干,防止内衣变形;而后马上晾干,湿的衣服长时间放置容易变色;晾干时先要整形,尽量将皱纹弄平,恢复内衣原来的美观;内衣一般不需要熨斗,必须使用时,只能用于木棉制品,丝绸内衣不宜。使用熨斗前,应先确认商品标示及有关保养规定,防止内衣的形态、质地受到破坏。

5. 时刻关心乳房状况 对于非常爱美的女性来说,关心乳房,经常进行乳房自检,特别是进入中年之后,具有诸多的益处。这是因为,只要具备简单的医学常识,就可以及时发现重大疾病,就可以避免重大的伤害。

自我检查乳房的一般方法。检查乳房,其实不需要高深的学问,只要掌握几个要点,就足以观察到乳房的问题,即使分辨不清,也给及时去医院提供了信息。要注意观察乳房的外形,裸体站立镜子前面,双臂垂放两侧,即可细致观察乳房外形,看看正常的弧形轮廓是不是有异常变化,有没有橘皮样的小凹点,或是有异常的小陷窝,挤压一下看看有没有液体从乳头溢出。接着触摸乳房,再摸腋下,用中指和食指的指腹,顺着一个方向全面检查乳房,观察其柔润度,看看有没有肿块,这些触摸方法可在睡觉之前完成。

在平躺的时候,以乳头为中心点,用指腹按顺时针方向紧贴皮肤做循环按摩。检查时用力要均匀,以手指能触压到肋骨即可。为了全面检查乳房,还可以将右臂放在头底下,这样胳膊下面的乳腺组织会移向胸部的中央部位,然后用左手检查右侧乳房,看看是否有肿块,触摸时稍微用点力,手就更能接近乳腺组织,能够容易地发现异常的乳房。用同样的方法,可以对左侧乳房进行检查。

上述检查方法,简便易行,不仅可以及时发现乳房异常现象,还能对乳房起到一个按摩的作用,是百利无一害的事情,应成为女性的自觉行动。

6. 注意培养良好坐姿　对于一些经常坐的女性来说,养成良好的坐姿是非常重要的。这是因为,良好的坐姿不仅是工作形象的需要,也是女人气质的需要,更是乳腺健美的需要。

我们知道,有的女性工作就是坐在办公室里,常常一坐就是一天,如果不讲究坐姿、不注意身体保护,不忙中偷闲活动一下身体,同样会引发健康问题。

在现实生活中,有一些女性并没有干过重体力的工作,但颈椎、胸椎、腰椎等处出现问题者并不少见。这些"坐女"出现的上述问题,往往与不正确的坐姿有一定的关系。有些"坐女"乳房出现胀痛、乳腺增生、乳房形态不够美观等,常常也与坐姿不佳有关。

在疲乏的时候,有些女性常常斜靠在椅子上,或趴在桌子上,这都会影响乳房发育与保健。特别是趴在桌子上,使双乳处在挤压的支点上,长此以往,乳房等于受到压迫,会干扰乳腺组织正常代谢,容易导致乳房下垂。在这种情况下,女性要防止出现上述不良姿势,疲劳时要注意起来活动一下身体,忙中偷闲,适当做一些些扩胸运动,注意乳房保健,下班后如果有时间可尝试乳房按摩,每天进行 10 余分钟,促进乳房的血液循环,减少血流的瘀滞,加快静脉血液的回流,以弥补白天的损失。

在平时,如果女性伏案工作或学习过久,不要忽略乳房保健,特别是在乳房出现闷胀刺痛、胸背组织酸涩等症状时,要注意调整姿势,活动一下身体,防止一个姿势坐得很久,给乳房带来更多更大的伤害。一定要注意避免人斜靠或趴在桌上,不要使双乳处在挤压的状态下,更不要长期如此,以免造成乳房伤害。要注意保持良好的端坐姿势,上身基本挺直,胸离开书桌 10cm 左右,保持胸背肌张力均衡,这样的姿势,能刺激大脑轻微而规律地兴奋,对解除胸部疲劳保持正常肌力有一定的作用,同时也可以提高伏案工作效率,又能有效保护乳房的生理活性。

在工作之余,或者利用去卫生间的时间,适当做一下简单的活动,上肢适当做一些诸如扩胸、深呼吸和甩手、转腕等运动,哪怕仅仅是短暂的活动,也能起到舒筋活络与调理气血的作用,有效地牵拉乳房及周围肌肤参与运动,对防止乳腺疾病大有益处。

(七)乳房的手术矫正与保护

乳房健美手术,是近些年来女性非常重视的手术。通过医学手术的方式,进行乳房健美手术,弥补乳房缺憾,实现乳房健美,是目前常用的方法。乳房健美手术,主要包括小乳房隆乳术、巨大乳房缩小术、乳房畸形修整术、乳头内陷矫正术等。

近年来,乳房整形手术颇为常见。在诸多的女性乳房整形手术中,一般包括隆乳手术、乳头凹陷矫正手术,乳头、乳晕过大的矫正手术,巨大乳房缩小整形手术,纠正乳房下垂手术等等。

1. 乳房健美手术类型以及适应证 乳房的手术目的,一般分美观需要类手术、疾病防治手术两大类。前者不属于疾病,是为了美观的需要而进行手术矫治;后者是为了祛除疾病而采取的措施。至于乳腺癌所进行的切除手术,不属乳房整形范围,但对于乳房再造手术,则属于乳房整形的范畴。

在疾病防治方面,例如乳头内陷,不但影响乳房的美观,而且还会严重影响正常哺乳,而且容易发生乳腺炎,属于必须进行的手术。

有些女性,在生育之后乳头、乳晕过黑过大,常常自己感到尴尬,也可以通过在门诊局部麻醉下进行矫正,且术后切口疤痕隐蔽,不易看出,这种手术属于乳房美观的需要。

在美观性乳房手术中,最多见的手术是假体植入隆乳。一般情况下,如果女性自我感觉乳房发育过小、过于扁平、过于松弛下垂,常常是隆乳主要因素。轻度的乳房下垂可通过假体置入法改善,该方法可使乳房丰满扩大,但对于较严重的乳房下垂,还要辅加乳房上提手术,以使经手术后丰满的乳房更加挺拔耸立。

2. 隆乳术有关问题分析 在当代，人们对于乳房的重视程度是不言而喻的。作为多种作用、多项功能的特殊哺乳器官和性特征器官的乳房，被人们重视的程度也随着社会的发展而升温，随着经济水平的提高而增强。

为追求形体的完美，使得部分乳房发育欠佳的女性主动地或被动地接受了隆乳丰乳手术。一些人成功了，原有缺憾的乳房彰显出丽人风采，使形体上与心理上得到了极大的满足；也有一些人失败了，由于种种原因，手术没有达到预期的目的，甚至出现了严重的副作用，使这些女性的形体与心理受到极大的伤害。

对于乳房的健美手术，好多女性并没有完全知情，对于利弊以及可能产生的后患常常估计不足。因此，从这个层面上来说，人们应该对手术的有关问题进行了解。以免糊糊涂涂地进行手术，糊糊涂涂地不知预后。

3. 隆乳的一般医学常识 对于乳房存在缺憾的女性，如何使乳房挺拔高耸、大小适中、魅力动人，尽显女性美妙的曲线美，是每个女性所期望的。隆乳手术，就是通过一些医学手段，增大乳房的丰满程度，改变乳房的不良形态，重塑女性的形体魅力。

在临床上，目前主要的隆乳术有以下四种方式，即液态材料隆乳、乳房假体隆乳、自体脂肪移植隆乳以及服用促使乳房丰满的药物食物等方法。

液态材料隆乳术是通过注射的方法，使液态材料进入乳房组织内。这种方法的优点，是方法简单，易于实施。其缺点是液体材料容易渗透到组织内，一旦出现并发症，无法将其完整取出，容易造成乳房组织的坏死。

目前所用材料，包括液体硅胶、聚丙烯酰胺凝胶等，这些材料，有国产硅胶、盐水袋、进口的美国 MT、MG、英国 NG、法国 ES。各种假体安全定位精确无痕，手感比较柔软，而且相当坚固，不会因身体的撞击而发生破损。

乳房假体隆乳手术方法，是用假体外层为固态的硅胶膜形成的囊壁，囊内为各种充填材料如硅凝胶、生理盐水、黏多糖水凝胶、人造血浆等，形成一定的体积，填充到乳房内，使乳房丰满。手术时，通过腋窝、乳晕旁或乳房下皱襞等三处切口，将乳房假体放入乳腺下或胸大肌下，达到增大乳房体积的目的。其中黏多糖水凝胶假体（PIP 假体）的 PIP 水凝胶，是一种透明的冻状胶体,由黏多糖和水组成。水分子通过化学键与黏多糖牢固结合,形成网状立体结构,具有较好的柔软度及弹性。该法是临床比较常用的方法之一。

自体脂肪组织移植隆乳术,是将自身的脂肪组织填充到自身乳房的一种方法,从理论上而言是比较理想的方法。我们知道,正常的乳房是就由脂肪与乳腺两部分构成的,填充脂肪应该是比较好的一种方法。目前,该法分两种,其中自体脂肪颗粒注射隆乳,是用注射器从身体的其他部位如腰部、腹部等处抽取一部分脂肪,移植至乳房内。该法通常需要多次手术,才能达到理想的乳房体积,此法还有一定的减肥作用;另一种是带血管的脂肪块移植,此法在脂肪块的切取部位会遗留明显的手术疤痕,故不易为美容者所接受。

4. 隆乳手术的基本适应证

关于乳房的大小的认识,存在好多的误区。由于每个人的具体情况不同,差异较大,加上一些女性对乳房的期望值有别。乳房是不是真正的小,是不是存在问题,均应该通过医院的医生做出诊断,而绝不可让做美容手术的丰乳机构确诊。因为在一些追求利益的商家认为,几乎所有的乳房都需要修理一番。

其实,好多的乳房是没有必要整形的。为了确定乳房是不是需要整形,需不需要隆乳,应该事先到正规医院,听一听专业医生的意见,而不要跟随着广告的感觉走,一些机构凭广告招揽爱美的女性,使一些女性跃跃欲试。

事实上,需要手术的适应证并没有广告上说的那么多,而乳房的健美也没有广告上说的那样简单,对于介于可做可不做隆乳的女性来说,则应该冷静对待,最好还是不做,但对于不做就难以实现或者根本无法实现女性曲线美者,则可以考虑手术。

根据自身的情况与经济承受能力,对于乳房确实存在严重缺憾、不隆乳难以挺胸做女人者,进行隆乳还是很有必要的。常见的需要进行隆乳的女性为:先天性乳房发育不良者、妊娠生育(或绝育手术)后自发性乳房严重萎缩者、体重骤减而体型消瘦乳房变小者、乳房发育未定型前(青春发育前期)乳房组织受到感染或较严重的创伤致使乳房发育不良或根本没有发育可能者等。之外,乳房本身并不是太小,自己却强烈要求再增大一些而又具备增大条件者;乳房一大一小,左右明显不对称者;乳房虽不是太小,却不够坚挺而轻度下垂、本人要求在矫正乳房下垂的同时增大乳房的体积者,也可酌情施行丰乳术。

不适合隆乳的人群。主要包括妊娠期、哺乳期女性;全身感染性疾病患者,如患有感冒等呼吸道感染性疾病、皮肤病等;血液系统疾病患者,如患有白血病、缺铁性贫血等;自身免疫系统疾病患者,如红斑狼疮等;精神疾病患者,如精神分裂症、忧郁症;恶性肿瘤患者;糖尿病患者;疤痕体质或有此倾向者,即创伤后留下的疤痕特别明显、很难消退,这类人的组织排斥反应较强,隆乳后伤口难愈合且易发生并发症。此外,性格偏执和有强迫症倾向的人也不宜进行隆乳手术,此类人容易隆乳成瘾,反复隆乳以追求自己心目中的"最佳效果",会对身体造成伤害。

5. 隆乳后乳房健美保持的时间 接受隆乳手术的女性,都希望通过一次手术,实现乳房健美一劳永逸。这种想法随着医学的发展,已经成为可能。但是,乳房通过手术永远健美是不可能的,只是可以使健美的乳房"挺好"时间长一些而已。

在目前,隆乳的方式无论是假体组织隆乳还是自体组织乳房再造,都不是完美无缺的手术方式。最近几年,一般隆乳使用的假体组织,大多是硅凝胶假体,尽管有很好的效果,但也不是最完美的、毫无瑕疵的材料。

隆乳后的健美效果是不是持久,往往与手术医生的技术、使用的材料、患者的具体情况等因素有关。

隆乳术效果一般比较持久,只要假体没有渗漏,长期不需要更换,因此在保持时间上是没有问题的。但是,由于重力的作用以及随着年龄的增长,时间长了以后会最终改变乳房的形状和大小。如多年后对乳房的外形发生蜕变,部分已经手术者可以再次选择乳房手术,将下垂的乳房进行上提,以恢复乳房的年轻外观。

6. 隆乳手术切口的选择 隆乳切口,是非常有讲究的一个环节。切口是假体进入乳房中心部位使乳房隆起的基本方式,隆乳与所有的美容手术一样,其要求一是要能满足手术的需要,方便完成手术;二是切口尽可能隐蔽,隐蔽性越高越好。

目前,假体丰乳术最常用切口的位置如下:

腋窝切口术。这种方式在腋窝的顶部切口,对乳房没有任何表皮损伤,是所有切口中隐蔽性最好的切口。由于该手术距手术目的地较远,手术操作相对较难,创伤也比较大,假体易向上移位,乳房下部常常欠丰满,手术难度较大,风险系数高,非经验丰富的医生难以完成该类手术,经验不足者易使手术发生并发症。

腋前皱襞切口术。该手术位于腋窝前的皱襞处,较腋窝切口离手术目的地近一些,操作难度比上述手术小。但切口方向与皮纹垂直,术后切口瘢痕常常比较明显,在举臂时更加显露,穿泳衣戴内衣也很难遮掩,而且假体也容易向上移位。

肚脐边缘切口术。随着内窥镜技术的广泛应用,美容外科已经使用该技术隆乳。在使用盐水型假体隆乳时,可通过肚脐附近1cm内的切口进行手术,该手术的切口具有非常好的隐蔽性,目前一些隆乳医院均已开展这一手术方式。

乳晕边缘切口术。这种切口位于乳晕上方或下方的边缘处(环绕半周)。因乳晕颜色较深,切口正位于乳晕与皮肤的交界处,由于交界线的掩饰,术后切口痕迹常常不明显。但这种方式正因为切口较小,手术操作有一定难度,只有技术娴熟的医生才可以胜任。同时,这种手术方式易损伤输乳管及乳头乳晕的感觉神经,具有一定风险,术前应有充分的了解。

乳房下皱襞切口术。这种方法的位置选择在乳房下界与胸壁反折处,其优点是乳房隆起后,因略有下垂能将切口遮掩,切口痕迹具有良好的隐蔽性。而且切口距手术的乳房中心区最近,操作简单方便,损伤较小,恢复较快。之外,这种手术方式不易发生假体移位,也不易损伤乳房内的重要神经与血管。但是,如果隆起的乳房较小,常常没有下垂的遮挡,容易暴露手术痕迹。

乳房外侧切口术。该手术位置在乳房外侧缘,距离手术区域近,手术操作方便,创伤比较小,但切口显露,且有一定张力,瘢痕会更加明显,一般女性不愿意选择该手术方式。

7. 隆乳的常用材料简介　目前,常用的隆乳填充材料一般分为两类,一类为成形的乳房假体,另一类为不成形的注入材料。

成形的乳房假体,是以医用固体硅胶为外膜,其内容物分别为:液态硅胶、硅凝胶、水凝胶及生理盐水等。成形的乳房假体有体积大小不同的规格,可供不同的身材条件选用。假体的外观一般为半球状,符合乳房的形态需要。

硅胶及硅凝胶假体。该假体的使用开始时间很早,目前已广泛应用于美容性隆乳。由于其分子量较大,呈胶冻状,故手感比较好,几乎接近于人体的正常组织,临床应用比较广泛。但是,硅胶及硅凝胶的乳房假体影响 X 线的穿透,故用其隆乳后,对乳房及胸部的 X 线检查会有一定影响。

盐水型乳房假体。该假体内容物是充注生理盐水,对于人体没有伤害。由于盐水的分子量小,充盈过满时,手感比较硬。充盈不满时,由于外膜有皱褶,假体容易发生破裂,在体位变化时,偶尔还可以听到流水声。由于生理盐水是在开放的情况下充注,操作具有一定难度,容易发生盐水污染。有一些临床资料显示,这种方法可能会造成盐水中霉菌团的形成,一旦假体发生破裂,会对乳房周围组织构成感染威胁。

水凝胶假体。该假体实际上是由水及聚多糖化合物组成的,为三维链状胶冻样结构,是新一代的乳房假体,并有成为硅胶、硅凝胶及盐水假体理想替代品的趋势。其组织相容性好,手感逼真,安全可靠,无外渗问题,即使一旦假体破裂,内容物水凝胶可迅速被人体吸收分解,对人体无害。水凝胶对 X 线有良好的穿透性、用其隆乳后,不妨碍乳腺及胸部的 X 线检查。该假体的价格相对昂贵。

乳房不成形注入材料。该方法有自体脂肪及亲水聚丙烯酰胺冻胶两种。自体脂肪可从自体的腹部等处抽取,清洗之后,再将之注入乳腺组织下,但每次注入量应不超过 50 毫升,隆乳效果不能一次满意。由于存在着脂肪的液化及纤维化,故间隔 1~3 个月后再次注射,直至达到理想的效果。

8. 术后乳房外观情况 隆乳尽管可以使乳房旧貌换新颜,使本来平平的乳房丰满起来,但隆乳的乳房与正常的乳房还是有一定差异的。心理上要有充分准备,不要期望值过高。正常乳房有 2/3 覆盖于胸大肌前,1/3 覆盖于腹直肌及腹外斜肌前,而隆乳术则是将乳房假体置于胸大肌之后,故术后双侧乳房相对靠近外侧,一般不能或者很难形成漂亮的"乳沟",这种现象对于胸廓较宽者表现尤为明显。因此,手术后不出现迷人的乳沟,不是手术本身的问题,更不属于手术差错。

在正常情况下,女性"天然"的乳房是非常完美的,在乳房的外上部向腋窝方向突出,形成"腋尾"。而隆乳术后的乳房外观,往往不能形成"腋尾",故看起来不如"天然"的乳房那么真实、生动,特别是术前乳房基础较差者,表现更为明显。

发育良好的"天然"乳房,具有非常明显的动态美感,在行走时,乳房会随着步态的节律,轻微上下颤动,非常具有弹性。当体位发生变化时,乳房的外观形态也会随之发生改变,在乳房变动位置、复位的过程中,显示出良好的动态形象,而隆乳术后的乳房往往不能表现出乳房的动态美感或表现美感的程度有限。

不过,隆乳效果还是比较明显的,对于术前乳房具有明显缺憾者,手术还是一种非常可靠的改观方式。乳房小及产后乳房乳腺萎缩,是许多亚洲妇女所面临的共同问题,通过隆乳的方法,可以满足一些爱美女性需要。我们知道,一些抛头露面的女性,需要曲线美的身段支持,需要乳房高耸的生理自信。隆乳术将使女性的乳房丰满,不仅改变胸部的外形,也会令年轻女性更具魅力、中年成熟女性气度雍容,凸凹有致,更显美丽风采。

需要说明的是,在大众媒体推行的"乳房痴迷"依然具有压倒优势的情况下,对于当代女人来说,"美丽乳房"应是一种慎之又慎的理性选择。如果能够多了解一些医学知识,在乳房发育的过程中加以科学调理而实现乳房完美发育;假设在乳房的保健中积极采取有效措施,而使乳房发育的相对理想;倘若能够及时发现乳房存在"瑕疵",并能根据实际情况采取非创伤非伤害措施而实现乳房丰满的愿望,都要比选择手术要好得多,但做到这些的关键依然是丰富的医学知识。

事实上,大多男人不会看重"非原装产品"的乳房,如果乳房不是缺陷,仅仅是稍小的话,没有必要追逐时髦。一个心理健康的当代女性,乳房的审美与"装修"完全是为着自身的愉悦,而不是为着应对别人的评价,不能死要面子活受罪,您说是吗?

9. 乳房过大过小整形术 女性爱美之心与生俱来,对乳房的重视程度,近年来日益增高。在社会因素、心理因素等方面的影响与推动下,一些乳房大小一般甚至已经属于相对满意的年轻女性,也更加渴望自己的乳房日益丰满迷人。

而实际上,女人的乳房大小存在很大的差异。西方女性的乳房一般偏大,东方女性的乳房次之;就是同一个地区同一个国家,有的女性乳房天生硕大美观,也有的平坦幼小。这一客观上的差异,给许多乳房大小不适宜的女性带来忧愁、悲伤与自卑,为了满足这些女性心理上和人体健美的需要,隆乳与缩乳成为热门的手术。

所谓乳房整形手术,是一个广泛的手术,凡是乳房需要改变形态的手术,都可以称之为整形手术。手术的内容,包括隆乳手术,也包括使乳房减小的缩乳手术。

10. 需要乳房整形的适应证 随着医学的发展,乳房整形手术日趋完善,成功率大大提高。在目前,一种革命性乳房再造手术运用于临床,这种手术是在女性的腹部切除皮层及抽取脂肪组织移植到胸部。此方法不但令女性拥有自然胸脯,且腹部抽取脂肪后会令腰肢变得纤瘦。这种方法手术后一般不会产生排斥反应,尤其适合于接受放射性治疗乳腺癌的女性。

乳房需要手术整形者,一般属于以下情况:

乳房的确过小或者过于平坦者。这种类型的乳房,已经给爱美的女性构成严重的影响,使这些女性缺乏基本的优美曲线,可以考虑通过手术的方式进行改观。

中、重度巨乳症严重影响女性特征者。乳腺组织过度增生,体积过于增大,重量加重,使皮肤紧张,可影响体型美观,同时也容易发生乳腺炎,局部易发生湿疹、细菌或真菌感染,常常影响正常生活和工作,这时往往需要通过整形解除病痛。

双侧乳房明显不对称者。双侧乳房大小明显差异,使胸部严重失去平衡,甚至通过佩戴内衣等方式也无法纠正者,可以考虑通过整形进行矫正。

乳房中度或中度以上下垂者。借助一般方法矫正,诸如按摩、理疗、药物等方法无法纠正者,可以考虑进行手术整形。

乳头内陷严重无法非手术康复者。乳头严重内陷,使用刺激和牵拉等方法依然不能矫正者,可以考虑运用手术整形。

乳房整形美容手术对于长而松弛的乳房、宽而重的肥大乳房、继发于妊娠后或体重减轻后悬垂乳或囊状乳、少女型乳房肥大、单侧乳房肥大者,均能受到乳房改观的效果。

11. 乳房的手术内容与原则 在西方,乳房整形的市场尤其广阔。近年来,我国的乳房整形市场受西方等因素的影响,也相当红火。乳房整形手术,已经成为人们的热点话题。乳房整形手术可给女性带来成功的欢乐,也会给部分女性带来失败的烦恼,因此,在接受乳房整形手术之前,一定要了解乳房整形手术的必要性、适应证、注意事项等,并确认进行手术的医院是否诚信(特别是私营医疗机构更要打听清楚)、医生的技术是否能够胜任这种手术,手术的总费用需要多少等,做到胸中有数,积极配合手术,增加成功的概率。千万不可去没有资质的、缺乏技术设备的、非正规的机构手术,以免发生意外,使乳房整形手术变为遗憾手术。手术根据个人的具体情况,分别进行类别不同但目的相同都是美观乳房的不同手术。常见的手术为:

乳头、乳晕的向上移位及整形手术。有些女性,乳头的形状、乳晕的面积异常,缺乏正常女性的美感,可以通过手术的方法进行整形。

乳房过度肥大的手术。该手术是我们常说的缩乳术,凡是乳房因故过大,而严重影响正常生活与美观者,可以通过手术的方式进行乳房缩小术,使乳房的体积达到正常大小与比较美观的目的。

过于松弛的乳房整形术。乳房皮肤、皮下组织过度松弛,往往导致乳房严重变形,没有半球形的美感。这样的乳房,可以通过整形手术使皮肤外壳趋于基本正常,使乳房保持良好的形态。

切除过多的乳腺增生组织。有些女性,乳腺过度增生,不仅影响乳房健康,也影响乳房的形象。切除过度增生的乳腺组织,矫正下垂的乳房形状,制成半球形的乳房实体,都可通过整形实现。

乳房整形手术的基本原则。乳房整形手术必须具备两个特点,一个是确保乳房健康美观的原则,也就是说,无论怎样手术,必须使乳房更加健康美观,而不是对乳房伤害;另一个是乳房功能的保护,手术是一种伤害,如果将这种伤害降低到最低限度,是乳房整形手术所必须遵循的基本原则,换句话说,整形手术对乳房的伤害,一定要小于乳房健美的程度。

在乳房肥大缩小手术中,应尽可能保留乳腺导管的畅通及完整,以保留乳房泌乳功能,不至于手术泌乳功能丧失,或者是引发相关疾病,乳房缩小整形手术的结局应该是使肥大及下垂的乳房经手术以后达到外形及功能良好的目的。缩小、再造的乳房大小适中、位置良好;缩小、再造的乳房为漂亮的半球形,形态美观,两侧对称;乳头、乳晕大小适中,感觉良好;整形的皮肤切口隐蔽、瘢痕少,没有猫耳畸形,没有局限性凹陷性畸形或乳房扭曲畸形;缩小、再造的乳房质感良好,具有正常乳房组织所具备的弹性。

乳房美容整形手术的禁忌证。具有一般手术的禁忌证者,患者不能接受必要的手术疤痕及发生乳头感觉减退、泌乳能力丧失等情况时;乳腺纤维囊性病患者,有严重心理障碍的患者,未生育女性不宜选择注射式隆乳和自体脂肪注射隆乳。

慎重行乳房美容手术的疾病。有残存泌乳的乳腺炎;原位的乳腺小叶癌;乳房多次照相提示有可疑病变;年轻女性一侧乳管内癌,需行乳腺癌根治术时,另一侧检查到乳房包块;有较强乳腺癌家族史的年轻女性。

12. 肥大的乳房缩小整形术　此手术的目的,是切除部分或大部分乳腺组织,包括部分皮肤,而恢复乳房符合美观的大小和形态。这种手术,兼有治疗和美容的双重目的,是临床常用的手术。

乳房由大变小的乳房整形术,主要适应于Ⅱ度下垂以上的乳房,即乳头距胸骨上凹的距离为25cm以上者;或乳房过于肥大,影响正常工作与学习者;或严重的弥漫性乳腺增生病所致剧烈而持续的乳房痛等。

常用的手术方式。一般来说,凡适合作乳腺单纯切除术的病例,均可做乳腺皮下切除术,该手术可保留乳房内的皮下脂肪和乳头、乳晕。如同时移植乳晕、乳头,就要切除多余的皮肤,使乳房的体积由大变小,进行乳房整形。这种乳房整形术的关键,是要移植乳头及乳晕,并保证成活和有正常的感觉。

为了保证乳头、乳晕的正常血运,目前多采用真皮瓣法,分为上方垂直分瓣,左右真皮瓣,以及下方真皮瓣等。无论采用何种方向的真皮瓣,至少需保留乳晕周径的1/2与真皮瓣相连,否则容易发生坏死。

手术的基本方式。该手术沿乳房的下缘皱皮外作弧形切口,长达半周左右,将多余的乳房腺体、脂肪组织和纤维组织切除,保留两侧部分脂肪组织,这样可在缝合后保留外形使乳房呈半球状,呈现健美态势。手术时沿乳晕外作切口,将乳头和乳晕不带脂肪完整切下,在第4肋骨与软骨交界处行游离移植,位置稍高一些。切除表皮和部分真皮,保留一部分真皮,以便保持真皮下血管网的完整。手术将乳晕周缘与创缘间断缝合,然后采用缝合压力敷料法包扎固定。乳头和乳晕移植后,修整切口皮缘而缝合,使乳房的体积与形态符合健美的需要。这种乳房整形术创伤很小,不影响外表美观,效果比较满意。常见的问题是个别人发生乳头、乳晕感染,甚至坏死等并发症。

13. 乳房上提手术 乳房上提手术,是针对乳房下垂等病情而实施的手术。而乳房是不是下垂,乳房下垂如何分级,是一些准备手术或者有手术意向者应该了解的医学常识。

乳房下垂,是一种乳房形态及位置上的异常,主要表现为乳房整体的位置下降明显。根据乳房肥大及乳房下垂的程度,一般可分为三类,即轻度肥大下垂、中度肥大下垂和重度肥大下垂。

(1) 乳房下垂的诊断: 乳房的松弛下垂,有碍于女性体形的曲线美,更严重的是使这些乳房下垂的女性产生自卑感,影响其心理健康。严重的乳房下垂,可悬垂到下腹部。下垂型乳房常见于多胎经产妇或哺乳时间过长,又没有戴内衣习惯的老年妇女。

据报道,有个别哺乳期过长的妇女,下垂的乳房可翻过来放在肩上,孩子可从背后吸吮;也有的女性,乳房到达腰带的部位是很常见的,有的甚至到达大腿的根部。严重的乳房下垂不仅给劳动及生活带来不方便,而且容易遭致乳房与胸、腹部互相接触的皮肤发生糜烂,故对此应该进行矫治手术。

需要说明的是,历经妊娠并授乳之后的中老年妇女,由于乳房内的腺体和结缔组织增生使乳房增大,其后又发生萎缩,随着乳房增大而被牵伸扩展的皮肤和悬吊支撑结构等弹性降低,加以重力的作用,不再回缩复原,致使乳房松弛而向下垂坠,形状似袋状。这样的乳房松垂是一种生理现象,不属于需要手术治疗的范畴。

乳房下垂的分级。根据乳房下垂的程度,可分为三度:Ⅰ度乳房下垂为乳头与乳房反折线平行;Ⅱ度乳房下垂为乳头位置低于乳房下皮肤反折线,但高于乳房最低位置;Ⅲ度乳房下垂为乳头位于乳房的最低位置,但有些乳房下垂,特别是乳房远端肥大者,虽下垂较严重,乳头位置仍不在乳房的最低处,此类也应视为Ⅲ度下垂。

根据乳房下垂的外观形态,一般分为三个类型,即纺锤状乳房下垂、三角巾状乳房下垂及牛角状乳房下垂。

纺锤状乳房下垂,是乳房基底部的横径缩短为特征的乳房下垂,多见于哺乳后的中青年妇女,也与遗传因素有关。乳房基底部圆形冠状面小于乳房远端的冠状面,酷似纺锤状,故名纺锤状乳房下垂。此种乳房下垂系乳房组织下坠至乳晕区域皮下所致,常合并大乳晕综合征。

三角巾状乳房下垂,系整个乳房呈扁平状,像挂在胸壁上的三角巾,多见于中老年妇女,特别是绝经后的妇女。乳房基底部冠状面呈长椭圆形,乳房纵径大于横径,没有明显的乳房组织坠至乳晕区域皮下。

牛角状乳房下垂,多见于青年女性。其乳房基底部冠状面及远端冠状面基本相等,或者远端略小,乳房纵径较长,乳头位于乳房下线,外观如牛角,乳房内纤维及脂肪组织相对增多,乳腺组织较少,乳房手感较致密,皮肤弹性较好。

(2) **乳房上提手术适应证**:乳房上提手术,是临床常用的一种手术。该类手术,是针对乳房严重下垂而无法用非手术方式改善者进行的手术治疗。由于一些女性的乳房皮肤弹性很差,固定乳房的韧带延长或者过于松弛;或者由于减肥、妊娠以及哺乳等因素,乳房的外形不是向前而是向下。严重影响乳房美观者,常常需要乳房上提手术。

通过乳房上提手术,可以使乳房的位置抬高并增加韧性,形成更加年轻的乳房。对于乳房体积偏小者,可以在乳房上提手术的同时进行乳房填充,可以使乳房更加丰满、坚挺,并通过手术有一个最佳的形态与位置。

乳房上提手术的适应证。有以下情况之一者,可考虑进行乳房上提手术:乳房下垂严重,但大小适中者;乳房空虚,缺乏韧性,无法实现乳房的"挺好"者;乳头乳晕指向下方,位置低于乳房下皱褶者;两侧乳房发育不一致,形态、丰满程度、位置不一致而影响美观者;乳房过大手术后乳房有下垂可能者;乳房因疾病或者其他原因导致乳房下垂者。

乳房上提手术的年龄段。一般在乳房停止发育以及需要手术的年龄段进行。原则上,青春期到妊娠之前,不宜进行乳房上提手术。在这个时段,乳房有发育变化的空间,此时手术往往对将来哺乳、乳房健美等有不确定因素,因此不宜在这个时段手术。之外,到了绝经期,乳房下垂一般也不需要进行上提手术,除非是特殊职业、特殊需要者可以考虑。

(3) **乳房上提的方法与效果**:关于乳房下垂的矫治方法,有许多的手术方式,其中包括真皮固定术、乳房上提固定术、双环固定术等。手术的基本原理,都是将下垂松弛的乳房组织上提固定,获得正常乳房的外观。目前为了防止手术带来创伤,多应用双环法固定术,以矫正乳房下垂。这种术式的优点,是术后仅在乳晕与皮肤交界处下手术痕迹,对乳房的美观没有痕迹上的影响。

手术前的准备。进行乳房上提手术前,需要对乳房目前的情况以及手术后的效果做一个系统评估,手术可以根据接受手术者理想的乳房形态和大小,确定乳房的体积、确定乳头和乳晕的位置。手术之前,要做照相作病历记录。乳房的大小、形状,皮肤的质地以及乳晕和乳头的位置要做详细检查,以便于在术后进行数据对照与效果认定。

此外,手术之前如果吸烟则应戒除,阿司匹林、复方丹参、活血化瘀中成药和某些抗炎药物会引起出血增加,故术前一段时间应停用这些药物。对于特殊情况,要听从医生的医嘱,防止发生并发症。

手术切口方式。目前乳房上提术常用的手术有三种切口方式,分别是一个切口环绕乳晕方式、一个切口从乳晕底部垂直向下至乳房下皱褶方式和三个切口沿着乳房皱褶的自然弯度方式。

手术时,需要切除过多的乳房组织、脂肪和皮肤,之后将乳头乳晕升至美观需要的部位。乳晕因牵拉通常有所增大,往往需要缩小处理。手术将乳晕上方的皮肤拉下,围绕乳晕缝合,使乳房的形态、位置更加美观。由于乳头和乳晕仍然和其下的组织相连,神经系统没有受到影响,因此术后依然可以保持正常的感觉,大多也能保持乳房正常哺乳。手术需要在医院手术室进行,常用的麻醉方式为全身麻醉。上述手术,美容院是无法完成的,再说这样的手术也不是生活美容的范畴。

乳房上提手术的风险问题。任何手术都不是绝对安全的,在一般情况下,出现手术意外的可能很小,但特殊情况下也有可能出现一些并发症。手术可能发生的并发症包括血肿、感染和对麻醉的反应。乳房上提术后,有时乳房并不完全对称,乳头的高度也有可能不完全一致,有时还可能发生切口愈合不良等。

14. 乳房手术后的注意事项　术后的当日,待麻醉药物的作用过后,最好起床活动片刻。在术后早期,应避免过力、弯腰和举重物,避免这些活动引起乳房肿胀加重或出血。睡眠时应当仰卧,避免压迫乳房。在术后的 1~2 天,去除所有引流条,更换或去除敷料。术后需要配戴内衣数周,防止乳房因重力下垂引发疼痛,直至乳房的肿胀和瘀斑消失方可不佩戴内衣。从术后 1 周开始,一般在 2~3 周内逐步拆线。

乳房手术后的感觉,常常需要数周、数月才能完全恢复至正常,乳房恢复自然形态同样需要一段时间。术后切口开始时发红,这种现象可持续数月,不需要特殊处理。

接受乳房手术后的一周之内,不要进行剧烈的扩胸、提重物、上臂抬举等动作,待拆线后,可做乳房轻柔按摩;随着切口的愈合,可逐渐加大按摩的力度。术后早期做局部按摩时,乳房部位可能出现疼痛,只要动作轻柔还是可以坚持的,按摩可以促进局部循环,对乳房康复具有很好的作用。乳房上提手术后,一般需 2 周才可恢复正常工作,但重体力劳动者还要更长的时间,许多人需要在数周恢复大部分工作,包括一些轻微的体育锻炼。手术后 2 周内应避免性生活,防止乳房受到挤压或者过度摆动。

按摩可以选择在每天晨起前及睡前,方法是将双手分别平放在乳房上,顺时针方向按摩整个乳房及周围组织,按摩 50~100 次后,再按逆时针方向按摩 50~100 次。然后,将双手左右交叉,用手指抓提乳房,每侧 50~100 次。上述方法每天 2 次。

术后一个月,可进行扩胸、臂上举运动,有意识地多做深呼吸等胸部活动。这种局部按摩、扩胸运动,一般要坚持半年以上。以上措施可有减轻挛缩的程度,防止乳房变硬,保持乳房具有良好的手感。

15. 乳头乳晕整形手术 从生理上来说,乳头过小、乳头过大、乳头凹陷等异常,不仅影响美观,还会影响一些生理功能。当发生异常时,首先要确定疾病的原因,然后确定治疗方案。改变乳头的大小,常常需要通过医学手段进行处理。

乳晕异常,常见的有乳晕过大、乳晕过小、乳晕缺失等。一般情况下,只要不是疾病引发,乳晕大小不影响正常的生理功能,仅仅是美观的问题,则是否需要手术整形,应根据自身的情况确定。

(1)乳头内陷的矫正方法:乳头内陷是一种比较常见的畸形。在先天性患者中,遗传因素具有较大的比例。当乳腺导管、乳头肌肉发育异常时即可导致乳头内陷。在后天性乳头内陷中,感染因素是其乳头内陷的主要因素之一,对于原来正常但近期出现无明显原因的乳头内陷,应进行乳房 X 线等检查,以排除乳房恶性肿瘤的发生。

凡是乳头内陷非常明显者,应尽早采取措施。治疗的目的,主要有四个方面:其一是为了美乳的需要,因乳头内陷影响了乳房的整体美,没有乳头,乳房就会失去灵气,缺乏乳房特有的性感,是非常遗憾的事情,因此常常需要手术整形;其二是哺乳的需要,未婚或已婚未育者,往往都希望通过手术或者其他方法获得一双正常的乳头,以便产后喂养自己的宝宝;其三是为了性爱的需要,乳头对于性生活来说,是非常重要的,一些男性,在性生活的时候,往往不忘对乳房特别是乳头的嬉戏,乳头凹陷往往使男人大失所望;其四是预防感染的需要,内陷乳头内积存污垢,很容易招致细菌感染,因此必须通过手术彻底解除这种折磨。对于内陷较轻者可通过非手术疗法进行矫正,在临床上所见到的大多数患者则必须通过手术才能达到令人满意的效果。

乳头的治疗方法,较为常用的有两种。其一是非手术疗法,对于无明显疾病原因的乳头内陷,一般不需要手术治疗。临床可先行保守疗法,用吸奶器行乳头部位负压吸引,或做徒手牵拉法。但对于乳腺癌等疾病原因造成的乳头内陷,应进行病因治疗;其二是手术整形法,对乳头严重内陷,或由于发育不良造成的乳头内陷,且经保守治疗无效或无法保守治疗者,一般需要手术整形治疗。

乳头内陷矫正手术方法比较简单,是很小的手术,常常门诊手术室局麻即可完成。乳头凹陷手术方式,应根据个人的具体情况确定。对于未婚或希望将来能够正常哺乳者,应充分考虑到术后的乳腺功能,多希望能选择保留乳腺管的手术方式。手术的方法一般是从乳头基底或乳晕间隔菱形切除乳晕皮肤,然后收紧缝合,同时将牵拉乳头的纤维组织松解或切断,使乳头突出。

常见的手术方式有如下几种:

乳头内陷矫治器悬吊固定法。该方法在手术中于内陷乳头处放置矫正器,不切断乳腺导管,风险小,复发率比较低,麻烦的是需要每月到医院调整矫正器的张力,而且影响穿着紧身服装工作的女性的着装。

以皮肤整形为中心的术式。对于乳腺导管牵拉不严重的乳头内陷患者,可在手术中设计局部皮瓣,并钝性分离乳腺导管下粘连使内陷乳头得以矫治,如荷包缝合乳头成形术、梭形切口乳头成形术、乳晕四角星切口乳头内陷矫正术、乳晕皮肤菱形切除法、小三角形乳晕皮肤切除法等。该方法一次手术即可完成,但较前一种乳头局部组织坏死和内陷复发的概率相对较高。对于不需保留哺乳功能的患者可行新月形乳晕瓣矫正法、乳头剖开法等方法彻底切断乳头下方乳腺导管间的纤维束,使内陷乳头复位。该方法复发率低,更适合于严重乳头内陷的患者。

（2）**乳晕过大过小的矫正**：乳晕过大过小的手术方法比较简单,如果乳晕大小的确影响到了乳房的整体美观,则可以通过手术治疗。

扩大乳晕的方法。该方法一般有手术和非手术疗法之分。非手术疗法是用文身法使局部皮肤颜色加深。手术方法是：取大阴唇部或骶尾部或对侧乳晕等颜色深的皮肤游离移植于乳头周围。少女除非是乳房发育幼稚型,一般不做乳晕扩大,因妊娠及哺乳后乳晕会自然增大,颜色同步加深。

缩小乳晕的方法。理想的乳晕大小需要个人的胸廓大小,乳房组织的多寡等因素决定。一般来说,正常的乳晕直径范围在 3~5cm 之内,如果乳晕直径大于 7cm,常常影响乳房美观,影响美观的过大乳晕,可以通过乳晕外侧的双环法进行切除。

需要说明的是,乳晕一般是随着青春期的到来而逐渐显见出来的,并多数因怀孕哺乳而逐渐增加其范围及色素沉着,所以它的形成应该和体内的雌性荷尔蒙量相关。人种的深浅肤色也会影响乳晕的颜色外观,深肤色的人种,多数易形成深黑色的乳晕,但是却不会因特意日晒而变黑。

（3）**乳头过大过小的手术**：乳头是否属于过大过小,需要医生确认。只要基本接近正常范围,就没有必要兴师动众而进行手术。

正常情况下,女性乳头的直径一般为 0.6~0.8cm,高度为 0.7~0.9cm,如果直径与高度超过上述标准,即为乳头过大。对于无哺乳要求的乳头过大的女性,可行乳头缩小整形术进行矫治。乳头肥大有先天性的情况,但更多的是由于哺乳甚至是局部外用含有雌激素类的"丰乳药"等后天性的因素造成的。

乳头缩小整形术创伤小,方法比较简单,在门诊手术室局麻下即可完成。一般在术后 7 天拆线,不会影响其日常工作和生活。该术式方法多样,Sperli 法、武藤靖雄法、半侧乳头切除法、帽状切除法等。可根据求术者的具体情况和个性化要求,选择不同的切除过多的乳头组织,但多数方法要破坏乳房导管,因此常常有不同程度的局部感觉障碍。

乳头再造手术。临床常采取的术式为乳头移植法,主要适应于乳腺癌患者行单纯乳房切除术而且癌瘤离乳头较远者,可将乳头完整切下移植于身体其他部位,待乳房再造完成后,将乳头复位于再造的乳房上,这样会大大缩短疗程。

乳头过大下垂的矫正。该法一般有两种手术方法,一种是半侧乳头切除法,将乳头从中央纵向切开,一分为二切除乳头的一半,另一半皱褶缝合;另一种是乳头基部切除法,在乳头基部行环形切除,或在乳头一侧行部分楔形切除。

(4) 乳头乳晕缺失的手术治疗:乳头乳晕因疾病而缺失,是指根本没有乳房乳头与乳晕,对于乳房切除术后或先天性的乳头乳晕不发育所致的乳头乳晕缺失者,可进行乳头乳晕再造术得以矫治。目前这种手术比较普遍,而且是比较简单的手术。

乳头再造术。乳头再造术常用的方法,目前常用的有皮肤或复合组织移植再造和局部皮瓣法再造两大类。一般选取健侧乳头乳晕、小阴唇、大腿内上部、耳垂、第 5 趾等的皮肤和复合组织(即供区)进行乳头再造,再造的乳头形态比较恒定,其缺点是破坏了供区的正常组织形态,特别是健侧乳头和小阴唇部位,往往给心理上带来不良影响,因而不易被患者尤其是年轻患者所接受。局部皮瓣法再造简单易行,是目前最常应用的方法,如改良的星状瓣法、对偶舌状瓣法、改良的鱼尾状瓣法等。但应该指出的是,经手术再造的乳头,往往随时间的推移有逐渐回缩或吸收变小甚至消失的趋势,因此,应用皮瓣法再造乳头应矫枉过正,使得再造乳头在术后随时间的迁移渐趋对称。

乳晕再造术。该手术常采用的是游离皮片移植方法,供区采用与乳晕皮色接近的部位,如外环切取移植或旋涡状取材健侧部分乳晕,进行游离移植乳晕再造术;手术也可选择皮肤色素深的小阴唇、大腿内侧等部位的皮肤,行植皮法乳晕再造术。在国外,随着文身着色技术的提高,皮肤文身法着色的应用大大扩展了供区的范围,取得了逼真的效果。但在我国,目前用于文身的色素尚不能很好地接近正常乳晕颜色,文身后效果并不理想,因此该方法在国内应用的较少。

乳头乳晕的整形美容手术,目前方法不断更新,手术方式层出不穷,技术日趋成熟,创伤较小,效果肯定。如果的确属于需要手术整形的适应证,并能针对自身情况做出相应的选择性手术,可以实现乳房健美的目的。不过,需要提醒的是,手术一定要在正规医院进行,一定要进行规范手术操作,一定要在手术前进行是不是适应证的论证,防止发生乱做手术、随波逐流的做法。

16. 硅胶隆乳常见副作用　隆乳所使用的材料,随着医疗技术的逐步成熟在不断改进,无论是在手术效果、假体质感,还是对乳房的不良影响等方面,其质量都在改进与提高。但是,任何假体毕竟都是假体,都与正常的组织存在质的差异。目前,常用的硅胶材料,也会对乳房乃至身体有不同程度的不良影响。常见的影响是:

身体产生不适。硅胶对于人体来说毕竟是"不速之客",这种丰满是有代价的。一部分人可能会发生过敏反应,也有一部分人出现严重的并发症,促使局部组织发生炎症或者增生,往往出现发热、烦躁、全身疲倦、肌肉乏力、关节疼痛、局部坠胀、记忆力减退、神经综合征,严重者发生淋巴结肿大、血沉加快、丙种球蛋白增高等。一部分已经做过硅胶隆乳的女性认为,这是安放了一颗不知何时爆炸的"定时炸弹"。的确,硅胶与人体直接接触的刺激还不是"尽头",一旦破裂起爆,胶液便会随着肌肉间隙四处"流浪",致使周围组织和乳房僵硬,反而失去业已存在的弹性。不仅如此,所发生的硬结常常到处"流窜",移居腋窝、腹部等处,令人触而生畏,思之烦恼。

诱发乳房疾病。由于硅胶作为一个异物"定居"乳房,约有 20%~30%的隆乳者产生自身组织的抗体,久而久之便形成各种类型的自身免疫性疾病,诸如系统性红斑狼疮、硬皮病、多发性关节炎、神经衰弱,甚至诱发恶性肿瘤。由于隆乳后的不适,常使人处于烦闷、追悔、自卑等不良的精神状态,极易导致心血管系统、神经系统、消化系统等方面的疾病。之外,未婚女子隆乳还会给将来的哺乳带来麻烦,因为这会严重地影响乳汁分泌。

有时丑化乳房。隆乳是为了美化乳房,显示女性的"曲线"。但良好的愿望并非均有良好的结局。有的学者认为,隆乳"塑造"的美仅仅是暂时的,而从长远来看,转美者微乎其微,相反,变丑者比比皆是。硅胶不是人体组织,不会一成不变、常居久安。隆乳后,大约 10 年的功夫就会出现乳头凹陷、乳房变形,甚至乳房的表皮颜色也会变暗,失去光泽,与周围皮肤迥异,遭受到"毁灭性"的打击。一旦硅胶体破裂,其丑化的后果可想而知,不仅如此,乳房的敏感性以及对性欲的影响也会因而消失。更为重要的是,这给隆乳者精神上的打击是不可估量的。

部分影响哺乳。手术植入假体者,尽管没有伤及或者很少伤及乳腺,但由于假体的植入,对乳腺的挤压等可能会影响乳汁的正常分泌量,对接受手术的女性以后哺育子女可能带来不同程度的麻烦。

假体破裂和硅油渗漏。假体植入后,内部压力增大,随时都有可能发生破裂。医学研究表明,植入假体后8~10年,有5%~95%的可能发生破裂。乳房假体破裂后可出现乳房肿块、乳房变小、乳房变形、乳房灼痛等症状,当出现这种情况时,往往要重新取出或置换假体。

出现肉芽肿。乳房假体中的硅油如果发生渗漏,势必殃及的乳腺和其他临近组织,根据渗出量的多少形成大小不等的肿块。这种肉芽肿很像癌瘤,在难以区分时必须进行活检。

隆乳反思。乳房美自然是人们所追求的,但是这种美不能以损伤身体为代价。其实,隆乳不应作为一种时尚,不应随波逐流,不应作为最佳选择。如果属于发育的问题,应及时查明原因;倘若属于疾病的影响,就应认真有效地治疗;假使属于正常范围,就没有必要非与长着硕大乳房的女人相比不可。女人的乳房和颜面有一定的相似之处,天生的形状毕竟是自然的,各有各的形状,各有各的大小,没有必要相互攀比。在某种意义上来说,只要不是明显的缺憾,保持个性,保持自己的风格,这并不是什么坏事。只要符合健康要求,只要不过分强求"虚伪包装",只要按照人体发育的自然规律办事,就不会有遗憾。当然,如果乳房属于严重的残疾,或是太不起眼,也算值得冒一冒险。不过,还是要提醒您三思而行。

17. 隆乳的副作用及对策　隆乳毕竟不是乳房健美的最佳途径,由于副作用、并发症较多,这样的健美方式开始逐步降温。实际上,这也是许多受术者术后状况所慎重得出的结论,这一结论,与临床医生所得出的结论有许多相似之处。许多急于做隆乳手术的女性,近年来渐渐地冷静下来。隆乳与其他手术一样,并非完美无缺,并非以假就可乱真,并非在生理上、心理上可以"冒名顶替"活生生、情融融的乳房。如果乳房出现了严重的缺憾,用手术的办法进行"加工",本是无可厚非的事。无论是疾病造成的缺憾,还是本身发育导致的缺憾,利用医学技术进行弥补,没有什么值得自卑的,也根本没有必要由此而低人一等。但在实际生活中,由隆乳引发自卑者并非少见。应该引起重视,以免导致精神方面的障碍。手术尽可能保密。由于乳房生理问题而手术者,应适当注意保密,不适宜在同事之间、朋友之间以及社会上张扬此事,防止好事办坏,闹得满城风雨,处于尴尬境地。保密工作主要是在手术前后的一段时间里,其中也包括部分家人也应该注意保密。乳房也是女性议论的话题,对已手术者应作好保密工作,尽量缩小范围,不可将"事态"扩大化。

常见的副作用。隆乳手术并非均能达到预期目的,受手术者大多数会获得成功,但并不意味着全部成功;隆乳可使大部分有缺憾乳房"风光"起来,但决非万无一失地都能达到想象的基本标准。隆乳本身就有风险,目前对使用硅胶做填充材料已经在医学界有了争议,美国权威部门已公开反对使用硅胶。人的个体差异是很大的。硅胶对一部分人没有任何影响,也不会带来任何不适,但对于个别人来说,有可能发生一系列的不良反应,譬如说局部不适甚至过敏,周围组织发生炎症,诱发另外疾病,甚至丑化乳房……都是很有可能的事情。我们知道,任何一种手术,都有它的两面性,即有利有弊。对于副作用,美容师有责任、有义务把"丑话"说在前面;接受手术者,也应对手术的结局有一个正确的了解,以便权衡利弊,做出正确的、合乎自身条件的决断,绝不能人云亦云,追逐时髦,拿自己当做手术"试验品"。如果确有手术指征,做出抉择之后,就不应后悔。应善待已经受伤的乳房,善待受伤的心理,善待受伤的自尊。

18. 术后可能发生的问题 总体上来说,隆乳手术目前是比较成熟的整形手术种类,正常情况下,发生意外的可能性很小,但这并不意味着不发生意外,没有问题发生。这是因为,任何外科手术都有产生并发症或副作用的危险,由于个体的差异与手术的原因,手术存在不同程度的意外风险。最常见的意外是:

包膜形成和挛缩。术后假体周围形成包膜,是机体对异物植入软组织的正常生理反应,它不同程度地存在于所有接受手术者中,这种包膜可能很薄也可能很厚,因人而异。有时,包膜还会发生挛缩,可使乳腺癌探测更加困难。

手术感染。手术过程污染、术后护理不当、受术者抗病能力低下等原因,都有可能导致手术感染。感染后,乳房局部红、肿、热、痛为主要表现,可发生在术后不久或术后任何时期,有的患者没有明显的全身症状,也有的症状比较明显。一旦发生,应积极治疗,对于久治不愈者,特别是对乳房假体不能适应者,可考虑及时取出人工乳房。

假体外露。人工乳房的大小、位置不当、人工乳房与腔穴不配均可导致术后人工乳房移位、扭转甚至外露。若是植入受过创伤的位置，外露发生率往往增加。一旦发生，应该及时到医院处理。

术后血肿。小心止血是预防术后血肿的关键，一旦在出血没有控制时植入人工乳房，发生血肿的可能性极大。术后出现血肿时，乳房显著增大，有明显的触痛，组织颜色变为紫红色，若不处理将导致人工乳房外露及后期继发包膜挛缩，产生严重后果。因此，一旦发生，应及时进行处理。

乳房术后不对称或下垂。手术后的乳房，一般应该是对称的。一旦出现不对称的现象，可能是由于假体形状不对称、大小选择不正确、包膜挛缩，血肿、假体破裂、胸廓不对称、乳腺组织不对称等因素造成的。另外，隆乳后乳房也会像自然乳房一样随时间推移而下垂。

人工乳房破裂。人工乳房并非可维持终身，破裂的人工乳房通常需要取出或置换。然而，人工乳房隐性破裂通常没有明显的症状，破裂的原因包括手术器械损伤、术中或术后创伤、过分挤捏、过度运动、两性间身体的过度亲密接触，日久材料老化。所以，术后最好定期到医院体检，以便及早发现问题。

乳头乳腺感觉异常。乳晕切口隆乳，在乳头或乳晕部位有可能引起局部暂时或永久性麻痹或超敏。这种现象，与手术伤及局部神经有关，往往不容易恢复。

乳房局部硬化。在假体周围形成纤维包膜，如果纤维包膜增厚并发生挛缩，就会造成乳房硬化，包膜挛缩的发生一般在3周至3个月之间。挛缩的发生，与许多因素有关，但术后有效的自我按摩可大大减少挛缩发生的概率，故在隆乳术后应遵医嘱坚持按摩3~6个月。万一发生挛缩，乳房硬化，需要通过再次手术予以矫治。

19. 隆乳术后的护理原则　对于隆乳者来说，术后护理是非常重要的。尽管术后数日或一周即可恢复正常工作，但手术之后两周内应严格避免性生活，一个月内对乳房要极为小心，以防止出现意外。

隆乳手术之后，胸部往往会有疼痛及瘀肿的情形，其程度有轻有重，常常与手术的方法、手术的性质及个人的体质等因素有关。疼痛一般会持续2~3天，应该有思想准备，同时要严格遵守医生的医嘱，按时服药、精心呵护，这种症状常常需要1~2周方内可消退。手术后的伤口上的敷料注意防止污染,绷带固定乳房位置不要自行改变。伤口的缝线一般在 10 天内自动溶解。在伤口未愈合完全之前,务必特别注意局部卫生。

手术后一般休息 2~3 天后,可进行日常活动。手术后的 5~7 天后便可如常上班工作。手术后第一周应避免高举手臂及提携重物。两周内应避免进行蒸气浴及游泳,而比较剧烈的运动则要待手术后两周才可进行。

术后乳房按摩是非常重要的术后护理方式。按摩一般在手术后一星期开始进行,方法是将乳房尽量向上、内、外 3 个方向推挤,保持位置 10 秒,左右乳房各做 5 分钟。第 1 个月早晚 2 次。第 2 个月开始每晚 1 次,维持半年至 1 年。之后改为不定时按摩。这种按摩可有效减少包膜挛缩的发生,故应持之以恒。少数的患者手术后乳头可能会有麻痹感觉,但经过数个月的按摩后有可能恢复正常。

手术之后一个月,可根据医生的意见选用合身的、柔软内衣或定位胸带,也可以根据实际情况不穿胸围让胸部组织自然成形。乳房的质感、形状自然需要一定的时间。手术后半年内不宜穿着有铁线的胸围,以免导致胸部变形或者引致包膜纤维硬化的发生。为了预防发生上述情况,可在手术后每天服用 800 单位的维生素 E(早晚各 400 单位),连续半年,有助于防止胸部包膜组织挛缩硬化。

手术后的伤口疤痕问题。在手术后的前 3 个月会出现伤口硬化现象,局部凸起及泛红,属于正常的生理现象,常常在半年后消退、淡化,痕迹不再明显。身材较瘦的受术者,由于胸部组织较薄弱,皮下的假体的边缘往往会在触摸时轻微感觉到,尤其是乳房的下部及外侧处,这也是正常的,不必为之惊慌。所填充的假体材料,能承受一定的压力,俯卧、轻度踫撞及一般的挤压,不会导致破裂,也不必多余担心。一旦发觉乳房不柔软,高低不一,形状有异,或疤痕不理想的情形时,要在规定的时间内向手术医生咨询。

隆乳手术的怀孕问题,如准备怀孕,一般应在手术半年之后,待乳房形状稳定下来再安排怀孕。尽管隆乳手术一般亦不会影响哺乳的能力,但手术毕竟是一种创伤,需要一定的康复时间。需要说明的是,假体置入胸大肌下的隆乳手术方法,不会破坏乳房腺体和乳腺管,因而也不会影响哺乳,不会导致乳房疾病,是比较科学安全的隆乳方式。

20. 隆乳后的超声复查 隆乳手术之后,如何确定是不是存在问题,是术后乳房呵护的重要一环。近年来除了一般的常规检查之外,超声检查也是比较时兴的一种检查方法。超声检查时,可确定胸大肌与假体位置的关系,是一种有效的检查方法。

由于硅胶囊内充填的凝胶或生理盐水在声像图上均显示为无回声区,与包囊及周围组织形成鲜明对比,因此超声检查是发现假体异常的敏感方法。

一般情况下,隆乳手术后 1 个月内易出现血肿、积液、感染及假体位置偏移等并发症。超声检查均可发现特征性的图像改变,可及时准确地发现病灶,指导穿刺或选择治疗方案。假体包膜硬化多发生在术后 6 个月以内,病理改变为假体的包囊与周围组织粘连形成纤维囊包裹,并发生挛缩。目前常用的充注式乳房假体包囊挛缩率在 2%~37.6%,通常在 2% 左右。及时使用超声检查,可以及时发现是不是存在异常。

超声检查可以准确发现假体破裂。由于假体破裂的时间不固定,充注式假体隆乳术发生在 2~14.5 年之间。但临床表现并无特异性,可有局部疼痛,手感不一致,严重时才有外观形态改变,但确诊有一定困难。超声检查发现假体无回声前后径减小、轮廓失常和包膜外出现低回声区是诊断破裂的可靠指征,对及时确诊非常有益。

据报道超声诊断假体渗漏、破裂的敏感性为 64%~70%,特异性 81%~96%,是一种经济、快捷、无创等优点的检查方法,已经成为隆乳术后追踪观察的首选检查方法。

21. 常用的隆乳方式效果分析　随着手术技术不断完善,隆乳手术已逐渐形成了人工乳房假体隆乳和自体颗粒脂肪注射移植隆乳两种较为安全的方法。两种方法的利弊,分析如下:

假体隆乳手术。该手术是将成型的人工乳房假体植入体内(一般是胸大肌后间隙)以增大乳房体积的方法。这种方法具有时间短、术后效果立竿见影等优点,通过选择不同的规格和型号,能够达到理想的手术效果。但术后一段时间需要坚持按摩并限制上肢剧烈活动,有极个别人可能会因异物反应过度而产生包膜挛缩等问题。

自体颗粒脂肪注射移植隆乳手术。该方法是将自身其他部位多余的脂肪抽吸出来,经过清洗、过滤等纯化步骤,再注射到乳房内的脂肪移植过程。这种手术没有切口,恢复较快,一般不影响日常活动。由于是自身脂肪组织,因此没有排异反应等忧虑,同时可以吸脂塑身,达到一举两得的目的。但是,自体脂肪移植需要有充足的脂肪来源,由于胸部接受移植的组织容量有限,每次不能注入太多的脂肪组织,如果大量集中注射,移植的脂肪组织不能得到充分的血液供应,极易发生感染、脂肪液化坏死、产生硬结等并发症。另外,移植的脂肪颗粒中含有较多的脂肪碎片,会被身体吸收而削弱隆乳效果。因此自体颗粒脂肪注射移植隆乳术一般需要数次才会达到较理想的效果,每次需间隔1~2个月,治疗时间比较长。

至于手术适应证,假体隆乳几乎适合于所有需要增大乳房的女性,如乳房发育不良、生育后或减肥后乳房萎缩、轻度乳房下垂等;而自体颗粒脂肪注射移植隆乳则较适于身体其他部位有足够的多余脂肪,乳房本身有一定体积,但不够大或有轻度乳房松垂的情况,不太适于胸部过于平坦和身体消瘦的女性。

目前,假体隆乳和自体颗粒脂肪注射移植隆乳仍是最安全的增大乳房的手术方法,这两种手术都不会影响哺乳,也不会增加患乳腺癌的危险。对于隆乳手术来说,选择哪种方法更重要的取决于个人条件,只有适合自己的方法才是最好的方法。因此,如果自己打算尝试,务必先弄清隆乳的来龙去脉,切不可随波逐流,免得留下长久的遗憾与烦恼。

令人非常鼓舞的是,随着科技突飞猛进的发展,隆乳所需要的材料,乃至隆乳的基本方法等,也会带来更多的科技含量,会更加简便、更加逼真、更加美感、更加符合人体的需要,而副作用则或降到最低。

22. 隆乳热潮应该降温 经过隆乳热潮之后,人们冷静地发现,隆乳并非像商家鼓吹的那样完美,隆乳并未给所有手术的人带来欢乐。相反,很多失败的病例,很多负面的报道,给爱美的女性特别是给打算隆乳的女性泼了足量多的冷水。

(1) 隆乳现状与反思:爱美之心与生俱来,特别是女同胞们,更是爱美的领头人。乳房是女性显眼的标志,作为线条美的关键"部件",自然被人们日益关注。就是在这一社会因素的影响下,本来一些无所谓的女同胞们,也更加渴望自己的乳房日益丰满迷人。但人的差异是很大的,有的乳房天生硕大美观,也有的平坦幼小。这一烦人的差异,给许多女性带来忧愁、悲伤、自卑,为了心理上和社会舆论上的平衡,隆乳成为这些姐妹们的热门手术。

隆乳自然有它的优势,特别是在西方,几十年前隆乳的市场尤其广阔。据报载,隆乳手术起始于1893年,德国的一名歌剧演员开辟了隆乳的先例。之后许多女性崇尚这一"人造美景"。历经100多年的"磨难",西方女子饱尝了隆乳带来的苦果,使之轰动一时的人造乳房手术近几年慢慢冷却下来。

从热到冷,自然有它的道理。因为隆乳所带来欢乐的要比失去的欢乐多。当然,不可否认的是,隆乳的结局曾使一些女性欢乐确实大于烦恼,但漫长的隆乳历史,已经证实了隆乳并非完美无缺的健美手段。在美国,大约有100多万妇女用填充硅胶法隆乳。

鉴于这一方法的安全性存在着争议,美国食品与药物管理局已明令非乳腺癌女性一律暂停使用硅胶隆乳,许多已经使用硅胶隆乳的女性纷纷要求检查自己使用的硅胶有无问题。这一现象表明,隆乳正在较早开展硅胶隆乳国家冷却下来。据报道,美国亚拉巴马州就出现了隆乳女子联合控告生产硅酮制造商的案件,而且这些女子胜诉。

实践是检验真理的唯一标准,也是检验医疗技术对人体健康是否有益的唯一标准。隆乳术市场的变化,正是实践的结局,也是人们更加理智的结局,不过,随着医学技术的不断发展,乳房整形手术、乳房健美措施也会更加完善,更加符合生理需要,方法也会更加多样,这个行业还一定会持续,因为一些有乳房缺憾的大多数女性,有这一强烈的需求,也还会带动市场的运作。我们完全有理由相信,隆乳的市场会更加完善、更加有利于女性健美、更加降低意外与事故的发生。

(2)抹去隆乳悔恨泪:隆乳在"时髦"了多年之后,开始逐步降温,至少不像以往那样让人神往、不像以往那样令人追求。实际上,这也是女同胞们经过观察许多术者术后状况所慎重得出的结论,这一结论,与医学家所得出的结论有许多相似之处。难怪许多急于做隆乳手术的女性,渐渐地冷静下来。隆乳与其他手术一样,并非完美无缺,并非以假就可乱真,并非在生理上、心理上可以"冒名顶替"活生生、情融融的乳房。生理上的差异是显而易见的,笔者已另有文章发表,这里谈一谈隆乳在心理上的创伤和烦恼,但愿为隆乳流出悔恨泪者悄悄地抹去……

(3)克服自卑:如果乳房出现了严重的缺憾,用手术的办法进行"加工",本是无可厚非的事。无论是疾病造成的缺憾,还是本身发育导致的缺憾,利用医学技术进行弥补,没有什么值得自卑的,也根本没有必要由此而低人一等。但在实际生活中,由隆乳引发自卑者并非少见。

生活中的女性,有时难免有点缺憾,人们常说人无完人。作为女性的"面子工程"乳房,如果扁平而下垂,没有同龄人那样丰满、那样耸立,的确会让人感到郁闷。有的女性,为了使自己的更有面子,常常不惜一些代价,不是手术就是药物,实在没有办法者,使用内衣衬托,但在心理上却永远是个遗憾,是个"过错"、是个"短处"……

其实,这种认识是非常错误的。乳房发育的事情,往往与主观因素没有关系。乳房发育不够丰满或者出现异常,应该积极查明病因,及早采取有效措施,而不应该也没有必要为此伤心落泪,更没有必要因此而自卑不已。更有甚者,一些女性做了乳房填充手术,本来是高兴的事情,可认为自己的乳房与天然的不同,生怕给自己的爱人以"华而不实""表里不一"的印象,心里有一种难以形容的自卑感。有的隆乳女性,到生下宝宝后充分显示出来。由于隆乳者容易发生产后乳汁缺乏,甚至产生一种负罪感,内心充满焦虑和不安,总觉着对不起孩子、也对不起丈夫。心情总是静不下来,终日沉默寡言,情绪非常低落,神经衰弱,健忘多梦,给身心造成严重伤害。

这种情况在临床上还真的不少。其实,完全没有必要自卑,人生本身就是不公的,有的人长得漂亮,有的人长得丑陋,有的人长得粗壮,有的人长得瘦小……人有改变自我的权力和自由,完全没有必要因修饰一下自己而觉得对不起自己、对不起周围、对不起社会,各走各的路,各穿各的衣,各保持各的个性,完全没有必要感到自卑。

(4) 手术保密:由于乳房生理问题而手术者,应注意保密,不适宜在同事之间、朋友之间以及社会上张扬此事,防止好事办坏,闹得满城风雨,处于尴尬境地。保密工作主要是在手术前后的一段时间里,其中对部分家人也应注意保密。

在现实生活中,特别是少数女性,总是喜欢宣扬事端。一些做隆乳手术的女性,本来对乳房的事情就非常敏感,生怕他人知晓,如果因为乳房干瘪不丰满做了手术被人知道,常常会感到无地自容。当看到电影、电视上的西方女性那硕大的乳房,就感到伤心;当别人议论诸如乳房的话题,就感到难为情。其实,中国人就是中国人,完全没必要与西方人相比。东方女性在生理上与西方女性是不同的。乳房比西方女性小,这本来没有什么,但乳房发育不好的女性对这些话题特别在意。为了追求曲线美,展现出少妇的美姿,经过考虑再三才决定做隆乳手术。这样的事情,一般很不情愿别人知道。但在现实生活中,这样的消息一不小心会不胫而走。一传十、十传百地传开隆乳消息,会对接受手术者造成不良影响。因此,在隆乳前后,要特别注意保密,防止隆乳给自己带来诸多麻烦。

在隆乳刚刚开始之际,人们都有一种好奇心,特别是有隆乳打算的女性,更会充分发挥爱多事、爱打听、爱传播的"优势",把本来不愿公开的事弄成公开的"秘密"。乳房是女性敏感的性器官,也是女性议论的小话题。为此,不得已手术者,应作好保密工作,尽量缩小范围,不可将"事态"扩大化。作为同事、知情者,要尊重好友,不给她们"添乱",在她们的心灵上触及痛处,因为"人怕说短"。

(5)**善待失误**:隆乳手术并非均能达到预期目的,也像一些个别人讲的那样神乎其神。手术大多数人会获得成功,并不意味着全部成功;隆乳可使大部分有缺憾乳房"风光"起来,但决非万无一失地都达到想象的基本标准。隆乳本身就有风险,何况使用硅胶做填充材料已经在医学界有了争议,美国权威部门已公开反对使用硅胶,因为这种材料对人体有些不友好的表现。

记得有一位教师给我来信,说她做了隆乳手术之后,没有给生活带来任何欢乐,而是造成终生无可奈何的遗憾。乳房尽管大了,却颜色变了,感觉变了,情绪变了,十分后悔没有保持自然美,因为她在做手术之前,乳房"整体实力"尚属于中、下等水平。近期她感到乳房不适,有时皮肤作痒,总觉着冰冷冷的,心里自然也不热乎,晚上一睡觉就后悔自己干了一件大坏事。身体本来健壮的她,悔恨、烦恼不已,满腹牢骚、忧心忡忡,情绪压抑,乳房没有健美,却明显增加了颜面上的"小山沟"。她心理上失去平衡,发誓不再信任美容、不再信任那些花言巧语的美容师。对此,我也没有上策。不过我要这样劝说您,既然做了隆乳手术,大可不必对这种不良反应耿耿于怀,因为悔恨、烦恼甚至谩骂都是没有任何作用的。当然,如果是手术发生不应有的失误或事故,则应毅然决然地拿起法律的武器,来义无反顾地捍卫自己的合法权益。

人的差异是很大的。硅胶对一部分人没有任何影响,也不会带来任何不适,但对于个别人来说,有可能发生一系列的不良反应,譬如说局部不适甚至过敏,周围组织发生炎症,诱发另外疾病,甚至丑化乳房……都是有可能的事情。任何一种手术,都有它的两面性,即有利有弊。这些年来由于美容市场的竞争,从业者在宣传上往往言过其实,多说或全说有益的一面,少说或不说不利的一面。

悔恨的泪水,虽能发泄却抹不去心头的忧伤,也不会给乳房带来任何益处。相反,过分地悔恨、烦恼、忧伤将增加疾病,特别是一些诸如神经衰弱、情绪改变、思维迟钝等功能性疾病,造成工作效率低下、人际关系紧张、家庭矛盾增多、心理健康障碍等等。对于这些问题,隆乳者要有正确的态度,家人要有正确的态度,同事、好友、熟人也要有正确的态度。敢作敢为、理直气壮,隆乳手术是自己的事,不应是他人议论的话题,因为这不是术者的短处,也不是影响他人的焦点、热点问题。隆乳是为了追求美,自身追求美的行动是不应受到任何指责的。说到这儿,我想奉劝隆乳的女同胞们做到:心理健康始终保持,权衡利弊方为之;隆乳手术我行我素,任凭他人说三道四。

（6）**保护自己**:隆乳是一个比较精细的手术,不能出现差错,否则会给受术者带来更多的伤害。因此,在打算手术的一开始,就应该注意保护自己。

到正规的医疗机构手术。由于隆乳手术并发症比较多,手术技术要求比较高,做隆乳手术,一定要到正规的医疗机构去做。但正规的一些医疗机构中,有的是个人承包的,应该注意鉴别。

找技术高的医生做手术。隆乳手术之所以发生意外与失败,除了客观因素外,还与手术医生的技术熟练程度有关,因此,手术时应该选技术高、医德好的大夫,这往往是成功的基础与保证。

发生问题要注意查明原因。隆乳手术万一失败,应该注意查找病因,保存好自己是所有资料,包括病历、缴费单据、检查单等,这对分析失败原因、明确责任等都有好处,特别是自己认为属于医疗事故者,更应该在保存好所有证据,对以后处理问题非常有益。

出现问题时,注意依靠有关行政部门,通过正常渠道解决医疗纠纷。有必要时,寻求律师帮助,这对处理手术中的意外很有好处,这种方法,对医疗机构以及医生,都是有益的,可以免除很多的麻烦。

23. 乳房缺失后的乳房重建　由于乳房的重要地位,女人一旦失去曾经拥有的健美乳房,对于特别在乎乳房的女人来说,其痛苦往往是难以想象的。如何通过医学的手段再造乳房,也是这些女性梦寐以求的事情。

(1) 乳房再造手术的适应证:乳房再造,大部分是乳腺癌根治术或/和放疗后,乳房完全丧失其健美的作用,需要弥补由乳房缺失或大部分缺失的缺憾。

目前,对乳腺癌的早期治疗方法,仍然是以切除患侧的肿瘤和乳房为主。有些切除了乳房的乳腺癌患者,对自己的外表充满了反感甚至认为自己不是女人,严重影响了她们正常的心理和社会交往,而通过隆乳可以找回她们昔日的自信。

需要说明的是,由于做乳房再造时需要的组织量较大,有时就要用硅凝胶假体等合成材料的充填来弥补不足的组织量。但由于这些材料本身的一些理化特点,使得隆乳术后会出现一些不易矫正的并发症。如硅凝胶假体外层的硅胶囊容易刺激假体周围组织形成纤维结缔组织包膜,包膜挛缩导致乳房硬化,使再造的乳房失去其漂亮的外形和柔软的弹性。

最重要的一点是,对于患过恶性肿瘤的患者,在其体内植入乳房假体是否会有诱发肿瘤或使肿瘤复发的危险,尽管对此目前尚无定论,但做乳房再造手术要权衡利弊,特别是对于有复发可能的患者,更应该慎之又慎。对于这部分妇女,最好不用乳房假体来充填乳房。

据有关资料报道,为了避免假体的不良刺激与可能带来的不良后果,一些医疗机构采用自体组织乳房再造术,即应用先进的显微外科技术,把患者的自体皮肤和脂肪组织移植到再造的乳房处,利用患者腹壁下动脉穿支皮瓣再造乳房。患者术后不仅能够得到一个手感良好丰满的乳房,还不必担心充填乳房假体后可能出现的一些不良反应。该手术对身体略有肥胖的妇女来说,既有减少腹部多余脂肪又有用自体组织再造乳房的优点,做到了乳房再造和腹壁整形同时进行。这种手术可以将两个手术一次完成,手术切口隐蔽,术后并发症少,恢复时间快且远期效果好。有关专业人士认为,腹壁下动脉穿支皮瓣再造乳房对于因乳腺肿瘤而切除乳房的妇女来说,是目前比较理想的乳房再造方法。乳房再造手术的适应证一般为:

乳房已经坏死无法恢复者。一些乳腺癌患者,经过放射治疗后,乳房发生坏死，或者伤口长久不能愈合，乳房已经难以保留者，需要进行乳房再造。

特别在乎乳房者。有些女性，由于工作、职业等方面的特殊性，而且又非常在意乳房的作用，乳房缺失足以引发严重心理障碍的患者，应该考虑进行乳房再造手术。

因病切除乳房但又年轻者。有些乳腺癌患者，年纪很轻，并在乳房切除后具有良好的预后，考虑健美等方面的需要，可以考虑乳房再造手术。

（2）乳房再造手术的注意事项：手术之前要充分论证。乳房再造手术，是一个特殊的手术，说其特殊，是因为这种情况大都是因病失去乳房者，心理因素、年龄因素、疾病因素等等，都不得不慎重考虑。

心理方面，要有充分的思想准备。手术的效果，与一般隆乳不同，隆乳风险比乳房再造的风险低，而且身体健康素质要高，而乳腺癌切除后乳房再造者，思想复杂，想的问题更多，精神压力更大，在手术之前务必做好思想准备，不可盲目行事。

年龄问题，常常是康复效果的重要因素。由于进行乳房再造手术的女性年龄相对偏大，身体健康水平较低，对于一些并发症的承受能力较弱，在手术之后，康复的时间往往较长，而发生并发症的可能性增大，因此，受术者一定要特别呵护自己，特别呵护脆弱的乳房。

在疾病方面，由于是因病切除乳房，身体已经承受了巨大的伤害。这时进行乳房再造，不仅要呵护再造的乳房，而且要呵护自身的体质，增强自身的免疫功能，重视做好防止肿瘤复发的准备。乳房再造术后，要定期到医院随诊，随时与医师保持联系，进行术后评估，定期进行乳房检查。

我们知道，行乳房美容整形术与乳腺癌根治手术相比，涉及的问题要更加广泛一些，其中最应注意的是在乳腺癌术后的患者应详细了解肿瘤生物学特性，根据具体情况制定合理的手术方案，做好更完美的常规术前准备。对于乳腺肿瘤患者，哪些病例适合进行乳房美容整形手术或者乳房再造，什么时间进行乳房美容整形术或者再造，其最主要的决定因素还要看肿瘤的生物学的特性。

对于拟进行一期乳房重建者，手术前应行全面检查，做到胸中有数。要通过了解原发肿瘤的部位、大小、局部浸润情况、淋巴结转移情况、远隔转移情况，进行术前组织学诊断。这些步骤，是决定乳房重建术取舍的主要依据,对已进行活检者,还应详细了解病理的类型。根据其分化程度、其他生物学指标,以判断肿瘤的恶性程度。结合临床检查等综合分析,确定肿瘤复发的危险程度。对术前无组织学诊断者,应行术中快速进行病理检查,对上述情况做出比较准确的判断。

进行上述评估,其目的是对乳腺癌手术与重建手术关系有一个充分的了解。乳房重建术不会影响肿瘤的治疗效果,因为乳房重建术是在乳腺癌根治术的基础上实施的,因而不必为此担心。但是,由于乳房重建后胸壁原手术部位有较厚的移植组织,可能不利于术后复发灶的及时发现,因此需要通过术后加强随访和复查。

需要明确的是,受术者要在术前大致了解手术的预期效果。在乳房美容整形再造术前,明确通过乳房美容整形术哪些目的可能达到,哪些要求根本无法实现;哪些效果取决于患者本身的个体情况,包括个体素质(如是否属于疤痕体质)、相关组织的解剖变异等。应该知道,再好的手术方式,也不可能使重建的乳房与原先的乳房一模一样,而且很少能达到绝对对称。重建的乳房,只是可以达到形似,大多数患者仍需要配合衣着、内衣等来调整乳房曲线。另外,重建乳房在质地、活动度等方面,也有别于"天然"的乳房,乳房的生理功能则完全不具备,只是形态上的部分具备。因此,对乳房再造手术不要抱有太大的希望,防止术后有严重的失望感。

24. 乳头凹陷影响健美 乳房的健美,主要体现在完美方面,一旦乳房出现缺憾,任何乳房都谈不上完美,谈不上健美。

(1)乳头的生理作用:乳头是乳房结构的一个部分,在生理作用方面发挥着重要的作用。正常的乳头为圆锥状,高出乳峰平面约1.5~2cm。乳头凹陷患者在婚前的女孩子中并不罕见,虽然当时对身体健康没有不良影响,不影响结婚与生育。乳头凹陷尽管不是什么大的毛病,但如果不能及时矫正,往往会留下诸多的隐患。乳头凹陷较为常见,该病不仅影响婴儿正常哺乳,容易导致感染,还会给患者带来健美方面的麻烦。在正常生理情况下,女性的乳头是耸立在乳房的乳晕上面的,是人类生儿育女哺乳后代的需要,也是性活动的需要,在性活动中发挥重要的作用。前者是被人们所公认的,而后者的作用越来越受到人们的重视。事实上,后者造成的负面效应也是巨大的,因而也引起医学界的高度重视。不仅如此,乳头还有显著的健美作用,乳房在女性美中占有美不可没的"丰功",而乳头的作用是非常显而易见的。

(2) 乳头凹陷的原因：乳头凹陷可分为先天性和后天性两种。先天性的属乳头发育畸形；后天性多因青春发育期戴内衣过早或佩戴过紧的内衣，乳头因为紧缩、受压，得不到发育，甚至引起萎缩。炎症挛缩也会引起乳头凹陷。

乳头凹陷可发生双侧，也可发生单侧，主要为乳腺导管过短乳头组织被牵拉有关。乳头凹陷的程度是有区别的，有乳头完全性凹陷和不完全性凹陷。完全性凹陷则乳头全部陷入乳晕中，侧面观察看不到乳头，完全被乳房"埋伏"起来，乳头部位仅可见到一个洞；不完全性乳头凹陷则分为中心性凹陷、线性凹陷、一侧凹陷、半凹陷等类型。

乳头凹陷也分为真性乳头凹陷、乳头内翻、假性乳头凹陷3种。倘若乳头陷于乳晕以下，且牵拉也不高出乳晕平面，为真性乳头凹陷；若乳头向内翻不能拉出者又称乳头内翻；如与乳房皮肤在同一平面仅不能竖起者称为扁平乳头，亦称假性乳头凹陷。以上几种乳头凹陷系乳头及乳晕的平滑肌发育不良、乳头内乳腺管较短，导致乳头不能凸出。

先天性乳头凹陷，与遗传也一定关系。母亲及其母亲一代人中、姥姥有乳头凹陷史者，下一代罹患乳头凹陷的可能性比正常人要高。

后天性乳头凹陷常见的有如下两种情况，即衣着过于紧束和内衣使用不当。内衣过于紧束，特别是在女性的乳房发育期过于紧束，往往影响乳房的正常发育，影响乳房的外展力。特别是乳房偏大的女性，穿着内衣过紧，所带来的影响更大。有些乳房偏大的农村女性，唯恐乳房继续"疯长"，常用束胸的办法加以控制，很容易导致乳头凹陷。内衣过小、过紧，少女时期使用过早，同样会引起不少麻烦。

内衣佩戴的年龄一般为16~17岁，因此时的少女乳房业已发育成型，内衣支撑乳房有利于其血液循环，符合保健要求。少女如果发现乳头凹陷，不仅要根据乳房的大小佩戴尺寸合适的内衣，还要保证乳头能够良好发育。可以将内衣的前端相当于乳头的对应部位开一个洞，戴上内衣后恰好能将凹陷的乳头挤出来，以免继续挤压。

(3) 乳头凹陷的危害：乳头凹陷的危害是比较大的。该病不仅仅关系到患者自己的健康和健美，也无不关系到婴儿、丈夫的身心健康。常见的危害有如下多种：

影响健美。乳头凹陷有损女性胸部健美,乳房显示不出坚挺、耸立的形态与美感,不能形成女性特有的乳峰,难以形成应有的曲线。

影响哺乳。乳头凹陷明显者直接影响其婴儿吸吮,直接影响哺乳质量,乳头凹陷严重者根本无法喂养婴儿。同时,也会影响母子感情的交流。乳头凹陷时,乳母一时不能喂养婴儿,往往引发情绪上的异常。

容易感染。乳头凹陷也给乳房保健带来麻烦,导致冲洗困难。产妇乳汁排出不畅,会导致乳管阻塞,乳汁淤积,容易发生急性乳腺炎、乳腺脓肿;分娩后乳汁开始分泌,由于乳头凹陷,哺乳时往往被强行牵拉出来,因乳头平时"隐居",非常娇嫩,一旦碰撞,极易损伤、破裂和出血,容易造成乳头乃至整个乳房感染,最终发生乳腺炎。部分患者起初常常是感到乳头瘙痒,其实这也是一种感染征兆,这大多是白色念珠菌在作怪。

产生疾病。乳头凹陷还会直接引起乳头上的导管扭曲不畅,形成一定的阻力,加上月经周期和雌激素的不断影响,乳头上的上皮细胞逐渐脱落、积聚、阻塞,容易发生乳腺导管扩张症,给日后带来一定的麻烦。

诱发癌变。乳头凹陷,常常造成病原体"藏身",乳头卫生得不到保证,加上化纤内衣、乳管分泌油脂的不良刺激,长期在恶性的"环境"中,这对乳头来说都是不利的。据有关资料显示,乳头凹陷者发生乳腺癌的可能,比正常女性要高得多。

影响性欲。乳头是女性非常重要的性敏感点,触摸这一敏感点所产生的性快感,是持续时间长久、体力消耗较低、性欲指数最高的性感受。许多女性的性欲是通过乳头刺激达到的,有不少无性高潮的女性,刺激乳头有意想不到的良好效果。乳头一旦凹陷,则难以发挥有效的性刺激,而且还会影响男方的性欲,不能产生全方位的、多途径的有效刺激,很容易导致双方的情趣失谐。

(4)乳头凹陷的防治:乳头凹陷是有办法纠正和治疗的,但关键在于预防。因为有效地预防可以防止乳头凹陷的发生和发展,将本病消灭在萌芽状态。

乳头凹陷应从少女时期抓起。少女时期是预防乳头凹陷的关键时期,凡是母亲、姨妈等直系亲属中的女性有乳头凹陷者,应作为预防的重点对象。母亲对女儿的乳头发育情况应特别关照。

经常牵拉。少女时期是乳房发育极其重要的时期,是其他任何年龄段所不能取代的时期。在这一时期,纠正乳头凹陷同样是极其重要的时期。经常牵拉,可以使双乳头突出、周围皮肤支撑力增大,起到"定型"作用。自行牵拉效果不明显时,应及时去医院找大夫咨询,以学会运用乳头凹陷矫正器来治疗。对于矫正无效者,还可以通过手术的办法进行矫正。手术简便易行,没有多大痛苦,门诊即可进行,不影响工作、学习。

注重衣着。贴身内衣应穿棉制品,同时注重乳头卫生,经常换洗、日光照射,乳头有发红、裂口的迹象时,内衣应进行蒸煮消毒,以防引起感染。要注意避免化纤类内衣的不良刺激,避免平时被细菌感染。

防止挤压。内衣适当,不可过紧,对于乳房较大的少女,更应注意乳房的宽松、"自由"。对于有俯卧习惯的少女,更要及时纠正,防止乳头遭受挤压,加重乳头凹陷的程度。

呵护乳头。罹患乳头凹陷的产妇分娩后,应特别关照乳头的保健和卫生。乳头有轻度凹陷者,适当增加婴儿的吸吮次数,同时注意保护乳头,注意哺乳后清洗,谨防感染。一旦发生乳头红肿,应及时去医院诊治,防止形成乳腺炎,给乳房健美带来终生遗憾。轻度乳头凹陷应注重护理,每天用温水洗涤 1~2 次,然后轻轻地往外牵拉凹陷的乳头,牵拉时不宜用力过大,以免乳头损伤。平时在洗澡时应该经常擦洗乳头,并注意轻轻向外提拉。

乳头凹陷的其他对策。对于乳头内陷的少女,必需及早采取措施。一般情况下,可以通过自我按摩等方法进行矫正,具有很好的效果。方法是:用左手将右侧乳房托起,右手食指、中指、无名指并拢,从乳房基部用三指向乳头做旋转轻揉,先从近胸骨处的乳房基部向外侧移动按摩,往返20次,然后按摩左侧乳房;五指呈鸡爪形,扣住乳头下方,轻轻往乳房基部旋转揉摩,每侧乳房各 10 次;牵拉乳头,用拇指、食指和中指捏住乳头,向外做牵拉按摩,每侧 20 次。注意用力均匀,捏乳头不要用力太大。对于无法用手指揪出者,可用吸奶器将乳头通过负压吸出,每天两次,坚持一段时间之后可得到纠正。

定时吸引。婚后男方可吸吮妻子凹陷的乳头。这种吸吮方法简便可行,既可矫治乳头凹陷,还可预防乳腺炎症的发生。如果乳头凹陷在分娩前没有矫正,可用吸奶器进行定时吸引。吸引时使瓶中空气吸出形成负压,将乳头吸出,5~7 分钟之后取下,之后用手牵拉,使其不再回缩。只要没有纠正乳头凹陷，就要坚持吸引，一般 1 天 1~2 次，直至得到彻底纠正。也可用 5 毫升或 10 毫升注射器退出针栓，注射器乳头处连接电动吸引器，以 400~500mm 汞柱负压，吸引乳头，每日治疗 1~2 次，反复吸引，直至得到纠正，这种方法可以使一些轻度凹陷的乳头挺出。

对严重的乳头凹陷，需要进行整形外科手术矫正。在局部麻醉下，通过切除乳晕内几小块菱形皮肤，切断牵拉乳头凹陷的纤维组织及平滑肌，使乳头挺立后再行结扎缝合。术后 7 天拆线，之后进行吸引治疗 l~2 周，以防乳头再度凹陷。

（5）重视乳头瘙痒症：在临床上，有的女性偶有乳头、乳晕发痒的症状。一旦发生，特别是长时间如此，应该引起重视。乳头发痒有可能是单纯的过敏现象，也可能是乳腺癌的征兆。

据有关资料报道，有一种罕见柏哲德症（paget's disease），也会在乳头和乳晕周围出现一种类似湿疹的症状，患者会有皮肤发痒、刺痛及烧灼感，有时还会暗红、血样分泌物，或出现不痛的硬块。

如果乳头除了发痒还有分泌物，乳头发炎会有上述症状，也有可能即将发生更严重的问题。当乳头分泌物，是黄、白、乳、绿色时，只要经过适当的治疗，就可痊愈，但若乳头的分泌物呈现暗红、有血样时，就要特别小心是不是有炎性乳腺癌的可能性，因为有 5% 的乳头发炎由乳腺癌造成，应该引起高度重视。

需要强调的是，尽管柏哲德氏症比较罕见，但由于其症状与一般湿疹非常类似，一些患者一般不会太在意，容易被忽略而延误早期治疗。因此，尽管乳头发痒是小的问题，但也要予以重视，一旦发生，应该及时到医院检查，特别是乳头、乳晕发痒且有分泌物，或合并有无痛的肿块时，更应该到外科或乳房外科作进一步的检查，以弄清病情，及时采取措施。

（八）饮食对乳房健美的影响

一对健康而丰满的乳房，是由多种因素决定的。先天因素对乳房的影响是很大的，如遗传基因造成的种族人种问题，乳房的大小及其丰满程度存在很大的差异。但后天对乳房的影响同样是不可低估的，食物营养状况、乳房自我呵护和防治乳腺疾病等，对乳房的发育、丰满都有重要影响。故此,其后天因素是不可忽视的,因为女性在后天方面如果重视乳房的呵护,在饮食方面加以重视,还是具有一定作用的。

1. 科学饮食可使乳房更加健美 乳房发育和全身发育一样,都离不开由食物对其提供的营养。但食物对乳房的影响是不同的,有的食品可能有益,有的食品还可能有害,这就要注重食品的挑选与搭配,做到科学饮食、乳房保健饮食。

我们知道,在一般情况下,体瘦的妇女胸部较为平坦,而肥胖妇女的乳房大都较为丰满。这种现象就是因为肥胖人的脂肪丰富,是脂肪为乳房的丰满奠定了基础。在一般情况下,脂肪多了乳房当然也就显得丰满了。脂肪少了,如身体瘦弱的人乳房就会平平。如何增加营养,增加哪些营养对乳房健美有利,需要讲究营养搭配与食品选择。身体的胖瘦不取决于进食量的多少,而关键在于食物中所含热能的高低。维持健康的身体与健美的乳房,就需要饮食营养的平衡,防止热能过剩或不足。如果摄入体内的营养少于机体需要,身体就会变瘦;营养多于机体需要,自然就会引起脂肪储存,乳房自然显得丰满但不一定健美。平衡的营养搭配与正确的膳食结构是乳房健美的基本保证。

饮食为什么可以健美乳房呢? 我们知道,决定乳房丰满和富有弹性的重要因素是脂肪。女性脂肪应该高于男性,约占体重的22%左右。脂肪是人体贮藏量最为丰富的能源物质,在乳房构成上脂肪占总体的2/3,而乳腺腺体则占1/3左右。脂肪是否符合正常需要,要取决于是否科学的、平衡的饮食。一些女性为了保持身体健美,常常采用节食的方法。这种方法对防止肥胖的确有一定的积极作用,可以有效地防止肥胖的发生,但如果过度节食,不能保持人体发育的需要,女性将要付出惨重的代价。因为过度节食不仅可以引起精神性厌食症,在发育期还会因营养极度缺乏而影响正常的女性发育,不仅乳房受到严重影响,其生殖功能成熟方面也会大打折扣。所以说,科学饮食、平衡营养是乳房丰满健美的关键。在女性发育阶段,既要有丰富的营养来保持乳房的正常发育,使其丰满、挺拔,显现出女性特有的线条美;又要避免过多进食给乳房带来的负效应以及对乳房造成的一些伤害。

2. 饮食帮助乳房丰满 乳房发育,固然主要与遗传等因素相关。但是,大量的临床资料证实,乳房的发育的确与饮食有一定的关系。在女性发育期,科学饮食的确对本来发育不佳、乳房发育潜力不大的女性来说,有一定的促进作用。

女性要注意补充脂肪,特别是一些体型偏瘦的女性更应该如此。乳房组织中脂肪丰盛,可谓贮藏脂肪的仓库。为了乳房发育,应适当食用一些含脂肪丰富的食品,如肉、蛋、豆类等。

同时,女性健美离不开补充水分。多饮水对乳房的健美作用很大,如能每天坚持适当多饮水,保持小便清爽,则对滋润、丰满乳房具有非常重要的作用。

在饮食中,还要特别注意补充胶原蛋白。乳房健美标志之一,是光洁度好,具弹性不粗糙。为此应摄取足够的胶原蛋白以营养乳房。含胶原蛋白的食品主要有肉皮、猪蹄、牛蹄、牛蹄筋、牛板筋等。同时,还应多吃一些橘子、胡萝卜等。通过热量在体内的积蓄,使瘦弱的身体丰满,同时乳房中也由于脂肪的积蓄而变得坚挺、富有弹性。

对于母亲及其母亲姐妹乳房发育欠佳的子女,应该重视其青春期乳房的发育,为了使乳房逐渐隆起变得丰满起来,可以增加一些促使激素分泌的食物。这时是乳房发育的关键时期,不可到了成年再考虑乳房发育的问题。人们熟悉的维生素E,具有调节激素正常分泌的功能。适当食用一些富含维生素E的食物是十分有益的。含蛋白质的食物,含维生素B族多的食物,含亚麻油酸多的食物等,都是身体合成雌激素不可缺少的重要成分。值得特别指出的是,在女性发育时期不可轻易减肥,不要限制上述食品的摄入,不能犯后悔终生的错误。

3. 有利乳房健美的饮食　健美乳房饮食应该根据个人的具体情况确定,不能一概而论。人体存在很大的个体差异,应根据实际需要进行调整饮食。

一般情况下,在乳房开始发育的时期,就应有充分的准备,在乳房健美的关键时期打下良好的基础。特别是母系成员中乳房发育不够丰满者,更应及早进行饮食调节。但对于母系成员乳房发育非常丰满者,则应适当的饮食控制。

为促进青春期乳房的发育,还可以吃一些促使激素分泌的食物。维生素E有调节激素正常分泌的功能,不妨吃些富含维生素E的食物,如卷心菜、花菜、葵花籽油、菜籽油、芝麻油等。除此之外,蛋白质、亚麻油酸、B

族维生素也是身体合成雌激素不可缺少的成分。

含蛋白质丰富的食物有奶及奶制品、瘦肉、蛋类、豆汁、豆奶及豆制品等;含维生素 B 族多的食物有动物脏器、鱼、蛋、绿豆芽、新鲜水果;含亚麻油酸多的食物有芝麻油、菜籽油、花生油等。

雌激素的分泌可促进乳房和乳头的发育,使乳房逐渐隆起变得丰满,但人到成年后乳房已基本定型,如果乳房小,即使吃促进雌激素合成的饮食,其效果亦大大逊色。所以,要使乳房丰满,就要抓住时段机遇,重点在青春期调治。中年妇女乳房保健也是非常重要的,应该根据自身的情况调节饮食,防止乳房过早萎缩,过早失去丰满的造型。

应该特别指出的是,豆制品对女性乳房健美具有非常良好的作用。大豆中含有丰富的植物性雌激素,不仅可以防止雌激素的副作用,还可以防止乳房疾病、身体肥胖的发生。

在正常的脂肪摄入量中,要注重提高植物性脂肪的摄入量,这对乳房健美具有重要意义。植物性脂肪的主要来源是植物性油,它含有人体必需的脂肪酸,具有营养皮肤、健美乳房的良好作用。

之外,多吃海藻等海产品对乳房健美作用显著。食用海藻类食品,对预防乳房疾病、保持乳房健美具有可靠的作用。

4. 不利乳房健美的饮食　身体已经超重者,应该适当控制饮食,适当进行体育活动,防止乳房发生下垂。肥胖者应该控制脂肪特别是动物脂肪的摄入量。有些人认为,瘦肉含脂肪少,可以不在限制之列,其实这种观点是错误的,瘦肉中的脂肪含量也是相当可观的,特别是红瘦肉,以牛肉为例,脂肪的含量在 30% 以上,对于身体已经超重的女性来说,也是应该根据实际情况进行限制的。

我们知道,身体肥胖的女性,乳房往往极其丰满、硕大,如果不控制饮食,不加强身体锻炼,很容易发生乳房下垂。乳房部位容易堆积脂肪,过多进食脂肪类食物,会使发生乳房松弛、变形。不仅如此,食用高脂肪食物的妇女患乳腺癌的相对危险性比低脂肪食物者要高很多,不得不加以重视。

过多的甜食不利于乳房健美。过多进食含糖量较高的食品,不仅可以导致肥胖,还会影响到乳房的健美,这在现实生活中得到验证。大量的临床医学研究报告也表明,食糖消费最高的国家,妇女发生乳腺癌的概率明显高于低糖饮食的妇女。根据对 24 个国家的研究资料证实,乳腺癌高发地区和食糖消费量高的地区完全一致。女性在发育阶段或在生育期,特别体重达到标准或超过标准者,都应该注意限制食糖摄入量。

一日三餐进食不合理也不利于乳房健美。有许多人特别是城市的女性,吃饭有一个显著的特点,往往有早晨不吃、中午凑合、晚上丰盛的特点,这种饮食方式,对身体健康和乳房健美都是非常不利的。不吃早餐危害甚大,除了人们熟知的会营养失衡外,还容易导致胆囊结石、胰腺炎、内分泌疾患,因此应尽力杜绝。

一日三餐的比例问题。在体重正常的情况下,如设定一日饮食总量为 10 份,其三餐饮食比例应该是 3、4、3 份,这样相对均衡,符合健康要求;而对于肥胖的人来说,则应该是 3.0~3.5 份、4.5~5.0 份、2.0~2.5 份。需要特别强调的是,晚上饮食过多、过精、过好、过晚的习惯是不利于乳房健美的。晚餐尽量减少脂肪高的食物,肉食要少,并以白肉类为主。

5. 生活中饮食丰乳处方　在日常生活中,通过饮食特别是一些饮食中增加一些具有养血、益气、补肾、滋肝、健脾等中药,对乳房发育欠佳者,往往有良好的效果。

(1) 鱼肉炖黑豆

方法:鲫鱼 500~1000 克,干黑豆(宜先用净水浸泡)100 克,烹饪材料适量,放入鱼肉中炖熟一同食用,每天一顿黑豆食完。

作用:黑豆、大豆中含有丰富的蛋白质,黑豆也是中医常用的食疗上品。大豆有黑、黄之分,黑大豆味甘性平。传统医学认为黑豆具有活血行水、祛风解毒、补肾养精之功。据现代营养学研究,黑豆中所含蛋白质系优质蛋白,有人体不能自身合成的多种氨基酸。黑豆中所含的脂肪油以及多种微量元素。其脂肪油为不饱和脂肪酸,不仅易被人体吸收利用,而且可丰富磷脂,增强细胞活力,促进人体发育。配以鱼肉,不仅味道鲜美,而且营养价值与滋补作用相得益彰。由于上述饮食搭配科学,对瘦弱女性具有良效,即使是肥胖但乳房发育不良的女性,同样具有很好的作用,不会因此而加重肥胖。

(2) 羊肉炖当归枸杞子

方法:羊肉 500~1000 克,全当归 15~30 克,枸杞 50~100 克,红枣(劈开)4~8 枚,烹饪材料适量。羊肉与上述三种中药同时煮熟食用。

131

作用:羊肉是滋补上品,补诸虚,养阴血,滋肝肾,含大量的微量元素以及人体必需的氨基酸等;当归为养血诸药之首,且有植物性雌激素成分;枸杞子滋补经血,益肝养肾,含较丰富的植物性雌激素。两味中药对于女性气血虚弱、月经量少,面色无华,四肢乏力,白带稀少等雌激素水平低下者,具有很好的滋补效果。大红枣补气健脾,调和胃肠。诸品一同煎煮,对女性乳房发育不良、月经来潮较迟、月经量偏少、未有拉丝白带者,具有一定食疗作用。当归与枸杞子滋补平和,适应范围广泛,几乎没有副作用,可以经常食用。

(3) 清蒸人参甲鱼汤

方法:生晒参 20 克(选用片剂),甲鱼 1 只(约 500~700 克,洗净除去内脏),红枣(劈开)4 枚,烹饪材料适量,一并炖熟食用。

作用:生晒参具有良好的补气作用,而且不易上火,服用安全,效果可靠;甲鱼滋补阴血,营养价值丰富,与生晒参合用气血双补,对女性月经量少,月经迟潮稀发,乳房发育不良,少气乏力,易感多病者,具有良好的滋补作用。长期食用,可补元气、固脱生津、安心养神,对于劳伤虚损、形体消瘦、食欲不振、气血津液不足等症,效果明显。

(4) 牛板筋炖黄豆

方法:牛板筋 200 克,黄豆 100 克(事先水泡),先将牛板筋洗净,切成小块,加油与烹饪材料适量,煸炒后放入高压锅内加水适量继续烧煮,开锅后小火煮 15~18 分钟食用。

作用:牛板筋具有丰富的胶原蛋白,黄豆含有植物性雌激素,二者具有补肾健脾,滋阴补虚的作用,对乳房发育不良具有辅助治疗功效。

(5) 河虾炒鸡蛋

方法:活河虾 50 克,鸡蛋 2 个,按常规方法先在油锅煸炒洗净的河虾,将鸡蛋打匀与虾一起煸炒,加烹饪材料适量,再熘炒至香起锅服食。

作用:本方是民间常用的丰乳食疗方法,具有补肾益髓、健脾开胃、促进乳房发育、健身养颜等功效。

(6) 猪皮冻

方法:新鲜干净猪皮 1000 克,加水适量以小火煨炖到肉皮烂透、汁液浓稠时,加黄酒 250 毫升,红枣泥 50 克,调匀后倒入碗中,冷藏,可每日食用 200 克。

作用：猪皮含有丰富的胶质蛋白，营养价值颇高，并可使贮水功能低下的皮肤组织细胞得到有益改善，配以具有活血作用的黄酒和补气良药大红枣，精、血、气均可得到及时补充，还可使肌肤滋润丰满，减少皮肤皱纹，具有良好的丰乳、养颜、除皱等效果。

（九）乳房发育不良的因素与对策

乳房发育不良的原因较多，而且发育不良的程度、形状、迟早等存在很大差异。因此，判定正常与否，需要专业大夫确认。

我们知道，乳房的生长发育主要受生殖内分泌轴系的多种激素的影响，如脑垂体分泌的促性腺激素、泌乳素，卵巢分泌的雌激素和孕激素；此外还需要肾上腺和甲状腺分泌的激素、垂体分泌的生长激素等的作用，乳房的发育才能充分、完善。如果上述器官、腺体、激素水平的功能和调节发生障碍，就会影响乳房的发育。因此说，乳房发生问题，常常不是一个孤立的现象，在判断乳房发育是否正常时，必须结合其他第二性征一起进行分析。如果其他性征发育都正常，唯独乳房不发育，那很可能是乳房本身的问题，如乳房对上述激素不敏感，也可能是某个特定激素的水平不正常。如果整个第二性征都未发育，应该及时到医院进行相关检查。

1. 乳房发育不良与雌激素的关系　除了遗传的影响之外，还有两个因素直接决定乳房发育：一个是来源于卵巢分泌的雌激素的刺激；另一个是乳房对于雌激素刺激的反应是否敏感。

如果这两方面有一个方面存在问题，乳房发育就会欠佳；如果两个方面都存在问题，发生在乳房正常发育之前，乳房则完全不发育，而发生在乳房发育之后，则出现乳房严重发育不良。临床上，多数乳房发育不良是乳房本身对雌激素不敏感造成的。

需要说明的是，正常情况下，乳房发育还会受到遗传因素、营养状况、气候条件、环境在多种因素的影响。如果是这些因素，则不是病理现象，因此不必担心，也没有必要采取药物治疗措施，可进行其他相关调节。

卵巢所分泌的雌激素，是乳房发育的启动剂。卵巢功能是不是正常，对于乳房发育具有决定性作用。一些卵巢本身有先天性疾病的患者，乳房常常是不发育或者发育不正常的，而且生殖器官、第二性征等都会受到一定的影响。

需要说明的是,乳房的发育,还是诸多分泌器官协调的结果。在大脑中的垂体所分泌的垂体前叶激素,对乳腺发育的影响也是非常明显的。垂体前叶与卵巢在正常情况下,彼此之间保持着内分泌系统功能的调节关系。如果卵巢功能低下,垂体前叶功能就会增强,以加大对卵巢的刺激作用;倘若卵巢功能亢进,垂体前叶的功能则会自动下降,减轻对卵巢的刺激。这个生理上的调节过程,是维持内分泌系统相对平衡的重要因素。

女性在未孕阶段,尽管经常会在一些体内激素特别是雌激素的作用下乳腺开始发育,但这时的乳腺并没有腺泡,乳房都是由许多长形的乳腺管组成的,乳房发育还是在"初级"阶段。我们可以看到,未曾怀孕生育的女性,乳房常常扁平,并非十分显眼。女性在妊娠之后,血中的雌激素特别是雌三醇水平大大提高,在雌三醇的作用下,乳腺管长得很长,并生出很多的分支,乳房体积开始膨大,在血中孕激素增多的共同作用下,腺管末端的腺泡渐渐增大,乳腺小叶渐渐发育,这时乳房中的乳腺更加胀大。这一时期,正是乳房全面发育的第二个"飞跃"时期。

雌激素主要刺激乳腺管的增生,孕激素则促使腺泡的发育。但是,仅仅靠这两种激素是不能使乳房完全发育的,乳房发育还必须有垂体前叶激素的参与,即生长激素、糖皮质激素及催乳素等共同作用,才能使乳房完全发育。上述任何一个环节出现问题,都会直接或者间接引发乳房发育异常。

当然,在这些分泌器官中,卵巢激素对乳腺发育的影响是非常重要的。女性到了青春期之后,卵巢中的卵泡开始成熟,随着卵泡成熟而分泌大量的雌激素,此时乳腺迅速发育,明显胀大,这就是女性有正常的排卵期之后乳房发育迅速的秘密。这个过程,完全是在垂体前叶激素控制下进行的,否则,雌激素不能进行正常工作。

雌激素分泌的多少,在某种范围内与乳管的再生成正比。换句话说,雌激素分泌必须在正常的范围之内,才能正常促使乳房发育。倘若雌激素分泌过多,超过了正常的生理范围,不仅不能促进乳腺正常发育,相反,过高的雌激素还会抑制乳腺发育。导致这一现象的原因,是由于大量的雌激素会抑制脑垂体前叶的分泌功能,从而使垂体前叶的促性腺激素分泌减少,卵巢受不到正常的刺激,反而使卵巢内分泌机能低下,影响乳腺的正常发育。

不可忽视的是,尽管乳房是在卵巢的作用下发育,而且雌激素发挥着不可替代的作用,但是,单纯靠雌激素还是势单力薄的,如果没有孕激素的参与,乳房发育还十分有限。在卵巢分泌黄体酮以前,腺小叶发育处于停顿状态,俟性成熟后,尤其是妊娠期间,在黄体酮与雌激素的联合反复作用下,腺小叶才能充分发育。也就是说,腺小叶充分发育必须经一定强度的激素刺激,而且雌激素与黄体酮的还要保持适当的比例,否则,末端乳管的上皮细胞易发生异常,比如发生囊性增生病,对乳房发育依然不利。

乳房发育与肾上腺皮质激素也有一定的关系。在生理方面,肾上腺皮质也是人体内的重要的分泌腺体,肾上腺皮质分泌多种激素,其中含有能调节性特征的激素,其中女性有黄体酮和雌素酮。因此,当肾上腺皮质增生或发生肿瘤时,可激发幼年期男女乳腺的发育。实验证明,如切除泌乳期动物的肾上腺,泌乳也就停止;如果再注射肾上腺皮质激素,又可恢复泌乳功能。从上述情况来看,肾上腺皮质激素对乳房也具有干预作用。

之外,甲状腺对乳腺发育也有影响。如果女性在幼儿时期甲状腺功能低下,会出现全身性的发育不良,同时乳腺也不发育;如果给患者甲状腺制剂,全身以及乳腺就会同步发育。不过,甲状腺对乳腺的作用不是直接的,对乳房发育的影响发生在垂体前叶分泌的促甲状腺素减少时,当甲状腺素分泌减少时间接发生乳腺发育异常。

2. 乳房发育不良的相关疾病　在正常情况下,乳房发育有一个显著的年龄阶段特点,那就是婴幼儿期、青春期、妊娠期与哺乳期的不同时期发育。这些时期中除了婴幼儿期乳房处于相对静止状态外,乳房都会受到雌激素的影响。

而雌激素是不是正常,也并非单一的器官所左右的。乳房的发育受垂体前叶、肾上腺皮质和卵巢内分泌激素等多方面的影响,垂体前叶产生促乳房激素而直接影响乳房发育,卵巢产生雌激素、孕激素,促进乳房发育。此外,生长激素、胰岛素等也是乳腺发育不可缺少的成分。所以,乳房过小与激素分泌不足有很大关系。

在新生儿时期,乳房没有明显的发育,一般在这个年龄段是不容易发现有关乳房发育异常疾病的。由于新生女婴受母体雌激素"残留"的影响,乳腺处于暂时的增生状态,输乳管上皮细胞增生肥大,同时间质也会增生。正因为如此,有些新生女婴乳房内可以扪及花生米大小或者更大一些的硬结,但仅仅在一周之后由于雌激素水平迅速撤退而这种现象也就随之消失,不属于疾病状态。

发现乳房发育是不是异常,关键的时期是青春期。在青春期,由于卵巢逐步发育,并有了几近正常的排卵期,雌激素与孕激素达到了一定的水平,乳房开始发育,脂肪以及结缔组织增生,乳房逐渐发育、丰满、隆起,乳头和乳晕增大而且颜色渐渐加重。

正是乳房在青春期的发育特点,只要发育不符合生理的过程,就可以判断是不是存在影响乳房发育的相关疾病。

女性进入青春期后,倘若乳房仍无明显发育,表现为乳房平坦,乳头小,乳晕范围小,颜色浅,或两侧乳房发育不对称,或乳头内陷等现象,就应该进行相关检查,查明乳房发育不良的原因。

乳房发育不良伴随月经异常者,其病因一般在性腺。我们知道,对乳房发育影响最为明显的器官,理所当然是卵巢。当青春期悄悄来临的时候,乳房应该悄悄地发育,一旦乳房没有发生应有的生理变化,卵巢就很有可能发生了相关疾病。当然,也有可能发生了影响卵巢正常发育的相关疾病。常见的性腺问题大多为先天性卵巢发育不良、先天性无卵巢等。由于卵巢发育异常,不能分泌正常水平的雌激素,乳房组织得不到雌激素的支持而不能充分发育,常常滞留在儿童阶段的乳房状态。这种情况下,患者没有月经来潮,性器官无明显发育,外阴与阴道均为幼稚型。一旦发生这种状况,应该尽早到医院进行相关检查,明确病因,进行相应治疗。性腺发育疾病早期治疗一般具有疗效,对乳房发育有一定作用,可根据具体病情,在必要的情况下适当补充雌激素。

我们知道,未孕女性的乳房并不是十分丰满,虽然体内经常有不少激素促使乳腺发育,但其乳腺仍没有腺泡,乳房都是由许多长形的乳腺管组成的,这说明乳房还没有完全发育。而只有在妊娠以后,血中的雌激素大量增加,由于雌激素的增多,乳腺管长得很长,并生出很多分支;血中孕激素的增多,使腺管末端的腺泡渐渐增大,小叶渐渐发育,这时乳腺更加胀大。缺乏雌激素使乳腺管得不到刺激,缺乏孕激素则促使腺泡无法发育。不仅如此,垂体前叶激素、糖皮质激素及催乳素分泌出现异常,也会影响乳房发育。垂体前叶激素对乳腺发育的影响是非常微妙的，在正常情况下，垂体前叶与卵巢之间彼此之间保持着功能上的协调关系。当卵巢功能低下时，垂体前叶功能就会增强；反之，卵巢功能亢进时，垂体前叶的功能则会下降。一旦这种协调关系被疾病打破，乳房发育就会发生异常。

卵巢激素对乳腺发育的影响举足轻重。女性到了青春期之后，卵巢中卵泡成熟，大量分泌雌激素，此时乳腺迅速发育，明显胀大。事实上，卵巢这种功能的发挥，是垂体前叶激素控制的结果，雌激素才能进行正常分泌。一般情况下，雌激素分泌的水平高低与乳管的再生，在某种范围内成正比。但是，并非雌激素分泌越高乳房就会越大，相反，过高的雌激素水平不仅不能促进乳腺发育，还会抑制乳腺的发育。这是因为大量的雌激素抑制了脑垂体前叶的分泌功能。垂体前叶的促性腺激素分泌就会降低，这样就会导致卵巢内分泌机能低下，进而影响乳腺的正常发育。在卵巢分泌黄体酮之前，乳腺小叶发育极其有限。只有在性成熟之后，特别是在妊娠期间，在黄体酮与雌激素的共同作用下，乳腺小叶才能得到充分发育。乳腺小叶的发育，需经一定水平的激素刺激，以及适当比例的雌激素与黄体酮的作用，否则，末端乳管的上皮细胞易发生异常，出现相关疾病，例如乳腺囊性增生病等。

在乳房发育过程中，肾上腺皮质激素也发挥着一定作用。肾上腺皮质分泌多种激素，其中含有能调节性特征的激素，男性有肾上腺固酮和男性酮，女性有黄体酮和雌素酮。因此，当肾上腺皮质增生或发生肿瘤时，可激发幼年期男女乳腺的异常发育。如切除泌乳期动物的肾上腺，即可停止泌乳，若再注射皮质激素，又可恢复泌乳功能。说明肾上腺皮质如果发生疾病，就会对乳房发育产生不良影响。

甲状腺对人体发育具有影响，对乳腺发育也有影响。如果幼儿时期甲状腺功能低下，就会影响全身发育，乳腺也不发育。如给甲状腺制剂，全身发育和乳腺发育就会恢复正常。甲状腺对乳腺的作用是间接的，垂体前叶分泌的促甲状腺素减少时，甲状腺素分泌减少，乳腺发育受影响。根据这种情况，如果卵巢等方面没有问题，而有与甲状腺疾病相关的症状，则应检查甲状腺功能。

3. 乳房发育的其他因素与种类

（1）**乳房发育与营养状况也有很大关系**：营养缺乏的原因有四个方

面,其一是营养缺乏,进食减少导致的营养摄入不足,如厌食症,长期过度节食,乳房发育所需的营养没有来源;其二是营养吸收不良,尽管有丰富的营养食物,但并没有得到充分吸收,主要是消化系统疾病,如慢性萎缩性胃炎、慢性结肠炎、慢性肝炎,这类疾病晚期会出现恶病质,极度消瘦;其三是营养消耗增加,乳房发育所需的营养没有保障,主要是慢性消耗性疾病,如结核病、肿瘤(尤其是恶性肿瘤);其四是代谢异常,主要是内分泌异常,如甲亢、糖尿病等。上述情况如果发生在乳房发育期,均会直接限制乳房的正常发育,而发生乳房发育不良。

凡是营养缺乏引起的乳房发育不良,均应及时、有效治疗原发性疾病,防止给乳房发育造成更多的不良影响。乳房发育不良是因过分消瘦、胸大肌发育不良等引起者,则需要加强营养,储存一定量的脂肪,适当增加体重,同时应注意加强体育锻炼,尤其是胸部肌肉的锻炼。当胸部肌肉发育良好时,乳房自然挺拔丰满。

(2) 乳房发育不良还包括乳房发育不对称现象:一般来说,两侧乳房应是对称性地发育。也就是说,两侧乳房的大小、形态、位置应基本相同,不会有明显的区别。

如果发生两侧乳房发育并不是十分对称,仅仅是一侧稍大、一侧稍小,或一侧稍高、一侧稍低,差异不显著的话,也属于生理性的,不需要特殊治疗。需要注意的是,某些疾病或生活方式亦可导致乳房发育不对称,如胸部外伤、烧伤、烫伤等可影响患侧的乳房发育。有的则是女孩在乳房发育期,因害羞而穿过紧的内衣,以致乳房发育受限而发生不对称。

此外,乳房内的肿瘤也可使患侧乳房增大而致两侧乳房大小、形态、位置不对称,此时常可触及乳房内肿块,应引起注意,需要及时就医。这种情况,应该及时确定病因,然后采取相应措施。

(3) 部分少女乳头内陷也属于乳房发育不良的范畴:乳头内陷最常见的原因是人为因素。有的少女发现自己的乳房渐渐隆起,觉得害羞,感到难为情,总认为自己的乳房过大,而采取束胸的方法限制隆起,结果使乳头发育受到限制,出现乳头不能向外凸出的现象,给今后哺乳等带来诸多不便。这种乳头凹陷,就是人为因素造成的,并非疾病。

看来,在上述相关因素中,任何一个环节出现疾病、发生异常,都会导致女性乳房发育问题。

因此，只要女性到了青春期乳房没有发育或者出现发育不良，就应该尽快到医院及时就诊，看看是不是发生了相关疾病，而不能凭自己的感觉认定是不是存在问题，也不能不正确面对现实，而抱有侥幸心理贻误治疗时间，更不能讳疾忌医，失去有效治疗的大好时机，留下终生遗憾。

（十）青春期乳房呵护与保健

青春期是乳房发育的关键时期，也是乳房需要精心呵护的时期。但在这个时期的女性，对医学知识了解甚少，对乳房呵护与乳房保健不够明白。如何使青春期女性乳房得到很好的发育，如何使乳房发育更加丰满、更加健美，青春期正是呵护与保健的关键时期。

到了青春期，乳房已经发育。如果乳房发育出现问题，或者乳房发育迟缓，就应该尽早到医院检查。有些女性，虽然乳房发育不理想，但经相关检查并没有发现影响乳房发育的疾病，在这种情况下，就应该注重乳房呵护。

1. 青春期乳房呵护要点　及时了解乳房发育的进程。正常情况下，乳房发育有早有晚，但到了 14 岁乳房仍不发育，甚至到了 16 岁时乳房没有萌动迹象或者发育很差，就一定要进行医学相关检查，弄清病因。乳房发育存在问题时，还应该明确是不是遗传因素，比如母亲在青春期乳房发育也是缓慢，而后来发育并不异常，这样的情况往往不需要特殊治疗。

如果是疾病引起的乳房发育迟缓，应该首先治疗原发性疾病。是不是疾病的原因，必须要经过专业的大夫确诊。有一部分疾病可以经过治疗而痊愈，有一部分疾病经过治疗可以得到缓解，也有一些疾病无法治疗。尽管如此，还要认真检查确诊，而且要做到尽早、及时体检确诊。需要强调的是，如果到了乳房应该发育的年龄段仍未开始发育，就可能是异常的现象，最好请专科医师诊治，千万不要耽误最佳的诊断与治疗时间。

（1）不要断去乳房发育的营养：现实生活中，比较常见的是营养因素导致的乳房发育迟缓。有些女性，为了保持瘦长的身躯，盲目减肥或者盲目控制饮食，常常使本来应有的营养缺乏，对乳房正常发育构成严重不良影响。女性的发育期是影响女性胸部大小最重要的黄金时期，这期间，若胸部发育过于缓慢，而且是营养缺乏导致的，应该及时有效地进行调养，防止给胸部发育留下难以弥补的遗憾。

在临床上，我们经常见到一些女性，为了保持骨感，在乳房发生的年龄段生怕乳房"冒出来"，常常采取穿紧身衣的方法加以控制，同时盲目控制饮食，导致身体骨瘦如柴。骨感显现了，发育受挫了，乳房的遭遇可想而知。

需要特别注意的年龄段，是在女性的 9~14 岁之间。这个年龄段，是女性乳房的发育期的最佳时期，发育完成的时间大约需要 4 年，但个体差异性颇大。发育快的人，在 1~2 年内即完成，发育缓慢者，前后可达 10 年之久，更有人可能到初次妊娠才发育完成。根据这种情况，只要是在乳房的发育时期，就应该加强乳房的呵护与保健，就应该注意后天调养使其正常发育。

（2）**防止乳房受到伤害**：青春期是乳房发育的重要时期。在这个时期，女孩对乳房发育的相关知识了解很少，对乳房的呵护常常是一知半解，对乳房的保护常常不够。这个时段要注意学习呵护乳房的相关医学知识，不能成为有文化的医盲。在发育过程中，有些女孩的乳房会有膨胀感，有的甚至感到疼痛或触痛，这是正常现象。

由于这一时期的乳腺组织对激素的敏感程度不均匀，乳房不同部位的腺体发育可能也不均衡，有的局部可出现小结节，随着乳腺的进一步发育，这些小结节会自然消失。有些女生往往对此感到恐慌，甚至经常触摸挤压，这对乳房发育是十分不利的。在经历了青春期之后，乳腺的组织结构已趋完善，进入了性成熟期乳腺。在每一个月经周期中，随着卵巢内分泌激素的周期性变化，乳腺组织也发生着周而复始的增生与复旧的变化，甚至出现胀痛，也是正常现象，不必紧张，也不需要治疗。

在日常生活与学习中，要特别注意防止乳房受到挤压，要养成良好的挺胸习惯，要有良好的端坐姿势，使乳房处于良好的生长状态。伏案工作学习时，要防止乳房受到挤压，切勿趴在桌子上；在体育运动或者劳作过程中，要注意防止乳房遭受撞击；在睡觉时，切勿养成趴着睡觉的习惯，以防影响乳房正常发育。

（3）**注重锻炼确保健康**：要加强体育锻炼，确保身体健康。身体健康是乳房正常发育的基础，因此，在青春期，一定要注意加强锻炼，使身体处于健康的状态。身体锻炼还可有效促进乳房发育，特别是一些针对促进乳房发育与保健的体育锻炼,是非常重要的,应该抽出一些时间进行锻炼,诸如一些有利扩胸运动的体育锻炼,对促进乳房发育具有很重要的作用。

(4) **注意预防相关疾病:**乳房保健需要健康身体的支持,没有健康的身体,就不会有健美的乳房。在现实生活中,一定要注重预防疾病,确保身体健康。

在发育期,一些疾病特别是一些消耗性疾病,如慢性肝炎、肺结核、严重的贫血、营养不良等,往往对女性的生殖系统发育、乳房发育产生不良影响。一旦发生疾病,应该及时到医院诊治,防止疾病给乳房发育造成更大的不良影响。

2. 乳房发育不良丰乳技巧 关于药物治疗乳房发育不良的评价。对于乳房发育不良,目前存在一定的诊断问题,事实上,真正的乳房发育不良并非多见,而是一些女性对乳房的大小、发育成熟标准存在误解。由于人种的因素,东方女性的乳房与西方女性的乳房大小相比具有一定的差距,有些女性虽然看上去不够大,但并非一定是发育不良,因此,当自己认为自己的乳房有发育问题时,应该到医院就诊,做一些相关检查,看看是不是真正的乳房发育不良。

关于丰乳产品的评价与作用。胸部相对不太丰满的女性,常常希望通过丰乳产品发挥作用,使自己的乳房挺拔丰满。于是乎,市场上出现了大量的、鼓吹没有副作用、没有激素的产品。事实上,到目前为止,还没有特别有效的丰乳药物或保健食品,因此,丰乳的女性应该对目前市场上出现的名目繁多的丰乳产品理性对待。据中央电视台《每周质量报告》揭批的"波丽宝"案例,认为好多的外用丰乳药物不含激素是不可能的。

中央电视台报道说,北京协和医院整形外科的专家乔群大夫告诉记者,"市面上出售的以涂抹与按摩为丰乳方式的产品主要分为三大类。第一类是精华油类。这种丰乳产品主要宣称以滋润胸部皮肤并通过按摩达到胸部血液循环的方式进行丰乳,其中部分精华油含有激素类物质。第二类是含雌性激素乳膏类。这类丰乳产品中,含有人工合成的雌性激素……"乔群专家特别指出,"刺激乳房增大的任何一种外用涂抹药物,如果不含有激素类物质,是根本无法起到丰乳作用的,所以一些商家鼓吹自己的产品不含有任何激素类物质都是骗人的。""第三类是中药成分类。这类丰乳产品宣称的作用途径在于通过中药的内调功效达到调理人体内循环的效果,通过和谐的内循环达到胸部血流通畅。乔群特意强调,很多丰乳类产品是在涂抹后的视觉效果上做文章,让胸部看上去更有光泽和立体感,从而让消费者被视觉假象所蒙蔽,其实并没什么实际效果。"

激素刺激乳房发育的不良作用。当乳房发育的确存在问题的时候,应该进行积极治疗,这是无可非议的。但是,乳房是不是发育不良,往往需要专业医生的界定,不能单一地从形状、大小等外观判断,还要根据实际年龄、发育状况、遗传等因素综合分析,这样才有可能判断准确。对于非乳房发育不良而仅仅是扁平者,滥用丰乳产品是不当的,甚至是危险的,有时可能抑制乳房增长。

需要特别指出的是,只要是月经周期正常,即便乳房发育扁平,也不一定缺乏雌激素。如果可疑,就应该检查内分泌系统,看看是不是真正缺乏雌激素。一般而言,尚在发育阶段的青少年女性,只要不是疾病的需要,不可滥用任何品种的含有雌激素的丰乳产品,以免对自己的身体造成伤害。如果真的有雌激素低下的病情,应该先确定疾病的病因,然后对症处理。在卵巢功能低下的时候,也不是可以直接补充雌激素的,而是应该加强对卵巢的刺激,对卵巢功能进行促进。

真正的医学上所说的乳房发育不良,需要正规的专科医生确诊。在临床上,的确有一些女性到了发育年龄而生殖器官没有随年龄同步发育,整个乳房平平,第二性征姗姗来迟,生殖器官处于幼女阶段。这种现象,常常是性腺发育出现了问题,诸如染色体疾病、卵巢发育疾病等,都会因雌激素分泌不足而发生乳房发育不良。一旦出现这种病情,特别是在16岁之后如果依然没有萌动,就应该及时到医院就诊,弄清是不是疾病,是什么疾病,而绝不可以使用简单的丰乳治疗来对待疾病。

在医学上,对于乳房发育不良的治疗,都是针对疾病的治疗。引起乳房发育不良的疾病解除了,才有可能使乳房正常发育。因此,单纯治疗乳房的方式,在医学上是不多见的。乳房发育方面的治疗,只能是建立在医学基础上的,是由专业医生完成的,而不是建立健美基础上的,也不是美容院所能为之的。

3. 乳房发育期间慎重减肥　苗条的身材成为现代女孩所向往的,拥有苗条的身材是许多女孩骄傲的资本。但有的女孩本来属于正常的体重,可还是要进一步苗条,好像苗条就是健康、就是美丽、就是女孩的楷模。其实,这种认识是错误的,因为这样不仅不会健康、美丽,还会给身体留下许多的遗憾,给乳房发育造成伤害。

女孩乳房的发育是从青春期开始。因而,青春期是乳房发育最重要的黄金时期。这期间,乳房处于良好的发育阶段,需要大量的营养打基础,如果这个基础不够牢固,乳房正常发育也就无从谈起。

(1) 乳房发育期不宜过分节食:乳房发育主要来源由食物供养。发育成熟、健美的乳房,以脂肪居多,其腺体仅占 1/3 左右。脂肪的多少,常常为乳房是否丰满和富有弹性的决定因素。苗条的身材,如果没有丰满、高耸的乳房做点缀,少女是无论如何也美丽不起来的。事实上,除了遗传等因素外,乳房丰满的程度与饮食有着非常密切的关系。

在现实生活中,我们也经常可以看到,许多少女在"摧残折磨式"的节食后,身材是苗条了,可身体健康状况下降了,出现一些并发疾病不说,胸部平平,丝毫没有健美的样子。这种情况是很常见的现象。更有甚者,一些少女为了丰满乳房,又依靠雌激素来帮忙。其实,这样做法是非常不适宜的,因为依靠补充雌激素来丰满乳房,往往会打破体内分泌性激素的平衡状态,还会诱发一些相关的疾病。

其实,好多少女并不了解什么是肥胖。在发育期,一看到身体上脂肪增加,比小时候富有弹性,胸部及臀部出现丰满,就将自己正常的躯体误认为臃肿。这一点是认识上的严重问题,也是采取错误行动的万恶之源。

应该知道的是,女性脂肪在全身的含量本来就多于男性,这是生理上的需要,千万不可把男性当作"参照物"。女性要具备受孕、怀胎及哺育后代的基本功能,女性的脂肪必须达到体重的 22%,否则就会出现问题。

为了了解自己是否过于肥胖,成年女性可用常规简易计算法[(身高cm-100)× 0.9= 标准体重(+10%)]来算一下,不超过标准体重,切忌过度节食减肥,不可道听途说盲目行动。即使减肥,也不可自行其是,不应只靠禁食脂肪为之,而应多向大夫请教,针对肥胖之因采取相应的措施,不作无把握减肥,不作无准备减肥,不作无科学减肥。

丰满的乳房要靠丰富的营养来保持。当然,为了乳房丰满、挺拔,也不是无限制地进食,特别是高脂肪食物和糖类、糕点这类易引起身体发胖的食物,应该加以控制。防止因肥胖导致身体臃肿、乳房过大下垂。根据这一实际情况,科学、合理饮食,确保少女在乳房发育期既不因缺乏营养而影响发育,也不因营养过剩而导致身体臃肿影响健美,是非常重要、非常关键的问题。我们知道,肥胖的人乳房往往十分丰满,这是由于脂肪储存丰富,而乳房就成了脂肪的"储藏室",乳房脂肪多了乳房当然也就丰满。

根据这种情况,身体体重不超过正常的时候,不可盲目节食;体重低于正常而瘦弱的女孩,应适当增加营养,这对乳房正常的发育十分有利。应该说明的是,身体的胖瘦的决定因素不是进食量的多少,而关键在于食物中所含热能的多少,也就是说是否经常食用使人发胖的食品、饮料、零食。把握这一尺度,就牵涉到平衡膳食的诸多问题。

平衡膳食的建立和正确的膳食方法是乳房健美的基本保证。如果摄入人体的营养少于机体所需,人自然会变瘦;多于机体所需,人自然会发胖。那么,进食多少脂肪才算合理、科学,才不至于过剩与不足,是每位讲究健美的少女所应该了解的。

(2) 乳房发育期适当增加脂肪:根据脂肪在丰满乳房的特殊意义和少女的生理需要,在其发育期应该毫不犹豫地进食脂肪。在正常情况下,脂肪是人体贮藏量最为丰富的能源物质,主要是以脂肪组织的形式贮存在腹腔的大网膜和皮下组织。女性尤以臀部、大腿及腹部为多。足够的胸部脂肪,才有可能造就出丰满而富有弹性的乳房。

如何进食脂肪才算科学、合理呢? 这个问题是一个非常重要的问题,也是一个非常重要的难题。由于少女个体差异等方面的原因,很难有一个可以通用的饮食标准。这就需要针对个人的情况,制定出具体的方案与措施。

具体到少女的个体情况,要根据身体的实际需求量来确定脂肪的进食量。这一进食量的标准在实际应用中是很难掌握的,可根据相关的评定标准来进行估计,以大致进行确定。常用的办法有如下几种:

根据体重来大致确定。体重已经超过正常者,应该适当控制脂肪的摄入量,特别是动物脂肪类的食物,应该适当减少进食。这种情况下,适当增加蔬菜、水果、豆制品之类的食物,同时适当选择具有不饱和脂肪酸类的食物如带鱼与其他海鱼等。超重的时候,科学饮食、控制饮食只是减肥的一个方面,不是唯一的措施,还要注意运动,注意一日三餐的比例,注意饮食结构的搭配,不应忽视。

体重不超重的情况下的饮食。如果乳房在发育期发育缓慢,平时进食脂肪又很少,可以适当增加动物脂肪的进食量,多吃一些可促进青春期乳房的发育。之外,还可以吃一些促使激素分泌的食物。维生素 E 有调节激素正常分泌的功能,不妨多吃一些富含维生素 E 的食物,如卷心菜、花菜、葵花籽油、菜籽油、芝麻油等。除此,蛋白质、亚麻油酸、B 族维生素也是身体合成雌激素不可缺少的成分。含蛋白质丰富的食物有奶及奶制品、瘦肉、蛋类、豆汁、豆奶及豆制品等;含维生素 B 族多的食物有动物脏器、鱼、蛋、绿豆芽、新鲜水果;含亚麻油酸多的食物有芝麻油、菜籽油、花生油等。

在寒冷的地区和季节,在膳食中还要适当增加一些脂肪性食物。脂肪氧化时的发热量,每克脂肪氧化可提供 9 千卡的热量,大约是糖、蛋白质提供能量的 2 倍,对于长时间、多消耗运动者来说十分必要。人体过量的运动要动用贮存的脂肪来提供能量,如果运动中过多地动用"库存"脂肪,对少女健美是非常不利的。在这些特殊情况下,脂肪类食物不宜过多取消或大幅度减少。

在一般情况下,为了防止出现肥胖,要注意适当减少动物脂肪的摄入量,同时提高植物脂肪的摄入量,并注意蛋白的补充,例如豆类以及豆制品等。这样既可保证少女发育期的需要,又不至于营养过剩,是比较稳妥的方法。

4. 促进乳房发育的最佳时期 在现实生活中,有的女性在青春期乳房并不起眼,常常为乳房不够丰满而遗憾懊恼,但到了有宝宝之后,以往不突出的乳房丰满了,以往不耸立的乳房坚挺了……

这是什么原因呢?

其实,这样的现象是很常见的。我们知道,乳房发育具有两次机会,特别在青春期乳房不丰满的女性,绝对不要放过第二次发育的良机。在这个宝贵的时间内,要把握乳房发育实际,使自己的乳房更加健美。

女性的乳房与雌激素关系非常密切(但并非唯一相关的激素)。与月经同雌激素的关系一样,同样也可以如此说,雌激素的兴衰与高低,也都会反映在乳房上,乳房的发育、挺拔、萎缩、下垂等也常常反映出雌激素的水平。

雌激素对乳房的作用,是非常敏感的。这是因为,乳房本身就是雌激素的靶器官,雌激素水平的高低,雌激素的变化过程,均可在乳房上反映出来。如果留心观察，人们就可以知道雌激素在女性一生中的变化轨迹，看见乳房变化轨迹。但需要了解的是，雌激素对乳房的作用，不同时期具有不同的效应。

在幼儿期，女孩的乳房与同龄男孩差异并不明显，因为雌激素的分泌甚少，甚至常常是忽略不计的时段。婴儿出生时乳头凹陷，但可看到成形的乳晕，并且含有 15~20 叶的导管腺泡系统，其腺泡含有少量的初乳，这是因为受母体的雌激素刺激而形成的，有时在胎儿时期乳房会分泌液体。通常状态下，出生之后 1 周内即会由乳头排出，一般持续至产后 3~4 周。之后，腺泡组织迅速退化成导管组织。

在女性的第二性征发育之前，女性体内的雌激素处于相对稳定状态，雌激素分泌很少，不足以影响到女性身体方面的变化。至于在婴儿时期有时会有阴道出血类似月经的情况，那是受母体雌激素"残留"的影响，并非真正意义上的自身分泌雌激素，因此，具有这样症状的婴儿，没有必要进行治疗，只是防止发生感染即可。

到了女性发育（11~14 岁）的时期，卵巢开始发育，并能分泌一定量的雌激素。正是由于雌激素的作用，女孩开始发生一系列的生理变化，这种最大的变化，就是第二性征开始发育。在雌激素与孕激素的共同作用下，月经开始来潮，阴毛开始萌发，乳房开始隆起，子宫开始增大……这一系列的生理变化，与雌激素具有不可分割的内在联系。这个时期，如果卵巢分泌的雌激素在正常水平，身体没有其他方面的异常，女孩就会顺利进入青春期，发育成一个水灵灵的、丰满的、皮肤细腻的、脂肪比例高于男孩的娉婷少女。

事实上，乳房的发育在 10~12 岁时有一个隆起的过程。由于开始分泌促性腺激素释放素，导致脑垂体分泌促性腺激素，进而刺激卵巢分泌雌激素及黄体素。雌激素刺激乳腺导管发育，而黄体酮刺激腺泡的发育造成青春期乳房组织迅速成长。

若详细分段，青春期的乳房发育分成五期。第一期主要表现乳头突出；第二期从 10~12 岁起，乳房开始发育，乳晕也不断变大，乳房开始形成一个小丘；第三期是在 13~14 岁乳头及乳房继续发育阶段，主要是乳房继续增大；第四期是在 14~15 岁，乳晕及乳头开始隆起，而乳房也渐成球状；第五期在 15 岁之后，乳房渐渐成熟而定型。

但是,这个时候乳房的发育一般不是特别丰满,常常只是耸立而已。这个年龄段,女孩受雌激素的影响,乳房比较坚硬,弹性一般,乳头较小,发育到一定程度之后,便暂时停留在相对稳定状态。并维持到怀孕时期。这个时限内,如果没有内分泌方面的疾病,没有营养、减肥等特殊情况,乳房处于稳定的、相对没有增大的状态。显然,这个时期不能滥用减肥药物,不能乱用节食措施,不能伤害自身健康,因为这个时期是乳房发育的重要时期。

女性到了怀孕的时候,体内性激素水平发生了显著的变化,雌激素与孕激素均明显升高,常常会发生乳房作胀,甚至有时疼痛,乳头不断增大,乳房更加丰满。但在这个时候,孕妇体内的雌激素尽管增加了几十倍,但这时升高的雌激素绝大部分是雌三醇,并非过多的、影响乳房发育比较显著的雌二醇。正是由于这个原因,在这个时期乳房增大常常不是很明显,只是小幅度增大而已。不过这个时期,乳房已经受雌激素的影响发生了变化。这种变化,即使是在早孕时期,也有一定影响。正是由于这个原因,多次怀孕而采取流产措施的女性,乳房也会发生一系列的变化,这种变化只是时间短暂一些。

在怀孕期,乳房在受孕数周后变化有一个明显的进展。这种明显的变化,表现在乳房胀大并且持续整个怀孕期。怀孕早期乳房的血管增加,并且表面静脉也变得比较明显,有一些孕妇通常出现乳房疼痛、发痒,这都是正常的生理现象。与此同时,乳晕乳头也会逐步变大,颜色也会日益变深,由粉红色变暗红色、紫色。乳房组织的变化,主要是导管细胞及腺泡细胞增生,造成导管的增长和分支。从怀孕中期开始,腺泡细胞的增生逐渐减少,取而代之的变化为细胞分化,腺泡细胞从怀孕中期逐渐变成单层分泌性细胞,有一些孕妇在怀孕中期腺泡腔内已可见到少量淡黄色液体,称之为初乳。孕期的乳房之所以不断胀大,主要是由于细胞一直进行分化及发育,腺泡细胞分泌量一直增加造成的,是一种正常的生理现象。

如果有一个完整的怀孕、分娩、哺乳周期,乳房还将继续增大,而且这种变化是非常是可观的、令人鼓舞的。我们知道,由于产后泌乳素大量增加,经过雌激素与孕激素对乳腺长达 40 周的共同作用,分娩之后乳房迅速发育增大。这次发育,往往使乳房平平的女性受到鼓舞,乳房出现明显丰满、更加富有弹性,更加富有性感,乳头也更加粗大凸出。这种生理变化,与雌激素具有不可分离的关系;这种生理的变化,是女性哺育婴儿的需要。

需要说明的是,丰满乳房的保持,依然需要雌激素的维持。如果发生任何可以导致雌激素水平降低的疾病,都有可能面临乳房萎缩的危机。

需要特别指出的是,一些追求苗条的女孩,常常通过严格控制饮食的方法控制体重,或者通过药物实现苗条。如果措施得当,防止肥胖是可以通过科学控制饮食实现的。但在现实生活中,真正做到科学饮食、科学减肥的人并不多。

控制饮食不当,常常给身体正常发育带来严重的危害。尤其是在女性的发育期,减肥应该特别讲究科学,特别注意维护激素水平的正常。事实上,一些女性常常减肥过度,出现营养缺乏的局面。如果是在女性乳房的发育时期,特别是青春期的第一个发育时期,过度减肥往往会严重影响乳房的发育。

我们知道,在一般情况下,脂肪对转化雌激素具有非常重要的作用,如果女性全身的脂肪比例低于正常发育期的水平,体内的雌激素水平就难以维持,对乳房的发育作用就难以实现。如果在乳房发育时期影响了乳房发育,往往对乳房的伤害是长远的。失去发育的机会,往往导致乳房扁平,严重者甚至影响正常哺乳。

由上述分析可知,女性在第二性征发育的初期,是乳房发育的第一个显著时期,这个时期,一定要注意保持身体健康,确保乳房发育正常,打好乳房健美的基础;成年之后,如果女性重视乳房的健美,就不要过晚结婚,也不要过晚生育,更不要放弃正常而使自身受益的哺乳,因为这些过程都是乳房第二次发育的大好机遇;为了乳房更加健美,为了乳房更加丰满,不能轻易放弃这一天赐机遇。

5. 促使乳房丰满的一般对策 当发生乳房发育不良的时候,或者乳房尽管没有发育问题但不理想的时候,最好通过安全的、无毒副作用的方法与措施进行调理。其中,合理饮食、适当运动、改变不良习惯等,才是丰乳的好办法、好措施。

丰乳饮食常用方法。大量的临床资料证实,食用大豆以及大豆制品、牛乳类食物等均有助于丰乳。食物中能提供足量的钙质,结合适当的胸部锻炼,对于促进乳房发育更加有效。适当饮用牛奶,有利于促进青春期乳房发育,同时可以多吃一些富含维生素 E 以及有利激素分泌的食物,如卷心菜、花菜和菜籽油等。促进乳房发育,还可多吃一些热量高的食物,如蛋类、瘦肉、花生、核桃、芝麻、豆类、植物油类等,使瘦弱的身体变得丰满,同时乳房中也由于脂肪的积蓄而变得丰满和富有弹性。

B 族维生素有助于激素合成,对促进乳房丰满具有一定作用。维生素 B 类存在于粗粮、豆类、牛乳、牛肉等食物中。适当多吃上述食品,有利于提高雌激素水平。雌性激素使乳腺管日益增长,黄体酮使乳腺管不断分枝,形成乳腺小管,对促进乳房发育相当有效。遗憾的是,一些发育期的女孩,为了苗条,过度节制饮食,对一些肉类、蛋类、牛奶不敢问津,这无疑影响了乳房的正常发育,是非常不值得的,特别是对于乳房发育本来不良的女孩,更是雪上加霜。年少时为了苗条而节制饮食,而到了成年为了丰满再用丰乳产品,的确是非科学之举。实际上,对于乳房发育不丰满的女性,适当多吃一些热量高的食物,诸如蛋类、瘦肉、花生、核桃、芝麻等,是非常有益的,对乳房发育能够打下良好的营养基础。

适当锻炼有助于丰满乳房。我们知道,任何非自然方式的丰乳方法都是不健康的,都有可能或多或少地给身体健康带来危害。在日常生活中,适当进行体育运动,特别是进行一些有利于丰乳的扩胸运动,锻炼胸部上下的肌肉,促进局部血液循环,使乳房血流得到改善,并使乳房的位置得到上托,是丰乳的重要措施之一。

6. 中医对乳房发育的诊治　中药中的植物雌激素,大多来源于植物,是在结构、功能上与雌激素相似的非甾体类化合物。这种植物性雌激素,具有诸多的优点,一般没有明显的毒副作用,而且治疗作用比较明显;该类激素在体内具有双向调节作用,既有抗雌激素活性作用又有拟雌激素作用。也就是说,补充植物性雌激素不存在超量的问题,对人体正常的激素水平一般不构成负面影响。不仅如此,植物雌激素还具有促进乳房发育、提高女性雌激素水平、增加月经量、抗骨质疏松、降血脂、降血糖等作用。植物性雌激素可广泛运用在肿瘤、围绝经期综合征、骨质疏松、心血管疾病等的治疗,这也说明该类中药对女性的运用范围甚广。

对于乳房发育不良,中医常常认为与脏腑、气血等有关。在青春期,如果乳房发育的确存在异常,可以考虑服用中药进行调理。中医通过调理脏腑功能,益气养血,对乳房的发育均有一定的促进作用。

脾虚型乳房发育不良。面色萎黄,四肢乏力,食欲不振,大便不实,或者体弱多病,体质消瘦,胸部平平,口唇色淡,舌质淡胖,舌边缘有齿痕,脉虚缓,或白带偏多,月经量少,经期推迟,腰酸软无力,经期排便次数增多或水样便,平时腹胀,精神倦怠等。这种情况可以运用健脾养胃,滋养气血,调理冲任的方法进行治疗。常用的药物处方为:黄芪30克,党参30克,香橼皮12克,当归15克,白术12克,枸杞子30克,巴戟天15克,制首乌24克,青皮12克,炒山药15克,熟地黄15克。如果有其他兼症,可用上方加减。水煎服,每日1剂。一般需要连续服用3至6个月。

肾阳虚型乳房发育不良。体胖而皮肤松弛,面色白少光泽,懒于行动,肢体怕冷,四肢发凉,易患感冒,唇色及指甲不红润,大便不实,小便清长,夜尿增多,腰膝酸软,舌体胖,色淡,舌苔薄腻而润,月经量少、色淡,平时白带清稀量多等。这种情况可以通过补肾壮阳、填精健脾等方法进行治疗。常用的药物处方为:仙灵脾18克,仙茅12克,制首乌12克,附子10克,肉桂10克,熟地黄18克,枸杞子30克,巴戟天15克,当归15克,太子参15克,炒白术12克,茯苓15克。如果有其他兼症,可用上方加减。水煎服,每日1剂。一般需要连续服用3至6个月。

肾阴虚型乳房发育不良。体型瘦弱,腰膝酸软,肢体乏力,面色白而干燥,唇色鲜红,手足心热,舌质红,舌体瘦薄,脉细数,易合并有头晕目眩,咽干,颜面潮热,睡眠质量差,月经一般先期量少。这种情况一般可通过滋肾填精、养阴补血等方法进行治疗。常用的药物处方为:生地黄15克,山萸肉12克,丹皮10克,枸杞子30克,何首乌15克,桑葚子30克,女贞子24克,当归15克,太子参15克,山药15克,桑寄生12克,肉苁蓉12克。如果有其他兼症,可用上方加减。水煎服,每日1剂。一般需要连续服用3~6个月。

肝郁气滞型乳房发育不良。胸闷不舒,烦躁易怒,性情不安,面色微黄,体型稍瘦,性格孤僻,时欲叹息,食欲不振,胁腹胀痛,经行不畅,经前乳胀,痛经,经色紫暗,脉弦细,舌质红;若肝郁而有火者,性格急躁,口干口苦,小便发黄,大便秘结。这种情况一般可通过疏肝理气、健脾养血等方法治疗。常用的药物处方为:柴胡12克,丹皮12克,枳壳12克,青皮12克,佛手12克,丹参15克,郁金10克,白芍15克,何首乌18克,枸杞子30克,茯苓18克,桑葚子30克。如果有其他兼症,可用上方加减。水煎服,每日1剂。一般需要连续服用3至6个月。

对于证型不明显者,可以考虑服用中成药进行治疗。如果月经量少,经期错后,乳房发育平平,四肢乏力,精神不佳,可服用女性宝胶囊、健脾补肾丸等。

7. 中药外用乳房保健技巧 大量的药理研究证实,一些中药中含有植物性雌激素成分,而且部分中药的含量还相当可观。不仅如此,中药的成分还会对乳房局部血液循环、组织营养、消除疾病等,具有一些有益的作用。因此,以中药外用的治疗方法,深受医生与乳房健美爱好者的青睐。

(1)中药外用乳房保健有如下几种效用:中医外治法由来已久,其疗效得到人们的普遍认可。中药外用治疗乳房疾病、促使乳房保健、预防乳房发病等方面,已经取得了可喜的成绩。作者在临床亦经常给乳房疾病患者以及爱美的女性开处方,感觉效果良好,有一定的推广价值。

治病作用。对于乳房有疾病的情况下,比如乳房疼痛、乳房肿块、乳房湿疹、乳房瘙痒等,可以用中药外用的方式进行治疗。这种方式直接作用于病灶,经过乳房皮肤吸收,达到解除病痛的效果。这种治疗,一般要在大夫的指导下进行。因为不同的疾病、不同的个体差异,所使用的药物往往不同,没有一定的中医学知识,难以配制出对症的处方,既然是治疗,就一定要确保有效与安全。

保健作用。这种用药,是在没有疾病或者乳房处于亚健康状态下所采取的中药外用方法。这种保健措施,不是针对疾病,而是促进乳房健康与健美,促进乳房更加坚挺与丰满。这种保健方法,同样需要中医师的指导,方可达到较好的效果,避免可能产生的副作用。

防病作用。这种用药,常常是在有可能发生相关疾病之前使用。如乳房出现胀痛,有可能发生乳腺增生等异常;或者乳房局部不适,可能发生相关病变苗头时,可以考虑用中药外用加以预防。这种情况,同样需要中医师或中医专家的指导。

(2)中药外用的常用配方:中药外治方法,是一种严肃的事情,特别运用于乳房,务必做到安全有效,务必严格按照中药外用的基本方法,杜绝出现"好心办了坏事"的结局。

1)中药外治疗法的基本原则:遵循中医辨证施治的原则。中药使用之所以具有很好的疗效,是因为药中肯綮的缘故,也就是说,药物对症是获得疗效的关键因素。外用药物虽然与内服药物给药途径有别,但应该遵循的辨证施治原则是一样的。否则,就不会获得好的效果,甚至还会带来一些副作用。因此,用中药外治乳房疾病,或者用于保健,都应该听取中医药专家或中医专业人员的意见,不能人云亦云,不能跟风为之,不能抱有侥幸心理。

遵循具体情况具体分析的原则。同样是乳房肿痛、乳房偏小,同样是渴望乳房健美……但是,由于发生的原因不同,个体差异巨大,一定要弄清原因,弄清是不是需要用药,如何用药,不可随心所欲盲目用药。

用药过程中要注意观察乳房变化。在中药外用过程中,乳房以及皮肤会发生一些变化,要认真分析这种变化,看看是有效还是没有好转,中间要让经治大夫复诊,不可一个处方长期使用。如果病情发生变化,治疗方案也要随之变化。

要注意治疗原发性疾病。乳房疾病常常与全身疾病、内分泌系统等因素有关,也就是说,许多乳房疾病不是乳房本身的问题,乳房疾病仅仅是一个继发性病症,这种情况下要注意治疗原发性疾病,也就是要注意治本,不可单纯治疗乳房。

2)中药外用的常用处方举例:这里介绍的中药外用方法,不添加西药雌激素等,采用纯中药外治方法,而且这些处方是作者在临床屡试不爽的处方,具有一定的参考价值。

A. 乳房偏小外用处方

二仙参归丰乳液:仙茅 12 克,仙灵脾 18 克,丹参 12 克,当归 10 克,水煎取汁,用毛巾蘸药液外擦整个乳房,或用蘸满药液的毛巾直接覆盖乳房,每天睡前 1 次。该方可用于雌激素水平偏低引发的乳房偏小者,诸如月经量少,色淡,或月经周期推迟,平时阴道分泌物偏少,或很少有拉丝白带出现,腰膝酸软,头晕耳鸣,健忘,具有肾虚症状。该方由作者配制并经常在临床运用。四种药物中均有植物性雌激素成分,而且符合中药辨证施治的原则,在补肾的同时佐以活血化瘀、补血养血之品,效果显著,使用安全,可以长时间使用。

地归芪丰乳液:熟地 18 克,当归 15 克,黄芪 24 克,水煎取汁,用毛巾蘸药液外擦整个乳房,或用蘸满药液的毛巾直接覆盖乳房,每天睡前 1 次。该方可用于气血不足,身体娇小,体质虚弱,肢体乏力,月经量少,或月经周期推迟者。该方作者经常在临床使用,效果比较理想。所用三种药物均有植物性雌激素成分,处方简便,气血双补,使用安全,凡是符合上述症状者均可外用。

B. 乳房下垂外用处方

四物挺乳液:升麻 15 克,当归 15 克,黄芪 30 克,肉苁蓉 15 克,水煎取汁,用毛巾蘸药液外擦整个乳房,或用蘸满药液的毛巾直接覆盖乳房,每天睡前 1 次。该方用于病后或产后气血不足引发的乳房下垂。证见四肢乏力,面色不华,头晕心慌,失眠健忘,月经量少,经行后期,脉细弱等。该方作者经常在临床使用,效果比较理想,未见副作用。该药补中益气,养血活血,补肾填精,也可用于内服。

C. 乳房松软外用处方

益肾丰乳液:人参 3 克,巴戟天 12 克,锁阳 12 克,五味子 10 克,仙灵脾 18 克,水煎取汁,用毛巾蘸药液外擦整个乳房,或用蘸满药液的毛巾直接覆盖乳房,每天睡前 1 次。该方用于气肾精亏虚、气血不足等原因引发的乳房松软。证见腰膝酸软,四肢乏力,头晕耳鸣,性欲低下,健忘多梦,月经推迟或稀少色淡,白带量少,脉细弱等。该方对于雌激素水平低下、大病之后引发的乳房松软具有较好效果,也可用于内服。

D. 乳房发育不良外用处方

五子丰乳方:枸杞子 24 克,菟丝子 24 克,女贞子 18 克,五味子 15 克,覆盆子 15 克,水煎取汁,用毛巾蘸药液外擦整个乳房,或用蘸满药液的毛巾直接覆盖乳房,每天睡前 1 次。该方用于先天不足,肾精亏虚等原因引起的乳房发育不良。证见腰膝酸软,肢体乏力,头晕耳鸣,失眠多梦,性欲低下,月经量少,经期推迟,白带若无,脉细弱等。该方对于乳房发育迟缓,月经来潮较迟,或因减肥引发的乳房偏小具有一定疗效,也可以用于内服。

五物丰乳方:当归 15 克,炒白芍 12 克,巴戟天 15 克,肉苁蓉 15 克,人参 3 克,水煎取汁,用毛巾蘸药液外擦整个乳房,或用蘸满药液的毛巾直接覆盖乳房,每天睡前 1 次。该方用于气血不足,肾精亏虚引发的乳房发育不良。证见四肢乏力,心悸不安,头晕耳鸣,面色不华,腰膝酸软,性欲低下,月经量少,或月经稀发,脉细弱等。该方对于月经来潮较迟,贫血,或因患消耗性疾病引起的乳房发育不良,具有良好的治疗效果。

（3）**中药外用的注意事项**：很多人认为，中药的副作用是很小的，因而也是安全的。其实这是一种误区，任何药物都有副作用，中药也是如此。我们知道，人体最重要的是平衡，如果使用药物不当，就会打破体内的平衡，就会产生一系列的副作用。

也有人认为，中药外用的副作用更小，因而可以随便使用。这也是一种误区，就同样的药物而言，有时外用比内服还容易中毒、过敏等。内服的药物，一些毒性往往经过肝脏解毒、分解，使身体免受伤害；而外用药物属于直接经皮肤吸收，发生副作用、过敏反应的概率比内服药物要高得多。因此，在外用药物的时候，要首先考虑副作用，要经有经验的中医专家配方，做到万无一失。

在运用外用药的时候，剂量要从小开始，从能够经得起"考验"的皮肤区域试验开始，经试验没有过敏反应时，再外用到乳房上，防止造成乳房皮肤过敏反应，给本来娇嫩的乳房带来不必要的伤害。

8. 雌激素丰乳的基本要点　是不是需要雌激素丰乳，如何运用雌激素丰乳，首先应该了解乳房是不是正常，这需要专业医生确定。

在正常情况下，女孩进入青春期乳房首先萌动。在体内雌激素的影响下，乳腺开始发育，这时乳房内除了许多细长的乳腺管开始发育外，脂肪也不断积累，乳房日渐隆起，而且富有弹性，标志着女性成熟的开始。

需要明确的是，女孩的乳房发育有很大的个体差异。有的女孩才8、9岁乳房开始发育，而有的女孩到16岁或者之后才开始充分发育。一般情况下，多数女孩在月经初潮之前及初潮时的9~14岁乳房发育。受体内雌激素的刺激，乳房刚刚开始发育时，构成乳房的乳腺及其周围的脂肪组织在乳头及其周围的乳晕形成一个纽扣状的鼓包，乳头乳晕开始隆起，乳头变大，乳房渐渐丰满，最后发育为成人的乳房形状。乳房发育的快慢、迟早具有很大差异，只要最终发育成熟，均属于正常。

根据这一生理现象，乳房发育较早的女孩没有必要为此而忐忑不安，也没有必要因为乳房尚未发育或发育较小灰心丧气。关键的是，当怀疑乳房发育有异常的时候，最好的办法就是让大夫确定是不是存在发育方面的问题。

乳房发育的大小除了受激素作用的影响外，还受遗传、环境因素、营养条件、身体胖瘦、体育锻炼等多种因素的影响。乳房偏小也可能与发育的早晚有关，不能贸然确定自己一定有发育方面的问题，判断是不是有问题，应该视其生殖器官发育及月经情况，如果均为正常状态，乳房发育就可能是正常的，就不会影响未来生育与哺乳。其实，乳房发育早晚并不影响身体发育的快慢，也不影响成年后乳房的大小和形状。当然，月经初潮后很长时间乳房没有发育的话，则应该及时到医院检查。

9. 把握雌激素丰乳的基本原则 为了使乳房更加挺拔，更加诱人，更富有魅力，一些女性常常选择治疗的手段达到目的，而雌激素是这些治疗方法中的"王牌"。

对于部分女人来说，当缺乏雌激素的时候，在大夫的指导下补充雌激素是可行的，而且真的有效。在因病缺乏雌激素的时候予以补充，当然是无可厚非的事情，借助药物丰满一下让男人格外关心的乳房，也是可以理解的。但这种给别人看的举动不能伤害自己，关键的是要严格掌握适应证，最好不要以牺牲健康为基本代价。

什么情况下可以补充雌激素，什么情况下不可以使用雌激素，是有严格要求的，切不可一时心血来潮，就无所顾忌地使用雌激素。如何掌握严格的用药的分寸，如何进行恰如其分的治疗，这是非常重要的。如何把握适应证，在实施丰乳之前，就应该三思而后行，不能顾了乳房而忘记了整个身体。

由于不同人种、遗传因素、生活状况、个体差异、饮食营养等不同因素，乳房的大小、形状产生了区别。与人的长相一样，完全相同的乳房是没有的，各自存在着差异。乳房发育成熟之后，其大小主要由脂肪在乳房的含量多少决定，体型瘦小者胸部较平坦，而肥胖者胸部较丰满。乳房有生理性的弱小，也有病理性的发育不良，当发育有问题的时候，应该首先进行医学诊断，只要发育没有问题，不是雌激素缺乏症，就不是补充雌激素的适应证。也就是说，在这种情况下补充雌激素，就存在着一定的危险，会惹出诸多的麻烦来，千万不可出现乳房挺立人却倒下的局面。

做女人当然"挺好"，但不能以导致身体挺差为代价。挺拔的乳房的确可以有效地吸引男人的眼球，如果在不伤害自身健康的情况下实现这一愿望，当然是两全其美的事情。因为在许多女性看来，乳房的丰满与挺拔外形，是非常理想与诱人的。有人曾经做过观察与统计，当男人看女人的时候，目光扫描最不会遗漏的区域就是女人的乳房。女人的性感离不开乳房的参与，离不开乳房"架势"。为了乳房的挺拔，一些女性寻求治疗方法，总希望通过丰乳治疗达到性感的目的。在一段时间内，丰乳成为一种女性健美运动，似乎不丰乳就是不关心自己、不尊重自己。

事实上，并非只有丰乳才是健美，盲目丰乳是有代价的。在女性追求健美的过程中，应该以健康为基础，丰乳也是如此。当乳房自我感觉"不良"的时候，不要冤屈了它，不要标准太高，是不是正常需要医学诊断确定。如果没有问题，就不应该乱"折腾"；假如乳房发育真的不够争气，的确存在问题，则应该查明原因，做到对症下药。当然，这种下药的途径还是大夫说了算为好，不可到非专业的美容场所做医学方面的治疗，更不要相信外用药物没有副作用的说法。

在一些美容场所，做宣传的人眉飞色舞，往往只说丰乳产品的作用，只讲产品丰乳效果，对于适应证、副作用常常避讳不谈。其实，目前市场上所谓的健美乳霜、丰乳膏，几乎全部离不开雌激素。在雌激素使用中己烯雌酚等是主角，将含有己烯雌酚的药物涂在乳房上，通过皮肤吸收，确实可以刺激乳房组织，能使乳房有所增大，这种非医学方面的治疗，往往是治标的短期行为，疗效当然不能持久，停用丰乳产品后乳房会恢复原来的真面目。滥用丰乳雌激素，还会影响体内激素水平的大环境，不仅会导致色素沉着、黑斑，还会发生月经不调等诸多的不良反应。

乳房发育成熟的时间也不是恒定的，有的可能早一些，也有的会晚一些，乳房的大小不是千篇一律的模样，不可自定标准。在现实生活中，少女凡是月经正常来潮、月经周期比较稳定，没有大幅度推迟或者闭经的现象，常常可以说明体内并不缺乏雌激素，乳房即使发育"不到位"，也不能轻易说明就需要雌激素丰乳。在不缺乏雌激素的情况下丰乳，为了乳房更加挺立而滥用雌激素，常常会抑制自身体内雌激素的分泌，影响卵巢自身的功能，结果弄巧成拙，反而会抑制乳房的正常发育。

在正常生理状态下，乳房内部的输乳管、乳腺小叶和腺泡以及脂肪、纤维组织等，在卵巢分泌的雌激素作用下，一般从 12 岁左右步入青春期起，乳房开始逐步发育，输乳管、腺泡等随之发育，到 16 岁左右乳房发育基本定型，25 岁以后一般不再增大。有许多超过这个年龄阶段的女性，使用雌激素丰乳效果就会大打折扣，使用丰乳药物治疗也只能是昙花一现。难怪有许多爱美的女性老是埋怨药物，其实这种现象是自身不争气造成的。

一部分爱美特别心切的少女和少妇,并不知道如何正确认识自己的乳房,不知道自己的乳房还有没有发展潜力,有没有继续扩大的必要,更不清楚在"挺好"的过程中有没有副作用。而是一味地为自己的乳房偏小自找烦恼,常常想方设法塑造乳房的美丽。为了迎合这些女性的需求,一些美容院抓住商机,投其所好,以丰乳为主要业务的美容院四处林立,"借药丰乳"的浪潮一波接着一波。

临床使用的己烯雌酚,对于女性生殖健康的贡献的确是不可忽视的,该药是一种人工合成的作用颇强的雌性激素,自从20世纪40年代开始投入临床之后,曾经风靡一时,成为很时髦的药物。己烯雌酚的治疗作用,主要用于治疗卵巢功能不全、雌激素水平低下引发的闭经、子宫发育不全、不孕症、功能性子宫出血,更年期综合征,老年性阴道炎以及脑垂体功能异常引起的疾病等。

俗话说,是药三分毒,这话的确有一定的道理。己烯雌酚对肝、肾均有一定的毒副作用,有这些疾病者应慎用;孕妇应禁用,特别是怀孕早期,绝对不可以滥用,误服往往影响胚胎性别方面的异常。

之外,有乳腺癌病史或乳腺癌家族史者也要禁用,如果的确是卵巢功能衰竭或功能低下、无月经来潮的女性,也要在医生的指导下服用。

10. 雌激素丰乳的常见副作用 部分丰乳霜引起严重不良反应的原因很简单,那就是产品本身的问题和使用扩大化。目前,美乳添加剂主要有生化制剂、植物有效成分及激素三大类。尽管我国有关部门规定在化妆品中禁止使用性激素类药物,但市场上并非如此。市场上所售产品符合有关要求美乳霜或丰乳膏,多数是含有生化添加剂(如胎盘提取物、蜂王浆、胶原蛋白、血清、果酸、DNA、海藻多糖等)或植物提取的有效成分(如丹参、红花、延胡索、赤芍、当归、仙灵脾等提取物),大做广告的一些低劣美乳、丰乳产品,违反了国家的相关规定,大多含有己烯雌酚。

如果滥用,实际上就等于滥用了雌激素,出现严重的副作用也就可想而知。大量的己烯雌酚经皮肤吸收后,会抑制体内雌激素的正常分泌,使正常的内分泌系统发生功能紊乱。己烯雌酚可引起子宫内膜过度增生,导致月经周期与量的异常。滥用雌激素还会使皮肤色素沉着,出现黑斑,更不利于整体健美。

滥用劣质丰乳产品，可能损害肝、肾等脏器，促使胆汁中的胆固醇饱和沉积而形成结石，还可诱发胰腺炎和血管栓塞性疾病。如果怀孕期间滥用上述丰乳产品，还可能造成胎儿畸形，发生男性胎儿女性化，出现尿道下裂、附睾、睾丸和精子异常，甚至引起脑积水、脑脊膜膨出等。由于这些含雌激素的产品丰乳需要长久使用，常用的结果自然还有增加罹患乳腺癌的风险。

滥用雌激素不仅对本人造成不良影响，而且还有可能殃及后代。美国曾对300多名不孕症患者进行过医学跟踪调查，这些不孕患者的病因主要是子宫发育不全、宫腔狭窄、双侧输卵管积水等，在研究其发病原因时发现，她们的母亲在以前均因治疗习惯性流产保胎，曾用过己烯雌酚。

长期使用健美丰乳霜、丰乳膏，一般会引起局部色素沉着、黑斑，对整个身体的影响主要体现在子宫内膜过度增生，月经量明显增加；可损害肝脏和肾脏，导致肝脏、肾脏功能异常；如果怀孕期间服用雌激素，还会造成胎儿畸形，使男胎女性化，致使尿道下裂、附睾、睾丸和精子异常，甚至引起脑积水，脑脊膜膨出等；最令人担忧的是过量服用雌激素还可以引发乳腺癌、子宫内膜癌、阴道癌等；滥用雌激素还可使哮喘的发病率明显上升，使胆汁中的胆固醇饱和而形成结石，又可诱发胰腺炎和血栓栓塞性疾病。这些药物导致的副作用，已经引起人们的高度重视。

（1）避免雌激素副作用的方法：雌激素的确具有丰乳的作用，但如何发挥雌激素的治疗作用，避免其副作用，是使用雌激素的首要原则。

严格掌握雌激素丰乳的适应证。乳房发育的因素是多方面的，不能动辄使用雌激素药物。在决定是否治疗之前，应该首先搞清楚乳房是不是异常，是不是需要治疗，是不是体内缺乏雌激素，不得盲目服用。在没有明确之前，是不可以随意使用雌激素的。当体内雌激素水平正常的时候，人为地增加外源性雌激素，不仅引发一系列的副作用，还会抑制体内正常的雌激素分泌，结果是弄巧成拙，影响了雌激素的平衡，出现严重的副作用。

要在专业医生的指导下使用雌激素。在现实生活中，许多女性运用药物丰乳是盲目的，甚至处于滥用状态，的确让人非常担忧。据我们临床观察，好多女孩为了追求线条美与乳房丰满而使用雌激素，既没有征求医生的意见，也没有检查自己是不是正常，这种做法是错误的，也是非常危险的。乳房的形体差异很大，形状各异，有的女性受遗传的影响，本来就不会特别丰满、特别耸立,如果不考虑这些因素,而去靠药物调理,去改变先天不足,是非常危险的。其实,除了少数确系乳房发育不良或患有某些疾病者需要去医院诊治外,一般女性只要从饮食、锻炼等方面即可加以调整。

(2) 服用中药治疗方法:对于的确需要药物丰乳的患者来说,首先应该是在安全的前提下使用,要预防药物带来的副作用。对于需要雌激素者,应该在大夫的指导下服用。临床实践证明,中药同样具有丰乳的效果,只要运用得当,效果十分明显。

服用副作用很小的中成药进行治疗。一些中药副作用小,疗效可靠,对于乳房发育不良、卵巢功能异常、雌激素水平低下者,具有较好的效果。中药可根据其具体情况,采取辨证施治的方法,选用具有调整内分泌、增强乳房发育的药物,进行针对性的治疗,往往可以取得比较可靠的治疗效果。

常用中成药使用方法。如果月经推迟,月经量少,激素水平低下,子宫发育不良,四肢乏力,头晕耳鸣等,可以服用女性宝胶囊、定坤丹、乌鸡白凤丸等;如果腰膝酸软,头晕耳鸣,心悸不安,食欲不振,夜尿偏多,可服用人参健脾丸、肾气丸等。

由于中药没有雌激素那样可怕的副作用,服用的时间可以适当延长。对于有腰膝酸软、月经来潮较迟、月经量少、头晕耳鸣、肢体瘦弱等肾虚症状者,可以选用仙灵脾、熟地、肉苁蓉、何首乌、枸杞子、当归、鸡血藤、丹参、桃仁、仙茅等;如果肢体乏力、食欲不振、身体瘦弱、经常感冒、心慌气短者,适当选用黄芪、太子参、当归、白术、茯苓、熟地、枸杞子、何首乌、旱莲草等。

(3) 少女不可乱用丰乳霜:由于女性的个体差异比较大,乳房发育的早晚不同、大小不一、形状有别,是不是真正发育存在问题,必须通过医生的诊断才可以确定是否需要治疗,在没有确诊之前,是不可以使用雌激素丰乳的。

我们知道,市场上出售的健美丰乳霜、丰乳膏,实际上就是雌激素为原料的产品,这些产品,都具有严重的副作用,都必须在医生的指导下进行。

有许多的女孩认为,外用药物无所谓,不会给身体造成严重影响,其实这种想法是非常错误的。由于青春期的女孩对雌激素十分敏感,滥用雌激素很容易造成长久甚至终生伤害。外用药物本来可以通过皮肤吸收,同样会到达体内,并非仅仅作用于乳房。更有甚者,一些外用的雌激素比内服的副作用还要大,这是因为内服药物还要经过肝脏解毒,而外用药物就少了这个环节,更容易产生毒副作用。

如果乳房的确偏小,首先要经过医生诊断,看看是不是真正的需要雌激素,是不是需要药物丰乳。事实上,好多的女孩并没有问题,并不缺乏雌激素,而仅仅是乳房发育迟缓或者本来就属于正常,根本不需要药物治疗。对于这种情况,一定不可滥用丰乳产品,更不要随便内服雌激素药物。

有的女孩认为,小剂量的丰乳产品不会有意外。其实这种想法也是错误的,小剂量不能达到丰乳作用,但却会因长期使用留下意想不到的祸患。己烯雌酚经皮肤吸收后,有抑制体内雌激素正常分泌的作用,进而影响乳房等第二性征的正常发育。

不仅如此,雌激素类药物还可引起子宫内膜过度增生,导致经期延长,月经量增多,有的甚至发生贫血;长期服用雌激素,还有可能使皮肤色素沉着,出现黑斑。尤为严重的是,经常服用可损害肝、肾等脏器,又能促使胆汁中的胆固醇饱和沉积而形成结石,诱发胰腺炎和血管栓塞性疾病。

需要特别说明的是,如果女孩的乳房需要促进发育,可以考虑通过科学饮食、适当运动、局部按摩等方式调节,同样具有一定作用;必须借助药物者,可以使用中药进行治疗。

11. 雌激素丰乳的注意事项　亭亭玉立的身躯,挺拔丰满的乳房,是女性所梦寐以求的自然美。但由于个体的差异,不少的女性乳房还不能尽如人意。乳房发育成熟是女性第二性征最为明显的外在体现,更是女性曲线美的基本象征。由于乳房居于人体最显眼的位置,是女性向世人展示自身的第一形象,乳房在奠定其曲线美中有举足轻重的地位。

人们渴望女性乳房的美丽,女性更是如此。成熟女性尤其是未婚年轻女性渴望自己拥有健美的乳房,是无可厚非的。医学研究证明,乳房的形状、体积、丰满程度虽然与先天有关,但后天的因素对乳房的作用也是非常重大的。正是由于这一原因,乳房"地区欠发达"的女性,常常借助于饮食、手术、药物等诸多的方法进行乳房"改造""加工",以便尽早加入乳房健美的行列。如果得当,当然不是坏事,可许多女性走进了丰乳的误区。

（1）**弄清楚是不是需要雌激素**：从医学上来讲，真正需要雌激素丰乳的指征并不多，是不是需要雌激素，一定要弄清适应证。这当然需要正规医院医生的判断，而绝非是不正规医院、不正规医生、美容院的判断。这一点在现在的社会里尤其重要，因为一些所谓的丰乳机构，更看中的是钱而非适应证。因此，需要特别知道的是，丰乳之前，要弄清是不是异常，是不是需要丰乳，是不是需要雌激素，否则就容易给自身带来伤害。

（2）**需要治疗时要谨遵医嘱**：是不是需要雌激素丰乳，如何进行丰乳，需要多长时间，这些问题都是非常严格的，要做到因病治疗，还是要去正规的医院，不要轻信广告，不要轻信谎言。

在使用雌激素治疗时，要按照医生的要求服用药物，不可自作主张，不可随意加大剂量，以免带来不必要的麻烦。

12. 市场丰乳产品现状分析　目前市场上的丰乳产品配方，均以雌激素为基础。一些丰乳产品，在使用剂量上也往往不符合医学要求，特别是一些美容机构为了见效快捷，常常超剂量使用，而且不管使用者的具体情况，也不考虑体内的激素水平高低，长期使用，将对部分女性造成严重的后果。

大量的临床资料证实，乳腺肿瘤高发与滥用丰乳药物有关。目前，女性乳腺肿瘤发病率已位居各类肿瘤的第一位，而且发病年龄趋向低龄化。之所以如此，除女性高蛋白、高脂肪、高热量的饮食因素外，滥用药物刺激是不可忽视的因素之一。如果盲目追求曲线美，滥用雌激素类丰乳产品，往往会引起药物不良反应，付出高昂的代价。其实，丰乳类雌激素药物如己烯雌酚、戊酸雌二醇等，这些药物丰乳效果并不持久，还容易让人对药物产生依赖性，不仅容易引起皮肤过敏等不良反应，甚至还有引发可怕的肿瘤的危险。

实际上，丰乳是医学上的事情，是不是需要丰乳、如何丰乳、如何使用药物等问题，都必须在医生的指导下进行，而绝对不应该是盲目听取非医学专业人员的意见。而目前丰乳市场的从业者，很多是非医学专业人员，存在诸多隐患，不可不知。

雌激素是药物，而且是必须严格掌握适应证、掌握使用剂量、掌握用药时机的副作用比较大的药物。在了解雌激素丰乳的副作用之前，应该明确丰乳与治疗乳房发育不良的区别，正常使用雌激素与滥用雌激素的区别。这些都是两个完全不同的概念，丰乳是医疗行为，但在丰乳的人群中，大部分女性常常无需雌激素治疗，属于滥用药物。

正常使用雌激素，是建立在医学需要的基础上，是符合科学的治疗措施，需要严格的适应证，因而也不会发生严重的副作用。

可以肯定地说，滥用雌激素丰乳，大多面临风险，有时还可能相当严重。因此，凡不是专业医生因疾病需要主张的丰乳，均应慎之又慎，千万不可胡乱用药，以免带来不良后果，造成终身遗憾。

13. 情绪对乳房保健的影响　医学研究证实，好多的疾病与人的情绪有关。对于女性乳房来说，同样与情绪具有很密切的联系。

在现实生活中，我们可以看到这样一个现象，精神状态良好、心情特别舒畅、没有严重思想压力者，罹患乳房疾病的比较少，相反，发生乳房疾病的增多，容易出现诸如乳房疼痛、乳腺小叶增生乃至乳腺癌等疾病。

情绪对乳房的影响是显而易见的。

大量的临床观察证明，情绪与乳房健康、乳房疾病乃至乳房发育均有一定的影响，这些影响，可能与情绪干扰内分泌系统进而影响激素分泌有一定的关系。因此，保持良好的精神状态，对于女性乳房保健是十分重要的。

（1）情绪不良与乳房疼痛：乳房疼痛是女性的常见病症，而且与情绪具有密切的关系。在经常发生乳房疼痛的女性中，情绪不好是基本的特点。

在这些女性中，有的人因工作原因、经济压力、家庭矛盾、同事关系紧张、孩子学习不好等诸多原因，精神长期处于抑郁状态，心情不安，烦躁易怒，失眠健忘，很容易给气血流畅、脏腑协调、抗病能力、内分泌系统等造成不良影响。处于这种环境下的女性，发生乳房疼痛的概率明显增多。

人生并非一帆风顺，没有挫折、没有不顺心的事情是不可能的。在生活中，要正确应对，积极寻求处理的方法，一时不能解决，应该坦然处之，没有必要为了某一个问题而伤害自己的身体与心理。要学会冷静与忍耐，学会伺机与等待，紧张与烦恼只会影响正常思路，影响寻找对策，不仅于事无补，还会导致身体伤害，是非常得不偿失的。

当已经发生乳房疼痛的时候，除了及时调整心态之外，还可以服用药物调理，防止疾病发展。如果仅仅是疼痛而没有肿块，往往属于功能性的，治疗比较容易、快捷。常用的药物为中药,没有必要服用西药止痛片之类的药物。常用的中成药为逍遥丸。

中药煎剂可用:柴胡、赤芍、当归、元胡、川楝子、香橼皮、炒麦芽、炒白芍、沉香、炙甘草等,一般几天的时间即可解除症状。

(2) 情绪不良与乳腺小叶增生:造成乳腺增生的确切原因不明,其相关原因比较复杂,到目前为止,医学界的观点还不完全一致。但是,一些专家学者有着比较认同的两种发病因素,其一是乳腺小叶增生与内分泌紊乱有关,其二乳腺小叶增生与精神因素有关。

在内分泌方面,如果女性体内卵巢分泌的激素量不太正常,就容易出现乳腺小叶增生之类的疾病。我们知道,内分泌紊乱常常表现为月经量过多或过少、经期不准,排卵功能异常或者黄体功能不足,不孕等等。这样的情况下,需要到医院经专业医生进行调整,及时缓解病情。

精神因素是一个重要的、常见的方面,比内分泌失调更为普遍。不仅如此,精神因素对乳房疾病的影响往往发生在疾病的早期,此时进行调整,具有更重要的预防意义。在当今,人们的精神压力普遍加大,社会对每个人的要求都在提高,而作为女性,所面临的工作、人际关系、家庭等状况会经常发生变化,而且常常面临各种压力。

在生活中,一些女性因而出现由精神因素引发的内分泌失调、自主神经紊乱,失眠健忘、脾气暴躁、情绪不安等表现。这些因素,对乳腺来说是一个不良刺激,是一个不容忽视的发病因素,从而产生了不良影响。

在临床上,我们经常可以看到,因心情烦躁、紧张、悲痛、忧伤、郁闷而引发的乳房疾病甚是常见。在这样的环境下的女性,经检查,发生乳房异常的概率明显高于情绪稳定、心情舒畅的女性。这些女性,有相当多的人发生了乳腺增生症。

据有关资料报道,由精神因素引起的乳腺增生病例,其比例接近半数。祖国医学认为,乳腺增生属于"乳癖"范畴,该病主要与肝、脾、肾等脏腑失调有关。若气机不畅长期得不到缓解,则日久气郁化火,火炼液成痰,痰郁互结,便形成了乳房肿块,发生乳房疾病。

由此可见,改变不良情绪在预防和治疗乳腺增生症中有举足轻重的作用。作为具有压力的女性,要时刻注意调整自己的心态。

(3) 情绪不良与乳房恶性疾病:大量的临床资料证实,乳腺癌的发生与发展,与情绪有一定的关系。在现实生活中,一些情绪不良、郁闷日久、精神压抑等负性心理严重者,常常产生乳房异常,容易发生肿瘤疾病。尽管乳腺癌的发病原因较多,但不良情绪对乳腺癌的发病具有不可忽视的影响。

对于乳腺癌预后的影响,情绪与精神因素也是非常明显的。有些女性,不幸发生了乳腺癌之后,能够正确面对现实,积极配合治疗,具有良好的心态,治疗效果往往比较理想;但也有一些女性,罹患乳腺癌之后,情绪处于极度的恐慌之中,总是埋怨老天不公,治疗不够配合,精神状态处于崩溃边缘,即使使用同样的治疗方案,效果往往大大降低。

临床经常看到一些女性,诊断出乳腺癌时本来属于中期,尚有治愈的希望,但精神状态极差,处于绝望的状态,不配合治疗,结果在很短的时间内不治而逝,非常令人惋惜。同时,我们也经常看到,一些女性情绪良好,与死神抗争的信心十足,精神状态极佳,结果生活质量大大提高,疾病康复迅速,生存时间明显延长。

正确面对人生,正确面对疾病,对于身心健康和疾病康复都是非常有利的。当疾病来临的时候,应该充分调动自身的积极性,保持良好的精神状态与稳定的情绪,才能使自身的免疫等系统、脏腑等组织等发挥良好的抗病作用,才能有利于疾病的康复,才能有效地战胜疾病。对于乳腺癌也是一样,也需要良好的精神状态与稳定的思想情绪。

四、乳腺癌的预防与早期发现

乳腺癌是一种常见的恶性肿瘤。在我国，其发病率有逐年上升的趋势，已经成为女性恶性肿瘤的第一杀手。

乳腺癌在北美和北欧地区发病率高，是亚洲、非洲、拉丁美洲的4倍。在美国，每10位35~50岁的女性中，就有1名乳腺癌患者。

我国乳腺癌以北京、天津、上海及沿海地区发病率为高，全国约有47万患者。世界范围内乳腺癌占所有癌症发病率的10%，占女性癌症的32%，女性癌症死亡率的15%。发病率升高的原因是多方面的，但其中与女性的防范措施不力与环境持续恶化等有一定的关系。事实上，相当一部分疾病是可以预防的。一些癌症，包括乳腺癌，只要科学预防，完全可以大大降低发病率。非常可惜的是，这些年来无论是卫生机构还是个人，积极预防措施尚未到位。诸如保持健康体重，坚持体育锻炼，避免过量饮酒，做到科学饮食，保持良好习惯，经常关注乳房……这些措施如果到位，乳腺癌就会远离自己，但有很多的女性并没有防范意识。有报道称："有近66.28%的女性从未做过专业的乳腺检查，64.45%的女性不知道如何对乳房进行自检。"

乳腺癌同其他恶性肿瘤一样，寻找发病原因、提示高危因素，监护高危人群，目的在于早发现、早诊断、早治疗和干预控制，为有效预防治疗乳腺癌打下坚实的基础。高危人群要提高警惕，尽可能避开不利因素，同时学会乳腺病自查，发现异常及时去医院确诊、及时找专家咨询、及时采取有效措施，把乳腺癌消灭在萌芽状态。

（一）如何预防乳腺癌

降低乳腺癌的发病率，首先从重点人群抓起，把握预防乳腺癌的重要环节,弄清乳腺癌的发病常见因素,始终保持身心健康,科学饮食,适当运动,有一个科学的、良好的生活习惯,完全可以实现远离乳腺癌的愿望。

1. 乳腺癌发病的相关因素　到目前为止,乳腺癌的确切病因不明。不过,虽然目前对乳腺癌病因的认识尚不十分清楚,但对其相关的发病因素已逐渐有了较多的认识。在医学界比较公认的是,乳腺癌发病是多种因素造成的,任何单一因素均难以解释乳腺癌的发病原因,乳腺癌的发病很可能是多种因素在一定条件下综合作用的结果。因此,其预防措施也不能靠一个方面奏效。

常见的综合性因素如下:

(1) 年龄因素:乳腺癌的发病率随着女性年龄的增长而上升,20 岁前少见,月经初潮前罕见。20 岁以后发病率迅速上升,45~50 岁达到较高水平,但发病趋势平坦,绝经之后发病率继续上升,到 70 岁左右达最高峰。死亡率也随年龄而上升,直到老年时始终保持上升趋势。

在我国,乳腺癌的发病年龄主要集中在 40~45 岁,也是应重点防范的时期。

(2) 遗传因素:在现实生活中,有的上代或同代(包括母、姑、姨、姐妹,上上代则为外祖母、祖母)的女性发生了乳腺癌,而其他成员之后也发生了乳腺癌,有些人就非常恐惧,认为乳腺癌不久就会降临在自己的头上。

的确,家族中有罹患乳腺癌的妇女,特别是近亲中有患乳腺癌者,其危险性比正常人群要高得多,有的报道为 2~3 倍甚至更高。流行病学调查发现,约有 5%~10% 的乳腺癌是家族性的。一般情况下,如有一位近亲患乳腺癌时,其女性患病的危险性增加 1.5~3 倍,而有两位近亲患乳腺癌,患病率则会增加至 7 倍。另外,患者发病的年龄越轻,亲属中患乳腺癌的危险也会越大。部分罹患乳腺癌者,是由其父母通过特异的遗传基因(BRCA1/BRCA2 基因)遗传所致。由于这些危险基因的存在,结构或功能异常,其携带者乳腺癌发病危险度就会高于正常人群。有研究结果证明,约有 70%~85% 的 BRCA1/BRCA2 基因突变携带者会在其一生中发展为乳腺癌患者。研究还发现,在低于 30 岁的妇女中,超过 25% 的乳腺癌患者是由一个遗传基因突变而引发的。

1)基因突变:基因突变是乳腺癌重要遗传因素。如患者血液或组织中含有 BRCA1 基因突变,其女儿也能查到同样的基因突变,则其女儿处于高危险状态。

一些研究资料还显示，遗传因素与乳腺癌发病危险具有显著相关性，并有可能加强其他危险因素的致癌作用，其遗传模式常遵循多基因遗传。现实生活中，常可见到母女俩或姐妹俩先后查出乳腺癌，且发病年龄在第二代人中大约提前 10~20 年。有报道指出，母亲患乳腺癌者，其女儿患该病的危险性是无家族史者的 40~50 倍。这一结论，在小鼠实验时也得到证实。

在美国，如果女性的母亲或姐妹绝经期前的育龄年龄内患过乳腺癌，其患病可能性是正常人的 5~6 倍。这种情况的发生，并非均为遗传所致，因为相近的生活习惯、饮食状况、环境因素、家庭气氛、精神情绪等因素，也是不可忽视的原因。

瑞典医学研究认为，乳腺癌的确具有一定的家族遗传性。不仅如此，近期的研究还证明，乳腺癌患者的生存期亦与遗传有一定的关系。据《乳腺癌研究》相关文章报道，如果死于乳腺癌妇女的女儿或者姐妹亦患有乳腺癌，其 5 年内死亡的可能性达 60%。

该研究还发现，乳腺癌患者的预后结果预示着其一级亲属同患有乳腺癌的生存。患有乳腺癌的母亲其生存期达 5 年以上，其女儿亦患有此病的存活概率达 91%，但母亲的生存期在 5 年以内，则其女儿的存活概率仅为 87%，而其姐妹患有乳腺癌的存活概率为 70%。如果患有乳腺癌妇女预后良好，存活下来，则其姐妹患此病的存活概率提高至 88%。

同时，如果乳腺癌患者预后不良，则 5 年内其患有乳腺癌一级亲属死亡率较预后良好者一级亲属的死亡率高 60%~80%。

2）肿瘤抑制基因变异：罹患乳腺癌除了基因变异，控制肿瘤发生的基因"懒惰"也会出事。研究还发现，肿瘤抑制基因变异是乳腺癌发生的罪魁祸首。

有学者通过研究认为："遗传基因中带有肿瘤抑制基因变异的人不仅患乳腺癌和卵巢癌的可能性比较大，患其他癌症的概率也很高。"这个结论曾在美国国家癌症协会杂志上发表。剑桥大学的专家与同事进行了一次临床实验，其研究结果也支持上述观点。

美国宾夕法尼亚肿瘤中心大学的研究人员采用另一种方法，对 483 个肿瘤抑制基因变异携带者进行了咨询，估算基因变异和患癌症概率的关系。经估算,肿瘤抑制基因变异携带者的一生中,有 73% 的概率患乳腺癌,有 41% 的概率患卵巢癌,而普通人群患乳腺癌和卵巢癌的概率分别为13%、2%。

需要说明的是,关于乳腺癌的遗传问题并没有一些人想象的那样恐怖。遗传因素在整个乳腺癌发病的比例中,约占 5%~10%,有的报道更低,遗传的概率并不高。即便乳腺癌与遗传有一定的关系,但其发病常常多种因素重合,是共同作用的结果。其实很大一部分乳腺癌患者并无家族史,多数双胞胎的姐妹也不同时患病,这说明基因突变并非发病的唯一原因。

3)中国人的特殊性:在中国抗癌协会举办的第九届全国乳腺癌会议上,有关研究机构公布了中国乳腺癌患者基因突变的研究成果。该成果显示,中国人具有独特的频发突变位点 BRCA1 基因 1100delAT 和 5589del8,且有胃癌家族史者可能增加 BRCA1 和 BRCA2 基因突变的发生率,使乳腺癌发病率增加。

报道说,BRCA1 和 BRCA2 基因是抑癌基因,其突变会大大增加乳腺癌患者的危险性。中国乳腺癌人群中 BRCA1 和 BRCA2 基因突变的发生率及特征与西方人群相似,但有不同于西方人群的特征。

具有关专家介绍,中国 5 个乳腺癌医疗中心对 489 例家族性或早发性乳腺癌患者展开联合研究,发现 23 例 BRCA1 基因突变和 21 例 BRCA2 基因突变。其中,在 BRCA1 基因上有两个位点重复突变的各 4 例,重复突变占 BRCA1 基因突变的 34.8%。两个基因均检测的 447 例中,早发性乳腺癌、家族性乳腺癌和早发性合并家族性乳腺癌中的 BRCA1 和 BRCA2 基因突变检出率,依次为 8.7%、12.9% 和 26.1%。研究证实,携带 BRCA1 和 BRCA2 基因突变的家系中,乳腺癌患者的平均发病年龄显著早于突变阴性的家系。其特点是年轻患者越多,突变携带率也越高。

相关研究还发现,合并胃癌家族史的乳腺癌患者中,BRCA1 和 BRCA2 基因突变有 23.8% 检出率,这一结果明显高于不合并胃癌家族史者,后者仅为 11.8%。

(3)月经因素:月经实际来潮时间长易患乳腺癌。月经受雌激素的直接影响,生育年龄期间,雌激素和孕激素维持着一定的平衡水平,在自身生理变化和外界因素影响下,体内激素水平发生紊乱,月经周期或许过短、或许经期延长,乳腺也受到雌激素的刺激,倘若腺体组织过度增生,极易发生恶变。

大量的临床资料表明，月经初潮年龄越小、闭经年龄越晚、经期时间越长，患乳腺癌的可能性越大。实际上，也就是一生月经来潮的总时长与患乳腺癌的危险程度呈正比。

有关临床观察显示，月经初潮年龄如在 13 岁之前，乳腺癌的危险性是年龄大于 17 岁来潮者的 2.2 倍。相反，月经初潮晚、闭经早、月经量少、周期长，一生中月经来潮的天数少者，患病率则明显下降。故月经过多、经期过长、周期过短者，应当作疾病认真治疗，以防不测。

有些人认为月经来潮早、闭经年龄晚是身体健康的标志，甚至有人企图通过药物使闭经时间延长，其实这是一个误区。

（4）婚育因素：大量的临床研究资料显示，乳腺癌的发病与婚否、孕产否、哺乳否、婚姻美满否等有一定的内在联系。

1）大龄未婚：我国城市妇女中，乳腺癌已经成为城市中死亡率增长最快的癌症。未婚女性不仅不可掉以轻心，更应该高度警惕这类疾病。临床资料显示，乳腺增生、乳腺癌等乳房疾病，频频侵袭未婚女性，大龄未婚女性罹患乳房疾病的概率比同龄已婚女性要高出数倍。

为什么会出现这一现象呢？

乳腺癌与其他疾病一样，有着它的发病基础。很多未婚女性工作时间长、精神过度紧张，整个身心始终处于紧张状态，也没有规律的作息时间，使身体的内分泌系统、免疫系统、循环系统、代谢系统等发生功能障碍，进而为乳腺癌的发生埋下祸患。

2）未曾生育：生育本身可减少女性的实际月经时间，更可使雌激素水平在妊娠期暂时降低，孕激素升高，乳腺同时免受雌激素刺激而得到安宁。

临床证实，23~26 岁首次足月产者，乳腺癌发病率为低，33 岁以后首次足月产者，乳腺癌发病率有所上升，而终生未生育者，雌激素一直维持在局限的波动范围之内，没有生育过程中的"间歇"，危险性自然增大。

之外，乳腺癌还与怀孕次数、生产次数、流产次数等有关。一般情况下，女性生育年龄不宜推迟过晚。当然，独身的女性患乳腺癌的概率要比正常婚育的女性为高。

有报道显示，有些女性虽然怀孕，但并未生育。流产特别是多次流产，同样不利于体内激素自然平衡,对乳房具有不利影响,同样有罹患乳腺癌的风险。

产次是否是直接影响乳腺癌的因素,其结果尚不完全一致,但有证据证实,多产次可降低乳腺癌的危险性。Lilinfed 认为产次在 4 次以上的乳腺癌的发病率极低。高产次对乳腺癌有保护作用,可能为胎盘有大量雌三醇(E_3)产生,对妇女有保护作用。

3)多次流产:流产对身体健康,对内分泌的影响是不言而喻的。随着近些年来流产不断增多与流产年轻化,人们开始担心她们的生殖健康,有的学者从多次流产对乳腺乃至与乳腺癌的关系进行了探索,证实多次流产是乳腺癌发病率升高的因素。

姜爱仁等认为,与无人工流产史者相比,有人工流产史者乳腺癌发病风险显著升高,而且随人工流产胎数增加而风险指数逐步升高。与绝经前相比,人工流产对绝经后妇女发生乳腺癌的危险更高。

女性频繁做人工流产,特别是 18 岁之前的少女,尽管当时看不出对身体的明显伤害,但对内分泌的影响是潜在的、长期的、深远的。有报道称,做过人工流产者比从未做过人工流产者患乳腺癌的概率高 110% 以上。

这很可能是因为,孕妇每次人工流产后,妊娠被突然人为终止,体内激素水平会骤然下降,此时刚刚发育的乳腺也会突然停止生长,使得腺泡变小乃至消失,然后乳腺复原。但这种复原与正常怀孕、足月分娩不同,复原常常是不完全的,容易由此造成乳腺肿块和发生疼痛,进而诱发乳腺疾病。在多种因素的共同作用下,大大增加了罹患乳腺癌的概率。

需要说明的是,对于流产与乳腺癌发生的关系,多项流产与乳腺癌关系的病例对照研究中,对流产与乳腺癌的关联及其关联强度报道不一。但从综合分析结果显示,流产增加患乳腺癌的风险是肯定的,有流产史的女性患乳腺癌的风险是无流产史女性的 2.04 倍。

4)从未哺乳:有人认为,哺乳月数多对乳腺癌的发生有保护作用,这可能与产次的混杂实现保护作用的,近年来有人研究认为,哺乳是独立作用的保护因素,尤其对于绝经前妇女来说。但多产需有多哺乳的机会,不哺乳不能视为乳腺癌重要的保护因素。

在哺乳期,女性雌激素水平有一个有益于健康的"休整"阶段。在这个时段中,月经常常会停止,作为与雌激素密切相关的乳房,也得到了相应的"休整"。这种现象,已得到临床上的证实。

从临床观察资料分析,首次产后哺乳时间和哺乳总时间长者,乳腺癌发病的危险性下降,这主要是指绝经以前。适当延长哺乳时间,对预防乳腺癌确有一定的积极作用。之外,哺乳时年龄越小,对乳腺越有良好的保护作用。相反,哺乳时年龄过大,或终生尚未哺乳,或哺乳时间短暂,其危险性就会增大。提倡哺乳,到正常年龄婚育,不仅对婴儿有益,而且对母体也有很多好处。

5)不幸婚姻:女性对婚姻满意度敏感,来自婚姻方面的压力也是很明显的,中年丧夫、被动离婚、夫妻不和,癌症患病率及其死亡率均比婚姻满意度高者高出1倍以上。有资料显示,1/4的乳腺癌患者有这样或那样的婚姻不幸。

女性是富有情感的群体,爱情、婚姻、家庭、性生活这些看似普通的因素,但与乳腺增生病以及乳腺癌发病具有非常密切的相关性。其中,离婚特别是被丈夫抛弃,极不情愿的被动离婚,对女性打击相对较大,影响时间较长;屡恋不婚,高不成低不就,直至高龄仍未婚配,也是女性非常纠结的心理问题;中年丧夫,尤其是感情特别深厚者,精神创伤巨大;夫妻不和对女性的精神打击也是不可低估的,夫妻婚后变迁、性格不合、志趣迥异、同床异梦等不良环境,都会对女性的精神、情绪、心理构成不良影响。

这些不良刺激,对身体健康的影响往往是多方面的,既有精神方面的,也有生理方面的,还有社会方面的。医学观察发现,这类女性精神上明显的失落,生理上没有了正常的性生活,体内的内分泌系统、免疫系统等容易发生紊乱失调,她们发生月经失调、闭经、痛经等妇科疾病的概率也会因此大大增加,乳腺癌的发病概率上升。

(5)饮食因素:饮食对健康的影响是巨大的。很多疾病都是吃出来的。不良的饮食习惯,不科学的饮食结构,不合理的饮食方式,都会给健康,给女性心爱的乳房造成不可估量的伤害,这一点,医学界是公认的。

1)摄取脂肪多:在西方,女性对脂肪的摄入量明显高于我国,发病率也因此居高不下。随着人们生活水平的提高,目前我国女性的脂肪摄入量也在日益增多,远远高于从前。

有权威的医学专家通过大量的研究证实,过多食用富有脂肪的肉类,是诱发乳腺癌的一个重要原因。这是因为,大量食用脂肪,常常促使雌激素水平提高,绝经期年龄推迟,乳腺受到的刺激相应增多。

西化饮食增加华裔女性罹患乳腺癌风险。据美国《侨报》报道,亚洲妇女乳腺癌的发病率要远远低于西方妇女,但随着亚洲妇女饮食更加西化,她们罹患乳腺癌的比例也有所增加。一份由中美两国研究人员进行的最新研究就显示,年纪较大的中国妇女如果选择肉类和糖分较多的西餐,就会比那些主要使用豆制品以及蔬菜的妇女更容易患上乳腺癌。有研究人员进行了饮食结构与乳腺癌的关系研究,按照饮食主要成分的区别,分配至第一组的妇女的饮食中主要含有大量的红肉、虾、鱼、糖果、甜食、面包和牛奶,而第二组妇女的饮食中更多的则是豆腐、蔬菜、豆芽、大豆、鱼和豆奶。结果发现,第一组中的绝经后的妇女乳腺癌的发病率要比第二组中的妇女高出60%。

有许多女性,饮食只讲究口味,不讲究健康。现代医学研究已经证实,高脂肪膳食可增加体内堆积,使雌激素水平绝对或相对升高,增加乳腺癌的诱发率。

为什么高脂肪膳食对乳腺癌具有危险性?

这是因为,长期、大量高脂肪膳食,可致使肠道细菌状态发生改变。这种情况下,肠道细菌通过代谢,可将来自胆汁的类固醇物质转化为致癌的雌激素,这无疑打破了体内的激素平衡;高脂肪膳食还会导致催乳素分泌上升,间接地促使体内的雌激素分泌水平升高;高脂肪饮食常常导致营养过度,如斯可使月经初潮年龄提前,绝经日期推后,使月经实际来潮的天数增加;高脂肪饮食还可使脂肪在体内沉积,进而发生肥胖。事实上,体重与患乳腺癌的危险性成正比,无疑增加了患乳腺癌的概率。

2)过多吃红肉:高脂肪的食物害处多多,红肉是不是就安全了?回答是否定的,因为吃红肉太多也会增加患乳腺癌概率。

爱吃红肉的女性相当普遍,这些爱好者认为,吃红肉可能会减少脂肪的储存,避免发生肥胖。其实,过多的吃红肉,特别是过多地吃烧烤的红肉,同样不符合健康要求,因为不科学的吃法也会引发乳腺癌。

研究认为,爱吃红肉的女性易患乳腺癌的一个重要原因,是红肉在烧烤煎炸的高温处理过程中,尤其是烹饪得比较烂的情况下,会产生杂环胺的致癌化合物。在实验室研究中发现,杂环胺会与雌激素受体结合起来,并形成类似雌激素的作用,进而使乳房受到不良刺激,增加了乳腺癌的患病概率。

3）经常吃西餐：在乳腺癌发病方面，欧洲人比亚洲女性之所以高得多，普遍认为可能与饮食结构有关。最近，英国广播公司报道的相关研究表明，吃富含肉类、白面包、牛奶和布丁等西式饮食的亚洲女性，一旦改变了亚洲人的基本食谱，患乳腺癌的风险就有可能更高。

当然，乳腺癌发病的问题，仍然很多未知的因素，上述研究似乎没有考虑更多的因素，比如过晚婚育、缺乏锻炼与乱吃药物等。

4）钟爱半成品：有的人为了适应快捷的生活节奏，常常食用一些半成品。但是，有些半成品并不卫生，往往引发一些疾病，甚至导致癌症。

如今越来越多的人在做饭上使用简便、易熟的半成品食物，但半成品食物最大的缺陷就是糖的含量过多。身体摄入的过多糖分会在皮肤和血液中堆积，日久容易使人体患上癌症。

5）果蔬粗粮少：一些女性就喜欢吃肉，而对于蔬菜、水果、粗粮就不那么喜欢，其实这是一个误区。在临床上，好多的女性发生便秘，有的甚至相当严重，不用药物难以解下来。这并非一个无关紧要的问题，便秘会给身体健康带来很多的问题，其中，便秘与乳腺癌发病有一定的关系。

近年来，人们发现长期便秘会使妇女的乳腺癌发病概率增加。据美国加利福尼亚大学的医学专家观察研究，证明了这一观点的科学性。

关于长期便秘易发乳腺癌的机制，一些学者进行了探讨。加拿大多伦多癌症研究所的专家发现，便秘者的粪便中存在一种致突变原。经测定，该突变原与目前已知的几种癌物质相类似。这种致突变原经肠道吸收之后，可随血液循环进入对其相当敏感的乳腺组织，正是由于这种变化，发生乳腺癌的可能性明显增加。

此外，在咖啡、可可、巧克力这类食物中，含有大量的黄嘌呤，过多饮食不利于身体健康。医学研究证实，黄嘌呤有增加良性乳腺增生的可能，而良性乳腺增生常常与乳腺癌发生有关。因此，女性不宜过多地摄取这类食物，别给自己惹出麻烦。

另有报道，蔗糖摄入量高常常导致人体肥胖，使体内的脂肪储存增加，有乳腺癌的风险，故此，女性尤其是中年以上的女性不宜多吃。

（6）**体质因素**：身体健康与否，能不能具有良好的抗病能力，与是否坚持适当锻炼身体、保持良好体质有很大的关系，女性一旦体质出了问题，乳腺癌的发病率也会增加。

1）体形丰满：乳腺癌同其他疾病一样，喜欢发生在少动、身体特别丰满女性的身上。据最新研究显示，身材丰满的女性患乳腺癌的概率与死亡率比身体匀称者高。

实际上，根据这一结论节制饮食和适当运动则可以改变上述两大危险因素。节食和运动可以降低乳腺癌再度复发与死亡的危险性，另外，控制体重还可以对诸如防范心血管、糖尿病等慢性疾病，具有实质的效果。

以往的研究也显示，身材丰满也是助长女性患子宫内膜癌、胆囊疾病、高血压、动脉硬化、糖尿病等疾病的高危险因子。体重增加是造成腹部肥胖的主因，成人要注意自己的体重增长，最好不超出标准 5kg，并且还要时时保持臀部与腹部的一定比例。

身体特别丰满，还会给未来的身体健康指标如血脂、血压等带来不良影响。

2）绝经后体重增加：肥胖对人体健康不利，主要是肥胖可以并发一些重大疾病。当进入老年期的时候，如果发生肥胖，还会使乳腺癌发病的危险概率增加。女性发生肥胖的年龄与乳腺癌发病有一定的内在联系，年龄小于 50 岁的肥胖与乳腺癌关系不大，而超过 60 岁的女性体重每增加 10kg，乳腺癌的危险性增加 80%。这是因为，这个年龄段过度肥胖，体内大量的脂肪会产生雌激素，进而使本来不需要雌激素的老年女性出现雌激素分泌过高，给乳腺带来相当大的风险。

在现实生活中，女性进入老年期之后体重大多增加，而减少者不多。根据上述研究结果来看，女性应该在这个年龄段注重体育锻炼，讲究科学饮食，这不仅对预防乳腺癌有利，对防止其他重要疾病如高血压、糖尿病、冠心病等也十分有益。

3）苹果形身材：乳腺癌发病，可能与身体的形态有关。美国波士顿哈佛公共健康学院的研究人员发现，苹果形身材的女性比梨形身材的女性更容易患乳腺癌。

研究人员发现，腰部肥胖的妇女患乳腺癌的概率比腰部细小的女生高 88%。如果不考虑腰围的大小，尽管激素替补疗法能够减少心脏病和骨质疏松症的发病率，但它还可能增加乳腺癌发病的危险性。

对于脂肪的分配会影响乳腺癌的发病率的原因目前尚未明了。研究人员推测,和身体其他部位的脂肪相比,上部或中段的脂肪堆积较厚,更靠近重要器官和调节激素平衡的腺体,这些激素的改变,很可能就是导致癌症的直接原因。

4）母亲臀部丰满:研究者认为,妇女怀孕初期及后期,臀部越大,雌激素越多,胎儿受雌激素的影响也会越大,这对未发育成熟的胎儿乳房组织带来危险。假如婴儿满40周出生,并已有兄姐,患乳腺癌机会高出7倍以上。

5）骨质密度:研究人员测量了年龄在65岁或以上妇女的腕部、前臂和足跟的骨质密度,患病妇女到出现乳腺癌时平均的随访时间为6.5年。在随访期中,有315名妇女出现原发浸润型或原位乳腺癌。

通过校准年龄、肥胖和其他因素的多变量分析显示,其骨质密度在最高四分位的妇女,患乳腺癌风险比最低四分位的妇女高2.7倍。

(7) 精神因素:不良的精神因素对内分泌系统的影响是很大的。当人体神经在焦虑、紧张或压抑的强烈刺激下,作用于大脑皮层的中枢神经、使自主神经功能往往发生紊乱,免疫功能就会受到抑制,这种现象的发生,抵抗癌瘤的免疫机制发生抑制,对机体失去保护作用。

如果大脑皮质因强烈的不良刺激反复存在,机体就会始终处于一种紧张状态,进而机体内环境发生失衡,癌细胞蠢蠢欲动,乳腺癌的危险性不断增高。

1）情志不畅及负性心理:精神紧张与负性心理,诸如失恋、离异、丧夫、子女意外等,对女性的内分泌系统都有一定的影响,较常见的是对月经影响甚大,因为这些恶性刺激,足可使下丘脑功能发生紊乱,从而导致其体内性激素失去平衡,致使免疫力降低,同时可促使乳腺癌的发生和恶化。保持良好的情绪,正确对待不幸,稳妥处理挫折,积极扭转被动局面,是极其重要的。

情志不畅可以诱发许多疾病,这一观点已经得到医学界的普遍认同。大量的临床实践证实,情志不畅也是诱发乳腺癌的重要因素之一。

癌症的发生发展常常与人的精神、心理因素具有密切关系,尤其是乳腺癌更为明显。祖国医学认为,乳腺癌(乳岩)的致病原因与情志内伤、肝脾不和、气滞血瘀、肝肾亏虚等有关。在癌症患者中,精神状态良好、积极乐观者对治疗效果有积极作用,而消极悲观者则易使病情迅速恶化。这是由于,人的精神状态处于低迷时免疫系统往往功能下降,肌体对癌细胞的监控能力、抑制能力下降,同时,其他的系统也会受到负面影响,从而使乳腺癌发病率增加。

产生精神异常的因素,常常见于如下几个方面:

精神遭受打击。如亲人故去、离异、遭受意外伤害,生活压力过大,工作学习过于紧张,人际关系不协调等,都会引起的慢性精神压力和高度的情绪应激,导致人体的免疫能力下降。

特殊不良性格。性格对疾病具有一定影响,凡内向型性格,多疑善感,情绪抑郁者容易发病;烦躁易怒,忍耐能力差,性格孤僻,脾气古怪,常与他人冲突者容易发病;沉默寡言,对事物态度冷漠,喜欢钻牛角尖也容易发病。

情绪情感压抑。一些乳腺癌患者在患病前,曾有过长期的不良情绪刺激或突然的重大精神打击。过于克制自己,压抑愤怒,而不能及时发泄者,精神状态低迷,情绪处于严重的失调状态,发生恶性肿瘤的概率明显增加。在肿瘤发病的相关病因中,忧郁、失望和难于解脱的悲哀,常常是促发肿瘤的因素之一。

2)精神压力过大:一些研究资料表明,乳腺癌发病与精神压力过大有关。精神压力的来源是多方面的,所表现的形式也不同。

女性的精神压力,常常与经济的拮据、工作的辛劳、节奏的紧张、社会的不公、安全感丧失、婚姻发生不幸、亲人出现意外等诸多不良因素有关。一个人长期处于负面影响的环境之中,其内分泌系统自然会发生紊乱,免疫力也会下降。当免疫力下降的时候,免疫系统监控癌细胞的能力也会下降,使部分癌症得以发生与发展。

精神压力过大的情形,城市女性高于农村,特别是充满竞争的城市,女性压力大更为突出。特别是职业女性、年轻女性、工作尚不稳定的女性。乳腺癌发病是一个比较漫长的过程,并非一日之寒,一般需要十几年的积累。如果生活中压力一直存在,长期不能舒缓,这对身体健康是十分不利的。

3)抑郁症:乳腺癌的发病原因是多方面的,近年来,人们发现城市白领女性,特别是有精神抑郁症的女性更容易患乳腺癌。

临床资料显示,乳腺癌与都市女性工作、生活节奏紧张有关。工作、经济、生活中的压力,使一些女性极易产生紧张焦虑、孤独压抑、悲哀忧伤、苦闷失望、急躁恼怒等抑郁情绪,长期得不到释放,很容易导致机体生命节律发生紊乱,神经内分泌系统功能失调,这一系列的变化,导致内环境失衡,身体免疫功能下降,胸腺生成和释放的胸腺素明显减少,淋巴细胞、巨噬细胞对体内突变细胞的监控能力和吞噬能力下降,很容易发生癌肿,尤其是乳腺癌。

关于抑郁症患者易患乳腺癌的观点,还得到了美国一所公共健康学院研究人员的证实。他们曾对 2017 名研究对象进行了研究,以确定抑郁症和癌症是否相关。通过历时 13 年的观察发现,同其他女性相比,重度抑郁症患者更有可能患乳腺癌。

(8) 疾病因素:乳房良性增生往往被女性朋友忽视,认为既然是良性疾病,就没有什么大不了的,想起来就治疗一下,忙起来就不再过问。其实,良性疾病中也是有差别的,也就是说,有的良性疾病永远是良性疾病,而有的良性疾病则有可能转化为恶性疾病。

这一转变的关键,是乳房腺上皮细胞在多种致癌因子的共同作用之下,细胞发生了基因突变,使细胞增生失控,呈现出无序、无限制的疯狂增生,进而发生为乳腺癌。

乳腺增生是有三种类型,并非所有的增生都是一样的。依据乳腺结构在数量和形态上的异常,一般分为乳腺组织增生、乳腺腺病(细分为小叶增生期、纤维腺病期及纤维化期)、乳腺囊肿病。

其实,乳腺增生与乳腺癌并没有必然的联系,如果增生多年没有变化,患者就没有必要为此惊慌失措,但部分乳腺增生并非一成不变的,的确有恶变的可能,为此也不能掉以轻心。那么,什么样的增生需要警惕呢?

对于这个问题,需要先弄清乳腺增生在组织学上及病理学的区别。单纯的小叶增生是最常见的一种,约占乳腺增生的 70%,这种增生几乎没有恶变的可能;单纯小叶增生伴有导管上皮增生者,约占乳腺增生的 20%,恶变率约为 1%~2%;假如导管上皮有轻度的异型,约占乳腺增生的 5%,其恶变率为 2%~4%;而导管上皮增生若是重度的异型,其恶变率约占 75%~100%,是应该引起特别重视防范的一种。

需要弄清的问题是,乳腺增生与乳腺癌到底是什么关系。

乳腺增生病与乳腺癌,尽管临床表现都以肿块为主,发病机制也有相似之处,而且前者可以发展成为后者,但这两种病有着质的不同。乳腺增生病为良性,乳腺癌则为恶性肿瘤。两种病的治疗与预后相差甚远,因此不能等同。

之外,乳腺增生病与乳腺癌在发病因素上、在临床表现上有相似的特征,两者均由内分泌失调引发,都与雌激素水平过高有关,都有肿块,且都与精神因素、婚育、哺乳等因素相关联,甚至二者之间有时难以区分,这些方面的原因,更应该分别两者的不同之处,以便为其诊治打下正确的基础。当自己对乳腺增生疑问时,则一定要专业大夫进行辨别。

疾病有时是复杂的,在临床上,有的患者乳腺增生病与乳腺癌相伴发生,而乳腺增生病又会掩盖乳腺癌的症状,这是人们需要特别警惕的问题。不仅如此,有些乳腺增生就是乳腺癌的前期病变,更容不得粗心大意。

1)乳腺囊性增生:良性乳腺疾患是常见病,发病率较高,而且常不被人重视。良性病也是病,也是肌体不正常的具体表现。常见的乳腺小叶增生、乳腺纤维瘤、乳腺结构不良、乳腺腺病以及经常而严重的乳房外伤等疾患,均是乳腺癌的高危人群。

有学者认为,乳腺良性病使乳腺癌的危险性比正常人升高 3~6 倍,其中,以乳腺囊性增生和乳腺纤维瘤与乳腺癌关系密切。有报道称,乳腺囊性增生患者比正常人乳腺癌的发病率高 3~4 倍,而病理检查也证实,约有 20%~30% 的乳腺癌患者并发乳腺囊性增生病。乳腺囊性增生病的癌变率约为 2%~4%,而且具有长期的危险性,有学者认为这种危险性可持续到确诊乳腺囊性增生病 30 年以后。

从发病机理上来看,乳腺囊性增生发病因素与乳腺癌的因素是相一致的。所不同的是,人工绝经会增加乳腺囊性增生的危险性。一般认为,初潮年龄和初产年龄与乳腺囊性增生病无关,但与乳腺癌发病有一定关系。

生育年龄中,乳腺囊性增生与体内雌激素刺激关系密切,如长期不愈、甚则增大,出现重度不典型增生,应引起足够重视,不可掉以轻心。一些学者认为,有乳腺增生就有癌变可能,增生的幅度与癌变的危险程度呈正相关。

一般情况下,乳腺良性疾病发生恶变的可能在 1%~3%。但对于高危人群中的乳腺增生病,约有 4%~12% 的恶性病变率,这显然是一个惊人的比例。

之外,乳腺纤维瘤曾经被认为不会增加乳腺癌的危险性,但近年来研究提示,该病趋向于是易发生乳腺癌的危险因素。

2）乳腺不典型增生:在以往,人们认为乳腺不典型增生对身体不会产生不良影响,但最近的研究证实,乳腺不典型增生的部位越多,发生乳腺癌的机会往往就越大。

一些学者认为,乳腺不典型增生时的年龄是一个较强的危险因子。有报道称,"45 岁以前、45~55 岁、55 岁以后确诊不典型增生者,发生乳腺癌的风险比分别是 6.76、5.1 和 2.87。"

在乳腺癌发病过程中,大多数乳腺癌病变来自于导管上皮。根据乳腺导管上皮增生的程度和形态,导管上皮增生分为非典型增生和无非典型增生两类。需要特别警惕的就是非典型增生,因为这种乳腺增生发展为乳腺癌的可能性比无非典型增生的乳腺病患者高 6~18 倍。在非典型增生中,常根据其病情分轻、中、重度,三者之中只有重度的非典型增生与乳腺癌关系密切。为此,有学者将重度非典型增生称为乳腺癌的癌前病变。

另外,观察资料还显示,发生乳腺癌的风险随着不典型病灶数目的增多而增加,不典型增生病灶数在 3 处以上同时伴有钙化的女性患乳腺癌的风险约是普通人群的 10.4 倍。由此看来,一旦发生乳腺不典型增生,特别是多处的不典型增生,应该及时采取有效的治疗措施,防止发生意外。

3）糖尿病:糖尿病容易引发许多严重的并发症,但对于并发乳腺癌在以往还没有这方面的临床研究。前不久,美国哈佛大学一项新研究显示,患有Ⅱ型糖尿病的妇女,乳腺病的发病风险比其他女性高 17%。

该研究小组的临床研究表明,通过对 11.7 万名年龄在 30~55 岁之间的女护士进行的为期 20 年的随访发现,其中有 6120 人患上 2 型糖尿病,5605 人患上乳腺癌。在患有乳腺癌的护士中,有 202 人同时患有糖尿病。研究特别强调,绝经后的妇女患糖尿病,与乳腺癌之间的联系更加明显。

研究人员认为,糖尿病患者血液中胰岛素水平升高,有可能在某种程度上促发了乳腺癌。胰岛素是由胰腺产生的一种激素,能促进血液中的葡萄糖进入细胞并转换成能量。2 型糖尿病患者发生胰岛素抵抗时,人体对胰岛素反应不敏感,加速了胰腺分泌出更多的胰岛素来进行补充,使乳腺癌的发病概率增大。

4）病毒感染：我们知道，病毒可以导致许多的癌症，在妇科，最常见的是人类乳头状瘤病毒引起的宫颈癌，而某些病毒是不是可以引发乳腺癌呢？

在生活中，被病毒感染是常有的事情，哪些病毒会与乳腺癌有关，人们怎样才能进行有针对性的防范？有学者做动物实验证实，小鼠乳腺癌可由病毒引起，小鼠乳腺正常细胞的脱氧核糖核酸（DNA）绝大多数含有乳腺瘤病毒的若干前病毒复体。其中，有一些复体演变成病毒体，继续使部分小鼠引发乳腺癌。患乳腺癌的母鼠，可通过乳汁传播该病毒，而这种含有病毒的乳汁因子可诱发乳腺癌。

目前的研究发现，在乳腺癌患者以及正常人乳汁中，均可检测到病毒颗粒，而且形态与小鼠乳汁因子相似。在乳腺癌中的病毒颗粒阳性率为39%，正常人仅为5%，一些学者认为病毒在人乳腺癌的发生中存在关联。

人乳头状瘤病毒（HPV），是一类特异性地感染人皮肤、黏膜的肿瘤病毒。该病毒可导致女性患尖锐湿疣、宫颈癌。HPV 感染后，被感染细胞发生过度增殖与恶性转化。近年来的研究发现，HPV16/18 型感染还与乳腺癌发生有关。事实上，掌握和了解 HPV 的致瘤性和感染途径，明确了HPV 感染与乳腺癌之间的关系，就会对乳腺癌的预防、基因治疗和预后评价产生积极影响。当然，其具体的作用机制等问题还有待于进一步的认识和研究。

5）高血压：高血压与乳腺癌有关吗？这样的问题听起来似乎有点离谱，但二者的确有一定的联系。

我们知道，大部分高血压与胆固醇在血管里积聚过多有关，但这也会与人体中的雌激素有关。美国的医学研究发现，胆固醇在机体中代谢过程中，还会生成一种类雌激素分子，有促进乳腺肿瘤的生长与扩散的可能。

肥胖的女性，之所以乳腺癌风险较高，也与体内的胆固醇过高有关，同时，肥胖的女性，也会增加患高血压病的概率。

研究者发现，服用他汀类降胆固醇的药物，则可有效降低患乳腺癌风险。一种叫 27-羟基胆甾醇（27HC）的胆固醇代谢物，在动物中发挥的作用与雌激素类似，证明 27HC 与乳腺癌也许有关。为弄清这一观点的正确性，研究者进行了小鼠实验，结果得到证实。

6）甲状腺疾病：关于甲状腺疾病与乳腺癌之间的关系，医学界进行了多年的研究与对比观察,虽结果还存在一些差异与争议,但大多数学者认为甲状腺疾病与乳腺癌的发生与发展关系十分密切。不过,其具体的作用机制仍不十分清楚。

近些年的研究资料与结果显示,均认为甲状腺疾病与乳腺癌之间存在着一些共同的致病的危险因素,其中包括碘元素的缺乏、各种因素引起的甲状腺组织增生等,内分泌激素尤其是雌激素的作用和甲状腺激素水平紊乱,以及由此引发的免疫功能紊乱等因素,可能是乳腺癌发病的诸多重要因素中的一种。

(9) 不良习惯:生活中的一些不良习惯,对健康具有非常明显的不利影响,特别是吸烟、酗酒、熬夜等,研究已经证实有增加患乳腺癌的风险。

1) 吸烟与被动吸烟:吸烟,包括被动吸烟,特别是丈夫大量吸烟,对妻子也是一个不可忽视的不利因素。有其他高危因素的女性,应禁止自己的丈夫吸烟。同时,女同胞自身也要禁止吸烟。

研究者发现,吸烟与罹患乳腺癌的危险相关,而该相关性主要归因于长期吸烟的妇女。结果发现,与从不吸烟者相比,吸烟至少 40 年、每天至少 20 支者发生乳腺癌的危险最高。之外结果还显示,罹患乳腺癌的危险与开始吸烟时的年龄无显著相关性,与戒烟的时间亦不相关。

2) 喝酒与酗酒:长期大量酗酒,可打破体内激素水平的平衡,导致绝经前妇女卵泡期、排卵期、黄体期的雌性激素水平增高,乳腺则处于长时间的不良刺激之下,容易使乳腺发生癌变。

女性每日饮酒增加乳腺癌风险。据张淑敏博士及其同事研究发现,女性长期喝酒会增加患乳腺癌的风险,每日喝 1 杯酒者患浸润性乳腺癌的风险可能增加 9%,每日喝酒超过 2 杯者患病风险会剧增 32%。

3) 熬夜与上夜班:现代医学研究已经证实,熬夜与长期上夜班不利于身体健康。之所以如此,与人体与自然有关,在白天应该劳作,而夜间则需要睡眠。人保持健康身体,就要顺其自然。

许多激素是在夜间分泌的,而白天不分泌或者很少分泌,如果长期熬夜,诸如褪黑激素、下丘脑等分泌激素异常,正常的人体生物钟被打破,会对身体的免疫系统、内分泌系统产生不良影响,继而发生相关的疾病。熬夜、上夜班的女性作息时间没有规律,体内激素分泌容易紊乱,使雌激素水平相对过高,增加患乳腺癌的风险。同时,长时间处在灯光下,体内只有在夜间或完全黑暗的环境下才正常分泌的褪黑激素就难以正常分泌，促使乳腺癌发病率增加。

而乳腺癌的发生，与内分泌紊乱、自身免疫力下降等有关，完全有理由推测，熬夜、上夜班肯定不利于身心健康，不利于增加抗病能力，间接增加患癌症的概率，其中当然也包括女性的乳腺癌。

4）内衣佩带过紧：英国威尔士加的夫医院的医生所做的一项研究显示，戴内衣会使妇女乳房疼痛和出现囊肿的危险显著增大，甚至会增加乳腺癌的发病率。

该医院的专家研究发现，内衣使用不当和临床上的乳房疼痛有关，40%戴内衣的妇女有乳房疼痛的症状。据报道，医生让100名乳房经常疼痛的或者有乳房囊肿的妇女不戴内衣3个月，然后再戴上内衣3个月，以此来判断戴内衣与不戴内衣有何差别。结果表明，尚未绝经的妇女在不戴内衣后乳房疼痛的天数减少了7%，而已绝经的妇女疼痛的天数没有减少。

负责这项研究的医学科学家提出内衣会压迫淋巴系统。淋巴系统的功能是把身体中的有毒废物运走，长期受压则影响有毒废物的正常排泄。至于这一观点是不是正确，他们计划对淋巴系统受限后会产生的情况作进一步的研究。

不过，可以肯定的是，过度挤压乳房对其保健肯定是非常不利的，从这一点来看，还是使用合适的内衣为好。

5）常穿紧身衣：美国学者利用3年时间，走访5个城市访问了4000名女性，综合得出的结论使人震惊：穿紧身衣者易导致乳腺癌的发生。

资料显示，一天24小时都穿紧身衣的女性，比不穿紧身衣的女性罹患乳腺癌的概率居然高出125倍。

这种因素，主要是由于紧身衣压迫乳房附近的淋巴管，影响其循环功能，而淋巴管的功能之一就是将体内有毒的物质排出体外。淋巴管一旦被压，就会失去排毒功能，毒素尚在体内，很容易导致正常细胞变性，最终发生乳腺癌。

6）便秘：女性所发生的便秘，大部分是不良习惯引发的。不科学饮食，无生活规律，不按时排便等因素，是导致乳腺癌的重要原因。

女性便秘易患乳腺癌吗？回答是肯定的。美国加州大学医学教授对千余名妇女进行乳房疾病检查时发现,大便正常的妇女,乳腺细胞发育异常为 5%;而重度便秘的妇女,乳腺发育异常的是 23%,其风险接近正常人群的 5 倍。之所以发生这些现象,是因为经常性便秘的妇女粪便肠道存留时间长,在大肠微生物的作用下分解出一种化合物,导致卵巢雌性激素分泌增多,刺激乳腺组织而发病。

不仅如此,长期便秘还会使身体的内环境受到更多的污染,容易形成有害的致癌物质,"威尔斯菌"坏细菌得以大量繁殖,从而增加大肠癌或乳腺癌的发病概率。

(10) 激素因素: 雌激素在乳腺癌的发病过程中,一直扮演着非常重要的角色。作为雌激素的靶器官,无论内源性雌激素,还是外源性雌激素,无论是雌激素绝对升高,还是雌激素相对升高,都有可能给可爱的乳房带来灾祸。

1)雌激素来源:雌激素来源主要有两种,一种是内源性雌激素,是卵巢等组织合成分泌的激素,是生理必需的,在女性身体生长、孕育、保持身体健康等方面具有非常重要的作用;而外源性雌激素(环境雌激素),是非自身产生的雌激素,这种雌激素可进入生物体内,干扰生物体内源性雌激素的合成、分泌、代谢,能够产生类似内源性雌激素的作用,对生物有机体产生有一定影响。

内源性雌激素发生异常,是自身疾病引发的,而外源性雌激素的干扰,是人为因素导致的。在对乳腺癌的影响上,更多的还是外源性雌激素。

2)内源性雌激素乳腺癌的影响:乳腺癌是雌激素依赖性肿瘤,也就是说,乳腺癌的发生与发展,均与内分泌功能失调有密切关系。卵巢分泌雌酮(E_1)、雌二醇(E_2)和雌三醇(E_3),前两种激素可作用于乳腺导管。当卵巢分泌上述激素过多时,敏感的乳腺组织长期受到刺激,就会导致正常的乳腺细胞增殖和癌变,这种机理已经在动物实验中得到证实。

临床发现,乳腺癌患者血浆总激素水平,较正常妇女增加 15%,绝经后妇女 E_2 水平高 30%。与健康妇女检查血清中激素做对照,结果乳腺癌患者 E_1、E_2 均高于正常者。检查乳腺癌患者血中睾酮及脱氢表雄酮硫酸脂(DHEAS)、尿中的睾酮和二氢雄脂酮,其雄激素平均值均高于对照组。

除此之外,甲状腺功能低下或有甲状腺疾病的乳腺癌患者,大多预后不良;如果对病情稳定的乳腺癌患者施行甲状腺手术,可引起癌变突然播散。这些特征,均与内源性雌激素发生变化有关。

3）外源性雌激素乳腺癌的影响:外源性雌激素主要包括人工合成雌激素,如己烷雌酚、炔雌醇、烯雌醚、二乙基己烯雌酚等,临床上主要作为雌激素的替代品。

外源性雌激素主要的危害,就是对人类生殖和发育带来负面影响。研究已经证实,外源性雌激素不仅使许多野生动物的繁殖能力显著下降,而且对人类的生殖健康也有同样的潜在威胁。外源性雌激素具有致癌作用,使激素依赖性器官肿瘤的发病率增高。据报道,美国人的乳腺癌发生率提高24%,卵巢癌提高34%,睾丸癌提高41%,前列腺癌则提高126%,说明外源性雌激素对人类的疾病不容忽视。

4）滥用雌激素:一般情况下,内分泌系统保持相对的平衡状态,当有关疾病发生时,这种相对的平衡状态即会"倾斜",如雌激素过多综合征等即是如此。这类疾病的治疗,必须在有经验的专科大夫的指导下进行,切不可自行服用。

临床时常看到,有的人滥用雌激素提高性欲,也有的人滥用雌二醇丰胸,还有的人用雌激素抗衰老,这些不当的举措都是十分危险的。医学上认为不得不用时,必须在医师的指导下进行。

需要强调的是,女性滥用雌激素的现实需引起高度重视。据报道,女性乳腺肿瘤发病率已位居各类肿瘤的第一位,而发病年龄趋向低龄化,其原因之一就是与滥用各类丰乳产品有关。一些学者认为,使用含有雌激素的丰乳产品,是导致内分泌紊乱、发生乳腺癌的因素。

有些女性认为,外用雌激素是安全的,不会带来严重危害。其实这也是一个误区,因为外用药物最终还是要通过皮肤吸收到达体内,同样会给乳房带来风险。

因故切除卵巢者,机体对外源性雌激素非常敏感。有报道称,服用雌激素会明显增加乳腺癌的风险。而有卵巢者短期服用雌激素,则是相对安全的,但服用时间超过5年,乳腺癌的危险性则增加。

5）警惕保健品:近些年来,保健品特别是针对女性的保健品越来越多。由于市场竞争激烈,职场工作紧张,女性精神压力不断加大,有不少女性未老先衰,更年期的症状提前出现。为了弥补这一缺失,一些爱美的女性经常服用一些女性保健品。如果合格的、适合自身需要的保健品无可厚非,但令人担忧的一些假冒、劣质产品,特别是乱添加雌激素的产品,常常会给女性造成巨大的伤害,特别是要警惕乳腺癌的发生。

雌激素的确有一定的抗衰老作用,能延长女性的"青春期",还能使乳房更加丰满,但也能导致乳腺导管上皮细胞的增生,甚至发生癌变。临床研究证实,使用化学性雌激素后,约有 28% 的使用者发生乳房癌变可能。

现在美容店有些女性化妆品,不仅含有一般常用添加剂,还可能含有一定量的雌激素。化妆品、丰乳液,一旦加了雌激素,使用后会经皮吸收,同样给使用者造成伤害,不可不防。

6)口服避孕药:口服避孕药是中国育龄期妇女常用的避孕方式之一,该药是不是安全,是不是会导致乳腺癌,一直是人们担忧的问题。

避孕药的基本成分是人工合成的孕激素与雌激素,前者为主,雌激素量较少。那么,少量的雌激素安全吗?针对这一问题,一些学者进行了多年的调查和研究,认为服用与不服用避孕药,妇女乳腺癌的发病率并无明显差异。

但不可否认的是,避孕药中的少量雌激素也是一个不安全的因素。国际癌症研究机构发布报告说:"大约 10% 的育龄女性服用避孕药后,将增加患子宫癌和乳腺癌的风险,但避孕药引发癌症的风险是暂时的,停止服用风险将会消除。"

在以往,联合国世界卫生组织进行的世界性肿瘤与甾体激素关系的协作研究发现,口服避孕药与乳腺癌有一定的相关性。认为在 35 岁前服用比 35 岁以后服用者乳腺癌发病率为高,乳腺癌低发区服避孕药妇女较高发区危险性为高,生育者服用避孕药比不生育者相对危险度值高,服用避孕药的低社会阶层妇女比高社会阶层妇女发病率高。第一次服用后再间隔若干年,不增加乳腺癌的危险性,而持续服用或近期服用者则增加患乳腺癌风险;妇女在第一胎分娩之后服用避孕药,服用时间愈长患乳腺癌的风险越大。

第三代避孕药在药物成分上做了微调,目的是在保证药效的基础上降低副作用。但绝对安全是不可能的,依然需要严格掌握其适应证,切勿轻率服用。

一般来说,妇女在育龄期口服避孕药增加患乳腺癌的风险很小,而在育龄早期或更年期时服用避孕药,其风险才会有不同程度的增高。但慎重起见,要一定坚持不首先选择避孕药避孕措施,必须使用者要在开始使用前先做乳腺检查,凡是乳腺癌家族史的女性、肝肾疾病患者以及糖尿病患者,乳腺疼痛、乳腺肿块、乳腺增生等乳房疾病者,都不适合服用避孕药。若怀疑或已确诊为乳腺癌者,则应该绝对禁止服用。

7) 勿滥用精油:目前有一些美容院热推水疗方法,其中有用精油进行保养。由于宣传到位,又迎合女性的爱美心理,诸如玫瑰精油、水果精油、鲜花精油等等,这些芳香精油让人眼花缭乱,目不暇接。

但是,迷人的精油真的就有宣传的效果,真的那么安全可靠吗?就一般精油来说,的确是一种具有一定风险的化妆品,由于其中可能含有雄激素,并非人人适合。

有一些精油,它的小分子物质结构很像人体激素,长期、大量使用则有可能提高体内的激素水平,有可能导致雌激素水平绝对或者相对升高,而这样就会增加患乳腺癌的风险。

不仅如此,还有的一些美容店,为了使顾客皮肤更加细腻,乳房更加丰满,昧着良心添加雌激素药物,理疗后见效神速,令顾客深受鼓舞。其实,这对于女性,特别是自己已有乳房疾病,或家族中有乳腺癌患者,或年龄已经到了绝经期,可谓埋下了致命的隐患。因为这种情况使用雌激素,往往会导致乳房等器官严重伤害。

(11) 环境因素:环境污染影响人类生存与健康,这是不争的事实。环境污染对罹患肿瘤的推波助澜作用,也是不争的事实。不良环境对人类诱发癌症,已被大量医学研究所证实。国外学者的研究还证实,生活在空气污染地区的女性,患乳腺癌的概率是正常人的 2 倍。

1) 环境污染:汽车尾气污染。汽车尾气污染在我国已经到了非常严重的程度,而国际权威杂志《环境与健康展望》报道证实,汽车尾气会明显增加女性患乳腺癌的风险。空气污染。国外的研究人员观察了几座城市不同时段的污染状况,结果发现乳腺癌的高发地区的空气污染指数都很高。这种污染,主要与空气污染标志指数二氧化氮含量有关,空气中的二氧化氮浓度每增加十亿分之五,患乳腺癌的风险就上升 25%。研究者说,与居住在空气清新地区者相比,生活在空气污染严重的地方的女性,发生乳腺癌的概率高 2 倍。

以往,中国属于乳腺癌低发国家,但近些年来其增长速度高于乳腺癌高发国家或地区,同时也高于世界年平均增长水平。有学者认为,乳腺癌73%归因于环境因素。工业化产物及污染物中的激素活性因子,也就是环境内分泌干扰物,能够促进肿瘤生长,增加乳腺癌发病风险。

另外,研究证实遗传和激素因素与环境因素之间存在交互作用,影响环境化学物的代谢,而且,特殊的环境致癌物还决定乳腺癌的发生。有研究资料表明,环境污染尤其是环境内分泌干扰物污染外环境可能和我国生殖内分泌相关肿瘤发生相关。人群研究还显示,乳腺癌可能与某些有机溶剂、多环芳烃(PAN)、有机氯化合物暴露相关。不难理解,人类生产生活环境中广泛存在的环境污染物,这与乳腺癌的发生的确关系密切。

2)放射线:日本原子弹爆炸幸存者及暴露于医学X线人群资料,都显示高剂量放射线能升高乳腺癌的危险性。美国制钟表工人因表盘上夜光照射用的镭所发出的放射线,致使乳腺癌的危险性升高。

乳腺癌的危险性大小,取决于接受放射线的年龄和照射剂量。一般10~30岁为有丝分裂活跃阶段,对放射线照射效应最敏感,30岁以后危险性较小;第一次妊娠暴露于放射线患乳腺癌的危险性比在此期前或后都要高;未生育妇女,乳腺暴露于放射线而产生乳腺癌的危险性比生育妇女高。总之,妇女在月经期和妊娠期对放射线敏感。

关于乳腺暴露于放射线的潜伏期,估计最短5年,一般10~15年,年轻人潜伏期较老年人长。低剂量放射线用来普查乳腺,发生乳腺癌的危险性甚小。

大量的临床资料证明,X线对女性乳腺有显著的不良刺激作用。多次照射X线者,乳腺癌的发病率骤然升高,特别是高危人员更为明显。在电场和磁场环境下工作的妇女死于乳腺癌的比正常环境下工作的高38%,这是美国北卡罗来纳大学公共卫生学院的科学家,从24个州签发的14万张死亡证书进行分析后得出的结论。

3)电离辐射:电离辐射,是指一切能引起物质电离的辐射。其中高速带电粒包括α粒子、β粒子、质子,不带电粒子以及X射线、γ射线等。可能受电离辐射的人员,主要是从事相关领域、专门从事生产、使用及研究电离辐射工作者。

电离辐射危害。电离辐射可引起细胞化学平衡改变,某些改变甚至会导致癌变。这种影响,起初是体内细胞中遗传物质DNA受到损伤,这一伤害可能传到下一代，导致新生一代患病，如先天白血病等。若遭受大量辐射，能在几小时或几天内发生病变，甚至导致死亡。

乳腺对电离辐射致癌活性较为敏感。年轻时为乳腺有丝分裂的活动阶段，对电离辐射致癌效应最为敏感。更重要的是，电离辐射效应具有累加性，多次小剂量暴露与一次大剂量暴露的危险程度基本一致。儿童或青少年时期接受过胸部放疗者，成年后患乳腺癌的概率也会比正常人为高。

4）光线污染：我们知道，光线对人类具有非常重要的影响。研究证实，光线对生物钟、松果体具有非常明显的影响，女性如果经常上夜班，则对生殖健康等方面产生不良影响，甚至有导致乳腺癌的可能。

据报道，美国哈佛医学院通过对护士健康的大规模长期跟踪研究发现，经常上夜班的女护士与上正常班的女性相比，得乳腺癌的危险高50%。在我国，相关的统计调查数据也表明，与上正常班的女性相比，连续上夜班超过3年的女性患乳腺癌的危险高60%。形成明显对比的是，盲人由于对光线的隔阻，血液中的褪黑素浓度特别高，乳腺癌的发病率则非常低。

形成这种现象的原因，是由于在灯光的照射下大脑中的松果体在夜间对褪黑素的分泌可以中断，这很可能是诱发女性乳腺癌的一个危险因素，这一研究结果，引起了人们的广泛关注。尽管医学上已经研究出褪黑素，但这种合成的褪黑素中存在的杂质，具有一定的副作用，并不能完全阻止夜间光线给女性带来的伤害。

为此，研究者主张采用普通的生活措施，而不是补充人工合成褪黑素的办法来预防乳腺癌。专家建议，女性每天晚上在固定时间入睡；晚上避免服抑制褪黑素的物质，不要饮酒和服用β-受体阻滞剂类药物；夜间活动，应尽量使用弱光灯，尽量减轻光线污染。

5）有害化学物质：大量的医学研究已经证实，一些癌症与化学污染具有密切的关系。至于乳腺癌，同样也有促进发病的作用。

通过研究证实，人们现在广泛接触可诱发乳腺癌的物质。在人体组织和居住环境中，发现216种能诱发动物乳腺肿瘤的化学物质，其中，人类广泛接触到的有97种，比如杀虫剂、汽油和柴油尾气混合物、化妆品中的某些成分和某些放射物质等。

研究者认为，上述化学物质都是诱导有机体突变的物质，其中大部分可以诱发多种器官的肿瘤。事实上，遗传基因导致乳腺癌的概率很小，不良生活环境与生活方式很可能是乳腺癌的主要诱因。

6）农药残留污染：荣素英等曾研究了唐山震后有机氯农药残留与乳腺癌的相关性。

该研究应用病例对照的方法，采用气相色谱法测定乳腺癌病例和对照的脂肪组织样品中有机氯农药滴滴涕（DDT）和六六六（HCH）的残留量。结果发现，总HCH高残留组患乳腺癌的危险性是低残留组的4.49倍，认为HCH高残留增加乳腺癌的发病危险。

7）废电池污染：随着工业的发展，电池的使用率日益增加。废电池的污染问题，也成为人们的公害。据美国科学家在研究证实，废电池中的金属镉可能与女性乳腺癌的发生有直接关系。

为了证实这一观点的科学性，有关学者通过实验大鼠的实验显示，镉起到了与雌激素类似的作用。研究者认为，极微量的镉就可以引起动物乳腺和性器官的发育，还会导致子宫质量增加，子宫内膜组织增生，乳腺密度增加等。镉还会使妇女患乳腺癌的危险增加，而乳腺密度增大，则有可能就是乳腺癌的征兆。

由此可见，金属镉的污染也是一个必须解决的问题，因为在诱发乳腺癌的同时，也会引发人类的其他疾病。

（12）**受教育年限与其他因素**：有不少报道认为，女性受教育年限越长，发生乳腺癌的危险性就越高。有报道介绍说，受过大学教育者患乳腺癌风险比未受大学教育者高3.6倍。

实际上，受教育时间长的女性，往往伴随其他的危险因素，并非单一的受教育时间长短的唯一因素。比如结婚时间晚，精神过度紧张，生活压力较大，甚至有的女生喜欢上网熬夜、服用避孕药或营养过剩等等，这些不利于乳腺保健的因素叠加，也是构成乳腺癌风险增加不可忽视的综合的因素。

2. 预防乳腺癌的重要环节　由于罹患乳腺癌的病因具有较大的差异，女性在预防乳腺癌方面，也要尽量根据自身的实际情况，量身打造一种适合自己的预防措施，这一点是非常重要的。因为只有更好的针对性，预防效果才有一定的准确性。

（1）**确保身体健康**：每一位追求健美、热爱生活的女性，都应该想方设法保证身心健康。道理很简单,这是人维持高生活质量的基础,也是预防疾病的基础。

保持身心健康,需要综合护理。任何疾病的发生,都与自身健康情况(内因)和环境情况(外因)等因素有关,只要具有良好的身心素质,又注意防止不良因素的侵扰,大部分疾病就可以预防,乳腺癌也是如此。

根据乳腺癌患者具体情况分析,凡是罹患者,绝大多数有引发乳腺癌的内在因素与外在因素,如果在发病之前避免,或许能够有效地防止悲剧的发生。人的健康与自然法则有关,人要顺其自然,把身心健康放在心上,不透支身体,不违背自然规律,多学习防病常识,多爱护自身健康。只有这样,才能有效地防止疾病发生,或在发生之后尽快康复。

乳腺癌发病虽然大多在 40~45 岁,但目前从临床来看,经常有 30 岁左右的发病者。因此,女性从 20 岁就要关注自己的乳房,凡是不利于乳房健康的事不为之,重点防患于未然。

当体格特别丰满的时候,要提高警惕,当作疾病对待,认真降低体重,管好嘴,迈开腿,使体重保持在标准之内或略高的水准,使身体处于健康的状态。

绝经后体重增加,多与饮食不科学和锻炼不到位有关,如果这些方面欠缺,应注意认真弥补。当然,也有的是疾病导致的,喝凉水都长肉,这样的话就应该到医院查明原因,防止在绝经后发福起来。

苹果形身材往往是缺乏身体锻炼形成的,一旦发生,应该在加强锻炼、科学饮食等方面下功夫。特别是一些富女人,更应该注意活动,并需要持之以恒,活动仅仅停留在口头上、决心上,欺骗的不是别人而是自己。

(2) **保持良好心情**:心情好坏对乳房健康具有非常重要的影响。中医认为,女性乳房健康与情志有很大的关系,乳房位于肝经之处,与肝有着千丝万缕的联系。女子多气多血,而肝主情志,藏血主疏泄,情绪不调与肝具有内在的影响。肝性喜调达而厌恶抑郁,愤郁、压抑、大怒等均会伤肝,影响身体气血条畅,容易发生乳房疾病。

现代医学研究也证实,良好的精神,喜悦、欢快的情绪,对身体健康来说是必不可少的,这种状态是维持人体身心健康的基础,也是防止乳腺疾病的基础。有人说每天大笑几次,可以预防诸多疾病,这的确有一定的道理。每天开怀地、发自内心地笑上几次,达到身体畅快、心情舒展的感觉,如此可迅速摆脱糟糕的思想情绪,当然也有利于乳房保健。

我们知道,当人欢笑时,心血管系统会强健地加速运行,胸肌得到伸展,胸廓有效扩张,肺活量也会增大,肾上腺素分泌如常,对乳房疾病的预防具有可靠效果。不仅如此,哈哈大笑还有利于开发右脑,增加女性创造性思维,克服思维中的局限性。

良好的心情是可以用心打造的。人人都有烦恼,个个都有忧愁,人在一生中要善于化解烦恼,善于把坏事变成好事。要在生活中明白一个基本的原理,在欢乐中生活远比烦恼中度过更惬意、更健康、更有生活质量。要善于驱除烦恼,摆脱烦恼,避开烦恼,开开心心每一天。

(3) 具备良好习惯:生活习惯对健康的影响是巨大的,有时甚至直接影响疾病的发生与发展。在乳腺癌的预防过程中,养成良好的习惯是必需的、至关重要的。

经常户外活动,注意多晒太阳。医学研究证实,维生素 D 具有预防乳腺癌的作用。充足的阳光照射人的皮肤后,会代谢产生大量维生素 D,而其具有防癌作用。为此,每天争取晒太阳 10~15 分钟,以确保身体获得足够的维生素 D。

一定杜绝吸烟,防止身体伤害。要杜绝自己吸烟,同时设法避免"二手烟"、"三手烟"的伤害;喝酒需要控制在适量,不可酗酒或者经常喝酒;要注意养成良好的作息时间,避免熬夜。不得不熬夜或者上夜班者,要注意补觉。需要特别说明的是,补觉一定要拉好窗帘,注意营造一个全黑的夜间环境。

时刻呵护乳房,谨防遭受损伤。有些女性为了自身苗条,常常违背身体生理特点,使本来应该宽松的乳房紧紧地固定起来,其实,这是一个不符合健康要求的做法。在穿着上,应该注意给乳房松绑,以免影响乳房部分淋巴液的正常流通,影响体内的有害物质及时清除。同时,还要注意防止乳房受到挤压与伤害。

经常检查乳房,要从青年做起。有很多人认为,乳腺癌是大龄女性的事情,跟年轻的女性没有关系,其实,重视检查乳房,要从 20 岁开始。女性此时就要开始关注和呵护自己的乳房,每月自查乳房一次,如果发现问题或不适,就应该到医院做一次乳房检查。而 35 岁之后,就应该重点防范,只要发现异常,就应该到医院请教专科大夫。

保持大便通畅。在日常生活中如何预防便秘的发生,养成天天定时蹲厕所的习惯。凡是有患乳腺癌危险的妇女,在平时应注意合理进食,多吃新鲜蔬菜水果等含粗纤维较多的食物,少吃动物脂肪含量较高的食物。对于大便秘结的妇女,在晚上睡觉前最好能揉腹 10~15 分钟,以刺激肠道蠕动,促进大便排泄。同时,注意体育锻炼,适当做一些户外活动,特别是办公室工作人员,更应保证一定量的体育锻炼。之外,酸奶、蜂蜜、芝麻、香蕉、核桃、红薯(白瓤者更佳)等对妇女来说,不仅有滋补、美容、强身、防病的作用,还有润肠通便功能,可适量食用。对于饮食疗法效果不理想者,可适当服用润肠药物,中药番泻叶、麻子仁丸等有缓泻作用,可根据实际情况服用。

(4)坚持体育锻炼:身体需要适当锻炼,才能保持良好的抗病素质,预防肿瘤疾病也是如此。从临床上来看,乳腺癌患者常常是有诱因的。有好多的人认为,乳腺癌与身体健康不健康、锻炼不锻炼没有多大关系,这种认识是错误的。相对而言,强壮的身体不一定绝对避免乳腺癌,但强壮的身体一定会降低乳腺癌的发病率。

现代人生活往往处于紧张状态,专门抽出时间锻炼身体,的确不容易。但在生活中,可以巧妙利用工作的空闲中、上下班的路途中、茶余饭后等时间,加强身体锻炼。经常练习扩胸运动等,可以促进胸部的血液循环,对乳房保健十分有益。

要确保锻炼的总时间。平均每天不少于半小时,这一观点,已经得到医学研究方面的证实。有一些临床观察资料显示,每天锻炼的有效标准是能够出汗,并做到有氧运动,一致坚持到绝经之后,其乳腺癌的发病率明显低于平均锻炼时间每周不到 2 小时者。

看来,要想使患乳腺癌的危险显著降低,保持较高的、终生的活动水平,不仅可以保持身体健康,还可有效预防各种肿瘤疾病,其中包括乳腺癌。

运动对人体有保健作用,这是人们普遍认可的。而激烈的体育运动,还可以防止乳腺癌。医学界的研究显示,激烈运动显然能预防与内分泌有关的多种癌症。

锻炼要有一定的强度,每周最少进行 3 小时的激烈运动,对防止乳腺癌具有重要的预防意义。所谓激烈的运动,主要是足以流汗的运动,如跑步、骑车、打球、爬山等。激烈运动能预防与内分泌有关的多种癌症，最显著的就是乳腺癌，其次是卵巢癌和前列腺癌。

坚持锻炼可降低患乳腺癌概率的观点，已经得到医学界的普遍认同。尤其是体重超标者，锻炼的意义更大。美国的一些专家研究认为，女性如果从少年时期就坚持锻炼身体，有规律地从事体育活动，可以大幅降低成年后乳腺癌发病率。

坚持锻炼可以增强机体活力，降低女性卵巢中雌激素的过多分泌，在一定程度上可以延缓性成熟，进而产生积极的预防效果。目前，在性发育和性成熟时期加强身体锻炼对预防乳腺癌起关键性作用的观点，得到绝大多数学者的认可。女性在过了 45 岁之后，本身容易肥胖，也是乳腺癌好发的年龄段，这个时候的女性应经常坚持锻炼身体。锻炼的形式以臂力及全身锻炼为主，比如散步、举重或做一些其他用手和用臂的体力劳动等。

(5) 力求科学饮食：在人们的生活中，好多疾病是吃出来的。饮食健康是一门科学，一门一生始终伴随的科学。实际上，饮食科学就是饮食最符合健康营养要求、能够抗病防病延年益寿、又能兼顾色香味俱全的饮食技巧。遗憾的是，这些基本的健康常识，许多女性并未特别重视。

要做到科学饮食并不难，这也不是只有营养学家才能掌握的技术。不过，要掌握这一技巧，必须学习相关科学饮食的知识，并认真按照其要求去做。应该遵循的基本原则是，始终把健康放在第一位，而把色香味、爱好等放在第二位。

但相当多的女性，特别是年轻女性并未如此，她们首先考虑的是口感，是爱好，是色香味，在饮食方面并没有意识到摄取脂肪多、过多吃红肉、经常吃西餐、钟爱半成品、果蔬粗粮少等带来的诸多害处，甚至在医生提醒后也没有介意，我行我素，使身体健康受到伤害，甚至是严重的、已经带来重大疾病的伤害。

实际上，饮食爱好与健康意识、保健理念、科学知识等相关。如果有时刻放在心上的健康意识，有一切为了防病的保健理念，有不断更新的科学知识，即便不喜欢的食物、未曾打过交道的蔬果，也会逐渐钟爱起来。也就是说，饮食爱好与心理因素有关，走向饮食科学，纠正不良饮食习惯，是自己完全可以把握的事情，对于有毅力纠正错误行为的人来说没有任何难度。

对于饮食预防乳腺癌，人们对许多食物进行了大量的临床研究。结果证实，人们日常食用的许多食物具有良好的防癌抗癌效果，在日常生活中或患病之后，食用这些食物具有良好的预防或治疗作用，在防癌抗癌中发挥重要的辅助作用。一些不良饮食可以致癌，那么，一些饮食也自然可以防癌。一些科学有效的饮食防癌方法，有可能使乳腺癌发生率下降30%~60%，这是一种非常容易操作而又较为有效的预防措施。

1）白菜：白菜是人们经常食用的蔬菜，是北方人的家常菜。白菜的营养价值人们是比较熟悉的，而它防治乳腺癌的作用也得到科学研究的证实。美国纽约激素研究所的医学科学家研究发现，白菜中含有一种有益的化合物，它能够有效地帮助分解同乳腺癌相联系的雌激素，这种化合物名叫吲哚-3-甲醇，约占白菜重量的1‰。由于中国、日本等地的妇女在生活中大量食用白菜，其乳腺癌发病率比西方妇女低得多，研究人员认为这与食用白菜有一定的关系。

2）大豆：中外的营养学家通过长期的临床研究发现，妇女乳腺癌的发生，除受到自身诸多因素的影响外，还与饮食有着很大的关系。研究证明，有许多食物，可以明显地降低乳腺癌的发病率，对已经罹患者，有一定的辅助治疗作用。在食物中，含有的植物型雌激素可以替代人体的雌激素，并能有效地抑制人体内雌激素的"过度"产生。我们知道，乳腺癌的发生，正是与体内的雌激素水平过高有一定的关系。为了证明大豆的抗癌作用，一些学者进行了动物实验，结果发现常喂养豆粉的一组老鼠患乳腺癌比例较喂养豆粉者低70%，显示出非转基因大豆的抗癌效果。

豆类食品是良好的对抗乳腺癌的食品。临床研究发现，随着豆类食物摄入量的增加，也就是说食物中豆类蛋白在总蛋白中所占的比例增加，妇女乳腺癌的发病率就会明显地降低。其基本原因就是因为豆类食物中含有丰富的植物雌性激素，这种激素是一种类似人体雌性激素的化合物，它在肠道内被胡萝卜素转化成一种新的物质，而这种新的物质可以抑制体内的"激素依赖性致癌物质"对乳房的致癌作用，使乳腺癌的发病率切实降低。对于有罹患乳腺癌危险或已患乳腺癌者，经常食用豆制品是非常重要的。特别是女性在40岁之后，体内的雌激素水平降低，增加植物雌性激素，既可预防体内雌激素下降带来的一些相关疾病，又可有效地防止乳腺癌的发生。豆制品容易消化,所含的营养物质丰富,具有良好的防癌抗癌辅助作用。

3)部分蔬菜:医学研究证明,许多蔬菜具有良好的防癌抗癌作用,有些作用还相当明显。临床研究证实,诸如番茄、海藻类、菜花、茴香、菠菜、冬瓜、小白菜、胡萝卜等蔬菜,可以较明显地降低绝经前妇女乳腺癌的发病率。这主要是因为上述蔬菜中含有大量的胡萝卜素,具有一定的抑制和杀灭癌细胞的作用。

比如人们经常食用的番茄,就有良好的抗乳腺癌作用。研究结果说明,已有证据显示食用番茄特别是浓缩成番茄酱、番茄汤和番茄汁的番茄,可以帮助预防与对抗乳腺癌的发生、发展。

西兰花和卷心菜。西兰花、卷心菜、椰菜花、芽甘蓝等,具有一定的防癌抗癌作用。适当吃上述蔬菜可减少乳腺癌等威胁。上述蔬菜含有靛基质的复合物。但该物质在煮的时候会流失,故在食用时不宜煮得时间过长。

至于洋葱、黄瓜、丝瓜等蔬菜,主要通过增加人体营养、促进血液循环,增强人体免疫功能,而有些蔬菜本身就具有抗癌物质、抗癌元素,适当进食具有辅助预防作用。

另外,诸如香菇、黑木耳、猴头菇等,常食能增强肌体免疫力,可延缓衰老,有防癌抗癌作用,能改善人体健康状况,均为上佳食物。

特别强调的是,每周吃4至5次蘑菇,有预防乳腺癌的作用。蘑菇可增强人体的免疫能力。尤其是蘑菇中的硒,对癌细胞具有选择性杀伤和抑制作用,可嘉的是,它对正常细胞不会产生任何副作用。蘑菇中含有丰富的矿物质锌、锰、镁、铁、钙,以及蛋白质和维生素 B_1 和 B_6、叶酸、膳食纤维等,还是非常好的保健食品。

胡萝卜中含有抗癌物质。胡萝卜中的胡萝卜素,摄入人体后可转化成维生素 A。维生素 A 能维持人体上皮组织的正常结构与功能,可有效防范致癌物质的侵犯,增强机体的抗癌能力。因胡萝卜素是脂溶性维生素,最好是用油烹饪后熟食,以利于胡萝卜素更充分地吸收。

芦笋含有多种抗癌营养成分。芦笋中含有一种丰富的组织蛋白,可有效抑制癌细胞生长,所含的叶酸、核酸、硒和天门冬酰胺酶等,能防止癌细胞的扩散,对防治乳腺癌有益。芦笋不宜生吃,存放不宜超过1周,而且应低温避光保存。

4）部分水果：从一些乳腺癌患者的饮食习惯来看，我们发现，除她们没有良好的生活习惯外，对一些水果的兴趣也很低。其实，这是非常令人遗憾的，因为一些水果，就是预防乳腺癌的忠诚卫士。

芒果。国外的营养学家研究发现，芒果不仅有抗氧化的美容养颜效果，还有预防和抑制乳腺癌的作用。芒果中带有苦味的生物活性成分丹宁，是种多酚，对癌细胞的分裂周期具有一定抑制功能，又不影响正常细胞代谢。女人每天食用一个芒果，对乳腺癌的预防具有积极作用。芒果可直接食用，无需制作成芒果汁，直接食用可保留更多的植物纤维，进而产生饱腹感，对控制饮食、燃烧脂肪、减肥瘦身有益。

山楂。山楂是一种中药，可健脾消食，降低血脂。这种降低血脂、降低胆固醇的作用，可降低体内的胆固醇水平，防止雌激素水平过度升高，对预防女性乳腺癌有效。不仅如此，山楂还可以抑制癌细胞生长，并富含维生素 C，对增强体质也是有好处的。

红皮水果。医学专家研究发现，红皮水果具有预防乳腺癌的作用，其原因是红皮水果中的某些植物成分，可有效遏制肿瘤细胞中蛋白质的合成，同时降低肿瘤细胞对雌激素的反应能力，具有预防乳腺癌的良好作用。红苹果、红葡萄等红皮水果，可适当多吃，以降低乳腺癌的发病率。

柑橘。柑橘类的水果具有很高的营养价值，富含维生素 C，对抑制亚硝胺生成具有很好的作用，达到间接预防女性乳腺癌的效果。

猕猴桃。被称为果中珍品，富含维生素 C，超过橘子 4~12 倍，是葡萄的 60 倍，苹果的 3 倍。猕猴桃所含的营养物质，可阻断人体内亚硝胺生成，发挥良好的防癌抗癌作用，也能有效预防乳腺癌。

之外，柠檬、草莓、无花果等，不仅富含多种维生素，还含有抗癌与防止致癌物质亚硝基胺合成的物质，适当进食，具有良好的保健与防止乳腺癌的作用。

5）低脂酸奶：酸奶具有良好的营养价值与保健价值，而且还有一定的防癌抗癌作用。据荷兰癌症基金会的专家研究表明，女人每天都饮用富含优质乳酸菌的低脂酸奶，则可有效降低患乳腺癌的风险。这种防癌作用，是因为低脂酸奶中含有活性很高的乳酸菌和嗜热链球菌。乳酸菌和嗜热链球菌是益生菌，可改善人体内的肝肠循环。这种循环功能得到改善，消化吸收系统对脂肪的吸收就会减少,阻止人体肥胖,降低体内的胆固醇,进而降低乳腺癌的发病率。

有乳腺疾病及乳腺癌风险的女性,每天饭后饮用1杯低脂酸奶,既有利于大便通畅,又利于防止肥胖,还能降低乳腺癌发病风险,的确是一举多得的事情。

6)海带:海藻类海带是中医常用的药物,该药味咸,性寒,具有消痰、软坚、散结等作用。对预防乳腺小叶增生、肥胖、乳腺癌均有一定的作用。经常有意识地增加海带的进食量,可减少相关疾病的发生,起到预防疾病、身体保健的良好作用。日本医学科学家在分析乳腺癌发病原因时发现,日本妇女乳腺癌发病率比一般的国家为低,一致认为这种情况与其有食用海藻的良好饮食习惯有关。

为了证实海藻类食物的抗癌作用,有学者用日本海中的10余种食用海藻作抗肿瘤实验,结果表明有6种食用海藻具备抗白血病的作用,其中的主要成分就是褐藻胶。海藻类食物可以增强免疫功能,可从根本上预防乳腺癌的发生。海藻多为碱性,含有人体必需的氨基酸等,含有促进血液循环、改变脂蛋白分布的昆布糖硫酸盐,经常食用,有助于改善现代人的体质,强化人的免疫机能,提高抗病能力,减少疾病的发生。

海带对女人有特殊的保护作用,海带可软坚散结,消除肿块,特别对乳腺增生等具有良好的效果,经常使用可使全身气血通畅,免疫力强盛。海带中所含的热量较低,而胶质和矿物质十分丰富,食后易消化吸收,还有抗肥胖、抗老化、延年益寿的作用。不仅如此,海带中还含有大量的矿物质碘,对促使卵巢滤泡黄体化、平衡内分泌水平、防止雌激素过剩、消除乳腺增生的隐患等,具有重要作用,因此,也可有效预防乳腺癌。

7)谷类:如今,人们的食品越来越细,越来越精,其实这是不符合健康要求的。英国一项研究显示,多吃高纤维食物可使绝经前女性患乳腺癌的风险降低一半左右。

据报道,英国利兹大学的研究人员曾跟踪研究了3.5万余名女性的饮食习惯和健康情况,其中共有257人患了乳腺癌。他们发现,与那些每天摄入20克高纤维食物的女性相比,每天摄入30克高纤维食物的女性患乳腺癌的概率要低50%。

研究人员认为,高纤维食物富含维生素、锌和其他微量营养素,可以平衡体内胰岛素水平并调节雌激素水平。我们知道,胰岛素和雌激素水平高均与乳腺癌发病有关,女性通过吃谷类食物、全麦面包、水果和蔬菜,可以改善这一局面,从而减低发生乳腺癌的风险。

小麦麸也是预防乳腺癌的食品。小麦麸的防癌抗癌作用,等到美国健康基金会研究结果证实。研究发现,小麦麸对绝经前妇女具有降低血液中诱发乳腺癌症的某些因子的含量的作用,对预防乳腺癌大有益处。专家们发现,每天吃点用小麦麸做的食物,在半年之内可使癌前息肉明显缩小。

8)薏仁:薏仁是一种常用的中药也是人们生活中常见的保健食品。含有丰富的蛋白质、脂肪、维生素 B_1、碳水化合物、氨基酸等多种人体所需的营养物质。医学研究证实,薏仁具有抗肿瘤、利尿、消肿、减肥、抗炎、降血糖、增强肌体免疫力等作用,还能抑制癌细胞增殖。有关医学研究数据显示,薏仁是一种抗癌药物,它对癌症的抑制率可达 35% 以上。

薏仁食用方便,可加入谷类等一起熬稀饭,也可加工成面粉加入馒头中。但由于薏仁口感欠佳,有些人不喜欢。但为了保健,为了防病致病,口感差点也值得适当进食。

9)苹果皮:研究已经证明,许多水果具有良好的防癌抗癌作用。其中,苹果可谓预防乳腺癌的佳品。据美国康奈尔大学的最新研究证实,苹果皮具有良好的抗癌防癌功效。

康奈尔大学研究人员介绍说,苹果皮中有 10 多种化合物——三萜系化合物,在实验室环境下既可抑制癌细胞生长,也可杀死癌细胞。每天吃一个苹果的果皮,就有预防癌症的效果。研究人员发现,苹果皮中几种化合物具有抗人类肝癌、结肠癌和乳腺癌细胞增殖的活性。

实验研究证实,苹果不但能抵御癌细胞,而且还能减少大鼠乳腺肿瘤的数量和体积。研究人员推测,三萜系化合物可以起到更多的抗癌功能。苹果中的一些化合物具有一定的抗癌功能,能对付不同类型的癌细胞系,因此,完全可以有效预防乳腺癌。

10)深海鱼:鱼类中含有的必需氨基酸和 ω-3 脂肪酸,可抑制癌细胞形成,阻止癌细胞增殖。如果每周吃两次鱼,即可降低乳腺癌的复发率。

芬兰科学家曾发现,有些癌细胞的生长,可能会受到鱼油中 ω-3 脂肪酸抑制,而深海鱼类往往富含这类脂肪酸。研究证实,并不是所有癌细胞都会受到鱼油的抑制,一般来说对乳腺癌和淋巴癌效果较好。沙丁鱼、青鱼、黄鱼、大马哈鱼等都含有较多鱼油,墨斗鱼的墨汁也含有独特的抗癌物质。

之外,淡水鱼也对乳腺癌有预防作用。英国学者调查发现,那些经常吃鱼的女人乳腺癌的发病率比不吃或很少吃鱼的女人低45%。这是因为肉中的一些成分对癌细胞具有一定的抑制作用。

11)其他食品:大枣是中医所说的补气药物,具有增强免疫的作用。实际上,各类癌症的发生,均与免疫低下有一定的关系,增强免疫功能,就可以抑制乳腺癌细胞的形成。研究证明,大枣中含有大量的环式磷酸腺苷以及能增强机体免疫功能的丰富的维生素。

大蒜也是有效的防治乳腺癌的食品。据美国纽约斯隆凯特林癌症研究所报道,大蒜不仅可以预防乳腺癌,甚至还可以治疗乳腺癌。报道说,这是因为大蒜中富含一种叫"要力克"的无味物质,这种物质对乳腺癌细胞具有明显的抑制和杀灭作用,还能激活和增强人体的免疫系统,并通过促进正常细胞的生长达到消灭癌细胞的目的。

许多植物油,如花生油、玉米油、菜籽油和豆油,含有大量的不饱和脂肪酸,这种不饱和脂肪酸具有保护绝经前妇女免受乳腺癌侵袭的作用,平时或患病之后适当吃一些植物油,对减少、预防和缓解乳腺癌的发展,具有辅助治疗作用。

红薯。红薯是一种很好的保健食品,含大量的膳食纤维,有效防止便秘,还具有良好的防癌抗癌效应。有学者通过对26万人的饮食调查观察,发现熟红薯的抑癌率高达98.7%,略高于生红薯(94.4%)。研究证实,红薯中含有一种去雄酮的活性物质,该物质能有效抑制结肠癌和乳腺癌的发生。

核桃。核桃是坚果类的佼佼者,除良好的健脑、增强免疫等作用外,还对乳腺癌有一定的预防作用。研究人员通过给小白鼠核桃发现,不仅患癌症风险降低,而且已患肿瘤的小白鼠也会因此好转,认为核桃是一种有效防治肿瘤的食物。根据这一结果,完全可以相信,一些具有乳腺癌风险的人群,适当多吃一些核桃是不错的选择。

12)维生素D:维生素D是人体必需的维生素,但在更年期,由于卵巢功能的衰退,女性缺乏维生素D还是比较常见的现象。有关研究发现,女性如果每天摄入 200 个国际单位的维生素 D（相当于两杯维生素 D 强化牛奶），患乳腺癌的概率会减少 30%。

有学者估计，女性如果适当补充维生素 D，全球每年有可能减少 25 万个直肠癌病例和 35 万个乳腺癌病例。研究发现，人体平均每毫升血清中的 25- 羟基维生素 D 达到 24 毫微克至 32 毫微克后，可产生预防直肠癌和乳腺癌的效果。

临床研究证实，50 岁以内女性，每天补充 200 个国际单位以上的维生素 D，50 岁以上的女性每天要补充 400~600 个国际单位的维生素 D，就可以有效预防或者降低乳腺癌发病的风险。

维持人体正常需求的维生素 D，除经常晒太阳外，就是食用富含维生素 D 的食物。食物中，维生素 D 主要存在于海鱼、动物肝脏、蛋黄和瘦肉中；另外像脱脂牛奶、鱼肝油、乳酪、坚果和海产品、添加维生素 D 的营养强化食品，也含有丰富的维生素 D。但是，植物性食物几乎不含有维生素 D，单靠一般食物是不能满足人体维生素 D 需要的。

（6）善于摆脱压力：来自生活中的压力，对身心健康的影响是巨大的。有压力是正常的，适当的压力对人具有一定的促进作用，还可锻炼人们的意志。但在压力过大超过常人的承受能力时，诸如非常态下的压力，不公平、不公正、不合乎常理的压力，对人的负面影响更大。

在这种压力下，需要及时摆脱，及时化解。化解压力的方法很多，但最关键的是心理上的调整，认识方面的调整。压力需要积极面对，最重要的是如何尽快摆脱压力。在心理上，需要明白一个基本的道理，那就是压力需要在意，但不要永远放在心上；在意压力的目的是为了化解压力，而不是增加压力；任何增加压力、不利于健康的、于事无补的做法都是错误的，甚至是愚蠢的。

面对压力时，一定要认识到人人都有烦恼、困难、忧愁，只有不把精神压力时刻放在心上，而把精力放在寻找解决问题的方法上，才是聪明之举。只有真正明白了这一道理之后，才能自觉地自己劝说自己，自己改变自己。

缓解精神压力，有好多的方法可以借鉴。经常参加集体活动，特别是参加一些具有娱乐性质的活动，能够有效改变郁闷心情，驱除压在内心深处的烦恼；不妨外出旅游，忘却心头的忧愁。改变一下环境，不要老是待在一个地方,外出彻底散散心,对缓解精神压力具有一定的益处;经常看看令人赏心悦目的戏曲、电影、相声等,召唤久违的欢笑;看看逆境成才的书籍,了解榜样力量的内涵,淡化自己内心压力的阴影……

不过,要是真的精神抑郁严重,或者已经有了抑郁症的苗头,则应该及时找精神医生诊治,不要强行忍耐。

(7) 切勿乱用激素:大量的医学研究已经证实,雌激素绝对与相对升高,与乳腺癌发病关系极其密切。因此,任何导致内分泌异常的做法,都是必须禁忌的。只要是服用任何含有雌激素的药物,包括避孕药,都应该事先征求专业医师的意见,特别是具有乳腺癌高风险的女性,更需要谨记。

但这并非说雌激素绝对不能使用。当机体缺乏雌激素的时候,当年轻女性因病需要雌激素的时候,都是可以服用的,并不会带来副作用或者比较明显的身体伤害。重要的是女性是否需要雌激素,需要专业医生确定,而非外行人士确定,更不能道听途说。

对于外源性雌激素,要注意防范,根据常见的外源性雌激素侵入人体的特点,尽力避免污染,也不主动、不滥用、不盲从使用雌激素以及含有雌激素的产品,自身把好第一关。至于保健品,如果是纯中药的,没有添加违禁药物者,是安全的;但对于来路不明的,甚至是自制的产品,一定要慎用。特别是在一些美容院,即便是外用的药物,包括精油等,也要弄清成分,不可乱用。

在避孕方面,尽量采用节育环、避孕环等,不宜首选口服避孕药。不得不服用时,一定要听一听医生的建议,尽可能将副作用降低到最低限度。对于乳腺癌高风险人群,则最好不要口服避孕药。

(8) 谨防环境污染:环境污染的形势越来越严峻,雾霾天气防不胜防,生存环境每况愈下,这些不利因素需要靠大家的努力改变。同时要注意尽力避免,对于放射线、电离辐射、光线污染要谨慎防范,尽量不接触有害化学物质,不得不接触时要有防护措施。

(9) 不可忽视小病:以往人们总认为乳腺增生就是良性疾病,但对于有恶变的可能常常不屑一顾。其实,这是一个严重的误区。凡是患有乳腺囊性增生、乳腺不典型增生等乳腺良性疾病者(应包括:乳腺癌高危人群、乳腺增生进展速度较快者),原则上都需要认真对待,定期进行检查,注意观察病情,防止百分之几的概率降到自己的身上。

预防糖尿病,关键是要科学饮食,适当运动。有人认为该病是遗传形成的,其实这是一个误区,遗传在总体发病率中所占比例很小。预防肥胖,远离垃圾食品、增强保健意识,是减低糖尿病、远离乳腺癌的重要一环。

要注意增强体质,防止病毒感染。一旦发生感染,不要滥用抗生素,尽量选择中药治疗,对抑制病毒、增强免疫力有一定的作用。

凡是血压升高者,要查明原因,针对病因进行防范,防止给身体健康带来更多伤害。

(10) 婚育顺其自然:在现实生活中,有好多的女性认为月经多比月经少要好,总认为月经多是健康的表现。其实,月经过多是一种病态,是雌激素增多的表现。当长期月经过多、周期过短的时候,需要到医院就诊,进行有效干预。

有研究证明,孕育胎儿过程中,会降低妈妈未来乳腺癌的发病概率,妊娠反应也能降低乳腺癌概率,妊娠反应越明显、持续时间越长,患病风险就越低。而其他诸如孕期高血压、先兆子痫、体重增加这些与怀孕有关的因素则对将来患乳腺癌的概率没有明显影响。

哺乳有利于降低乳腺癌发病率。生育后哺乳,不仅仅有利于宝宝,也有益于乳母。哺乳过程,是内分泌系统"休整"的过程,也是雌激素"冬眠"的过程,从这个意义上来说,对哺乳的妈妈也是一个利好的事情。

(二)如何早期发现乳腺癌

1. 早期发现乳腺癌的重要意义　任何疾病、任何肿瘤,早期发现与晚期发现,都会是两种相去甚远的不同结局。特别是恶性肿瘤,早期发现的意义就更加重大。

乳腺癌如其他肿瘤一样,早期发现、早期诊断、早期治疗具有十分重要的意义。之所以说意义重大,是因为早与晚的差异太大,往往是生死两重天。肿瘤体积大小、有没有淋巴转移,直接影响着生存时间。

不难理解,早期发现就会给治疗、给机体康复留下更多的时间。但乳腺癌发病具有一定的特殊性,大多没有明显的症状,因此,学会自查方法,经常进行自查,显得尤其重要。

2. 学会自我检查乳房　自查的方法并不复杂。如果掌握一定的医学知识，还是可以检查出一些异常的。自查年龄越小，越能熟练掌握技巧，越不容易出差错。若发现异常或自己没有办法判断正常与否时，可及时到医院就诊。

自查乳房方便，也比较容易掌握，18岁以上女性，每月应该进行一次乳房自查。

镜前检查明健康。可裸露上身，站立在镜前，双臂自然下垂，观察乳房外形。在了解正常乳房的基础上，注意观察乳房的外观形态、皮肤颜色、体积大小、是否对称等，如果有明显的异常，都是可以看出来的。不过，倘若两侧乳房大小略有差异，则不必担心，因为乳房体积不是绝对相同的。观看之后，将双臂举过头顶并转动身体，仔细察看乳房的形态是否有异常变化。之后双手叉腰，向右向左慢慢旋转身体，观察乳头及乳房是否有凹陷、红肿或皮肤损害。如果没有看清，可将双手掌撑在臀部，并使劲向下用力，再转动身体，乳房轮廓看起来更加清晰。假如发现明显不对称，或与以前相比发生了变化，就应该及时去医院做专业检查。

触摸乳房查疾病。触摸乳房时一般采取立位或坐位检查。可先将左手举起放在头后，用右手检查左侧乳房。手指并拢，从锁骨下开始，往下触摸至第6肋，外侧达腋前线，内侧近胸骨旁。从乳房正上方开始，用手指的指腹按顺时针方向紧贴皮肤作循环按摩检查，检查完一圈回到原点，然后下移2cm做第二圈、第三圈检查，触摸整个乳房直至乳头。检查时手指不离开皮肤，均匀用力，注意感受异常情况。左侧乳房检查完毕，再将右手举起放在头后，用同样的方法左手检查右侧乳房。

卧位检查寻肿块。身体平躺在床上，肩下垫上折叠的毛巾或小薄枕头，以使整个乳房平坦于胸壁。此种检查，对发现乳房内有无异常肿块很有必要。因身体肥胖的女性在坐位或站立时乳房下垂，容易漏检位于乳房下半部的肿块，这种卧位检查则不会发生漏诊。检查的范围和手法，与坐位或立位检查方法基本一样。

按压乳头查腋窝。整个乳房检查完之后，再用食指、中指和拇指轻轻地提起乳头，同时轻轻挤压一下，仔细查看有没有分泌物。正常情况下，非哺乳期是没有分泌物的，若有异常则需要到医院进一步检查。检查过后，还要检查腋窝上、下、前、后和正中部位，看看是否有增大的结节，如果发现结节，那是不正常的。

在自查中一旦发现问题，或者乳房发生明显的改变，均应到医院专科进行复查，以确定是不是真的存在问题。

3. 早期发现隐匿性乳腺癌　在临床上，相当多的乳腺癌具有一定的隐匿性，因此，如果不加以特别留心，往往不易被发现。有人戏言，早期发现乳腺癌，要有医学上的"火眼金睛"。

乳腺癌与其他肿瘤一样，早早期发现也就是医学上称作的一期预防，是很难的事情。只能靠有关基因等方法检测。但对于二级预防，是完全可以做到的。早发现、早诊断、早治疗对降低乳腺癌的病死率，提高患者生存率是至关重要的。

典型的乳腺癌，是乳房中能触摸到无痛性单个包块，边缘模糊、活动度小，有的发生乳头溢液、乳头内陷、皮肤出现橘皮样改变等。但并非所有的乳腺癌都有上述症状。有部分乳腺癌早期仅仅是以腋窝淋巴结肿大，而乳腺却触摸不到包块，也就是医学上所说的"隐匿性乳腺癌"，这是需要我们特别警惕的。

女性隐匿性乳腺癌好发年龄为 40~60 岁。之所以发生来无踪，有学者认为患者在发病初期体内免疫力增强，原发肿瘤受到抑制，虽然乳腺没有异常但无法控制淋巴管转移，而发生腋窝淋巴结中癌灶增长。这种情况，左侧乳房外上方常见，约 2/3 患者乳腺切除后可以找到原发灶，大小从几毫米到几厘米不等，平均直径大约 1.0~1.5cm。

隐匿性乳腺癌是非常难以诊断的，以至于经验丰富的专科医师有时也会漏诊，常规检查手段常常无法发现，即便诊断乳腺癌常用的雌激素受体（ER）测定，阳性率仅为 50% 左右，而乳腺钼靶摄片检出率也只有 5%~59%。这种现象，的确在早期诊断上犯难。

如果用核磁共振（MRI）强化扫描，尽管它不受乳腺腺体密度的影响，可检出直径小于 1cm 的微小病变，但缺乏特异性，价格昂贵，很难作为普查手段。PET-CT 能通过生物分子代谢活动发现病灶，并能鉴别全身其他部位转移肿瘤，有一定的诊断价值，但检查结果存在部分假阳性及假阴性，价格更昂贵，普查受到很大限制。

为了及时发现乳腺癌，凡是不明原因的腋窝淋巴结肿大，一定要及时就诊。如大夫认为有必要，进行淋巴结活组织检查，并配合其他方面检查，查个水落石出，以防止漏诊。

4. 早期发现乳腺癌的医学手段　做专业检查是确诊的可靠办法。一般情况下,非高风险女性在 35 岁以后,每 18 个月做一次专业乳腺检查;高风险女性则在 30 岁以后开始检查。如果发现可疑情况,则应该通过医学手段进行检查,目前有许多新的检查手段均可以发现早期乳腺癌。常用的检查手段如下:

(1)乳腺 X 线钼靶摄片:乳腺钼靶 X 线摄影,是目前乳腺癌筛查最常用的手段。这种检查方法,诊断率高,检查方便,因而运用十分广泛,为早期发现乳腺原位癌立下大功。早期乳腺癌,主要有结节影、微小钙化和局部乳腺结构紊乱的 X 线表现。其结节多表现为分叶状、边缘模糊或毛刺状;恶性钙化多为直径 <0.5mm 的沙粒样,多呈簇状分布或为长的小杆状钙化;乳腺结构紊乱主要指不对称的密度增高影。一般认为,乳腺 X 线钼靶摄片上的微小钙化对早期发现乳腺癌,具有十分重要的意义。

(2)超声检查:超声检查是最为常用的检查手段,检查简便、无痛苦、无损伤而且经济,随时可以进行检查,对乳腺疾病的检查可与 X 线互为补充,这种检查也是乳腺癌早期诊断的主要辅助手段。更令人鼓舞的是,全乳腺超声扫描,还能发现更多 X 线不能检出的病灶,对诊断、指导手术等具有重要作用。超声筛查对年轻女性、妊娠及哺乳期的女性,可以避免 X 线的照射。不仅如此,超声检查能区别囊性或实性肿块、通过血流状况异常等(血管数目多、行走不规则、血管交织紊乱、动静脉交通形成、血流速度明显增快)判断出肿块是良性还是恶性,还可在超声指引下作穿刺取出细胞或组织,作细胞学、组织病理学诊断。在检查疑难病例时,超声检查与乳腺 X 线摄片相结合,还被称为乳腺影像学检查的"黄金搭档"。因此,当诊断有可疑时,常常二者共同"上阵"。

(3)MRI 扫描:核磁共振(MRI)也是乳腺癌检查常用的手段。该检查无放射性,具有良好的对比分辨率及多方位成像等优势,可获得软组织清晰的图像。特别是对致密型乳腺、乳腺成型术后或手术后瘢痕形成等,MRI 可谓大显身手。MRI 检查,比 X 线、B 超能更好地显示肿瘤的形态学和血流动力学特征,因此,临床上也越来越多的人使用 MRI 诊断乳腺疾病。不过,MRI 诊断费用较高,有时不宜直接进行该项检查。

(4)CT 检查:CT 诊断乳腺癌具有一定的优势。CT 分辨率高,有助于观察乳腺内的各类肿物、钙化情况。辨别肿物与周围组织的关系,能够清晰地判断腋窝、纵隔有无肿大淋巴结等。特别是评估晚期乳腺癌、炎性乳腺癌的侵犯范围、检测晚期肿瘤放疗化疗效果,检出肿瘤局部复发侵犯胸壁及皮肤等情况,了解胸部腹部有无远处转移等,具有重要的指导意义。CT机的缺点是患者检查时受X线辐射量大,有时不够精确,特别是检出微小钙灶的准确性较差,鉴别诊断囊、实性病变的准确率不如超声扫描快捷、可靠与经济,甚至对良性恶性病变的鉴别诊断也无特殊的临床价值,临床一般不首选CT检查。

(5)**影像定位穿刺活检**:临床上,某些良性病变X线下可有恶性征象,某些恶性肿瘤X线下也可表现为良性特征。超声检查同样存在类似问题。因此,为了明确诊断,必须获取可疑病变部位的乳腺组织,在显微镜下做出病理诊断。与手术切除活检相比,穿刺乳腺活检的优点是创伤小,乳腺不会变形,操作迅速,并发症少。

(6)**细胞学检查**:细胞学检查,是临床常用的检查方法。该检查包括活细胞检查和脱落细胞的检查。通过穿刺取得活细胞,这种检查要比脱落细胞学检查好,检查速度比病理切片快,早期发现率高,只需要穿刺涂片染色,十几分钟就可以确定诊断。穿刺活细胞的检查,相对比组织学检查简单,其优势为损伤小,无切口,速度快,患者乐于接受,是一种常用的检查方法。穿刺细胞学检查特别方便,医生用七号针头即可将肿瘤细胞吸引出来,为及时采取治疗赢得更多时间。

(7)**组织学检查**:组织学检查,可分为快速病理切片和常规石蜡切片两种。通常患者在手术台上,即可在病变部位取一块组织做活检,再做一个病理切片,一般情况下切片半小时就能出结果,倘若证实是乳腺癌,即可根据报告上乳腺癌的分期制定手术方案,确定是否保留乳房,或者实施乳房根治术。该法的缺点是容易影响癌细胞,偶尔引起扩散。而石蜡切片需要1天或2天后才能出结果,速度较慢,其优点是准确性比病理切片高。

5. 早期发现乳腺癌的基因诊断 基因诊断诊断疾病是近些年开展的检查项目,由于该法可用于早早期筛查,确定易感人群,为乳腺癌有效防治提供了更好的方法。

什么样的女性需要乳腺癌基因检测呢?

一般认为,既往患过乳腺癌,特别是50岁之前发病者的治愈者;有两个或更多患乳腺癌的近亲;家族中有已知的基因突变。这些人群需要进行检测。

(1)**基因检测**:所谓的基因检测,就是通过血液、其他体液或肿瘤组织,对基因序列进行检测。这种检测方法,可预测人们未来会罹患哪种疾病的风险更大,进而提示医生弄清使用哪种药物治疗患者更敏感和更有效,提前预防或优化选择个体化的诊疗方案。这种举措,对降低癌症患者的发病率、提高早诊率和生存率极其重要。

基因检测技术对肿瘤防治与患者个体化医疗提供了重要平台,为个体化靶向性治疗和预防可能发生的疾病都具有至关重要的意义。比如乳腺癌基因检测技术,医生仅仅抽取被检测者 5ml 的外周血,就能对 6 个乳腺癌易感基因进行全外显子基因突变进行检测。根据乳腺癌易感基因突变情况,就能准确评估基因突变携带者发生乳腺癌的概率。显然,这种具有针对性的预防,对提前预防乳腺癌具有十分重要的可靠价值。

我们知道,基因是携带者遗传信息的 DNA 功能片段,遗传信息通过复制传递给下一代。之所以重视基因的检测,是基因的改变均在发病之前显现出来。目前已经公认的是,除外伤,几乎所有的疾病均与基因有关。从基因的异常改变上,就可以预测将来大致发病概率,人们知晓自己发病风险之后,就可以通过改善生活环境、饮食结构、不良习惯等,避免或延缓疾病的发生。基因具有多态型,敏感基因型是在环境的作用下发病,而单独异常基因可直接引发疾病,称作遗传病。遗传病多达 4000 余种,由父亲或母亲通过基因遗传给子女。因此,通过基因检测就能在疾病未发生之前,知晓其若干年后发病的可能性和发病率,经过相应的医学干预,将大大减少乳腺癌的发病,为女性身心健康打下坚实的基础。

(2)**基因预测**:《癌症研究》杂志曾发表英国帝国理工学院等机构研究人员的研究报告,一个基因的状况与乳腺癌风险有关,在发病之前,基因就发生了异常变化,而通过基因检测,就可以提前数年甚至 10 余年知晓有无乳腺癌发病可能,并有望在此基础上开发出预测乳腺癌风险的方法。

研究显示,有许多乳腺癌患者在发病前数年,ATM 基因就出现被称作甲基化的异常改变。检测血液样本中的白细胞,可获知该基因甲基化的程度。ATM 基因甲基化程度高的女性,后来患乳腺癌的风险比最低的女性要高 89%。看来,这对预测乳腺癌风险,具有非常重要的预报价值,将对早期干预争取非常宝贵的时间。

不过,也不能把所有的早期发现乳腺癌的希望都放在癌症基因检测上。基因检测出问题只能说明有发生某些疾病的可能,有一定的易感性,但并非一定会发病。有易感性会不会发病,与自己有没有针对易感疾病进行有效预防有关。需要说明的是,也不是每个人都需要这样的检测。当然,有可能存在乳腺癌遗传倾向者则需要进行检测:比如有两名以上直系亲属(母亲或姐妹)患有乳腺癌;有 1 名亲属患有乳腺癌同时合并卵巢癌或其他恶性肿瘤;乳腺癌发病年龄小于 35 岁并且是双侧乳腺癌。上述三种情况中只要有一种,就有可能与遗传乳腺癌有关,需要进行基因检测。

6. 早期发现乳腺癌的其他诊断

(1) 唾液及血清检查:为了使乳腺癌的早期诊断更方便、快捷与准确,一些研究者采用唾液及血清中 c-erbB-2 蛋白(P185)、CA153 进行检测,用以诊断乳腺癌。

研究结果显示,乳腺癌患者唾液及血清中 P185、CA153 水平,均明显高于良性组和对照组,对乳腺癌诊断具有意义。唾液及血清标本两项同时检测,其诊断的敏感性更高,具有较高的特异性与诊断准确性。上述方法简便快捷,对乳腺癌早期诊断及提高诊断率提供了重要的新手段,在乳腺癌的诊治中会得到临床推广与应用。

也有学者利用乳腺癌组织内唾液酸的表达判断乳腺癌的预后。研究认为,乳腺癌组织中,唾液酸的表达能反映乳腺癌的恶性程度,阳性则说明预后差,为判断乳腺癌预后提供了一种方便可靠的新方法。

(2) 耳廓诊断:由于乳腺癌细胞的病理特性,早期正确地诊断乳腺癌较为困难。有学者对乳腺癌患者耳廓进行研究,发现患者耳穴肝区和脾区的疼痛,与耳廓肿瘤特异 I 区的疼痛和增生隆起,比例显著高于对照组。经验证,此辅助模式具有较高的特异度和灵敏度。可尝试作为是否患有乳腺癌的耳廓辅助检查。耳廓辅助检查无创伤、无辐射、成本低、快速简便、容易普及。可适用于乳腺癌高危人群筛检或初步辅助诊断,或适用于曾患乳腺癌或经化疗或手术切除后,追踪是否复发的辅助检查。

(3) 诊断乳腺癌伽马相机:这种诊断乳腺癌的小型"伽马相机"是法国人研究开发的。这种可手持的小型相机,能帮医生对乳腺癌进行成像分析,操作起来非常方便。相机长 9mm,重 1.2kg,医生可手持操作,检测精度能够达到 2mm。

研究人员对 110 名乳腺癌患者用该仪器进行试验检查,取得很好的效果。这种仪器的诞生,为快速筛查乳腺癌患者提供了方便。

(4) ComfortScan 检测仪:ComfortScan 检测仪是检测早期乳腺癌的新仪器,可检测到 2mm 的早期乳腺肿瘤,并能准确区分肿瘤是良性还是恶性。其检测原理是通过红外线检测肿瘤周围新生血管的血流量和代谢率,进而判断肿瘤的性质。

这种仪器的性能甚至比钼靶乳腺照相术有诸多优点。该仪器检查使用的不是 X 射线故无放射性,也不会引发疼痛;当发现异常时,可以随时复查;对确诊为阳性的恶性肿瘤患者,并对活检、手术治疗具有监控、观察疗效的作用。

不仅如此,ComfortScan 检测适用于各年龄组妇女,其平均特异性为80%,敏感度高达 97%,从这些优势来看,远远优于钼靶乳腺癌筛查。

(5) 纤维乳管内窥镜(FDS):乳腺癌的发生始于乳管上皮,直接观察、了解乳管上皮的性状,纤维乳管内镜对确诊乳腺癌诊断具有非常重要的意义。纤维乳管内窥镜由国外开发,具有体积小、重量轻、使用准确方便等特点,可直视乳管上皮的细微变化,如乳头血性或浆液性溢液而乳房部无肿物时,可对乳管内微小病变准确定性、定位。

纤维乳管内窥镜检查可发现,正常乳管管腔内壁光滑,毛细血管清晰可见。对于异常的乳管内乳头状瘤、乳管内癌、导管扩张症等疾病能够准确判断。该检查对及时发现乳腺癌,特别是微小乳腺癌的早期诊断具有重大的意义。

(6) 麦默通乳腺活检:麦默通乳腺活检系统已应用多年,可用于任何一种活检设备上,针对最广泛范围的乳腺疾病进行活组织检查。

由麦默通设备进行的活检操作,可应用于乳腺微小钙化、不对称密度、肿块、多灶性病变、纤维腺瘤检查,这种活检操作创伤小,无需缝合,不影响患者日常生活,医生 1 小时内在门诊即可完成。

(7) 计算机近红外线扫描:液晶热图检查临床比较常见,但大多不用该仪器作为唯一的检查手段。乳腺液晶热象图可用于乳腺癌预后的测定,温度愈高说明癌肿代谢率愈高,局部血管增生明显,癌细胞分化程度低,生存率亦低。该检查可与乳腺钼靶 X 线摄片结果综合分析,可动态观察乳腺的变化。

该仪器对较小的早期癌诊断不够理想,常用于普查及临床初筛,有利于发现高危人群,预测发生乳腺癌的危险性;也可用于估计已确诊的乳腺癌患者的预后,为临床治疗方案提供参考依据。

7. 乳腺癌的诊断要点 乳腺癌诊断,必须在医院进行,通过病理最后确诊。临床最常见的症状与常用的诊断方法主要有:

乳房肿块。大部分(约85%)患者早期发现无痛性的(有疼痛感的仅为10%)乳房肿块,这种肿块坚硬、移动性差、生长快。

乳头溢液。约有患者5%~10%。溢出液为血性或浆液性,呈持续性。

腋下淋巴结肿大。尽管乳房无症状和体征,也要进一步检查,约有10%~20%的患者属于这种情况。

乳腺增生。有一部分患者因疑乳腺增生就诊,但通过X线发现细小钙化灶和其他影像学检查确诊为乳腺癌。

乳腺癌确诊需要综合诊断。临床检查约有70%左右的准确率,钼靶X线、核磁共振、B超等影像学确诊率稍高,约为80%~90%;综合体检、影像学诊断,约有95%的患者可确诊。

五、乳腺癌的常用治疗方法

（一）乳腺癌的治疗概况

目前,乳腺癌的治疗大多采用综合手段,很少有单一手段者。目前最常用的治疗方法,有以下几种:

1. 乳腺癌的手术治疗　乳腺癌的手术治疗是目前最为常用的治疗方法。手术的目的是切除病灶,以期达到根除的目的。常见的手术包括乳腺癌根治术、诊断性手术、减量手术与减症手术等多种。

(1) 乳腺癌术前生物免疫治疗:为提高临床治愈率,目前常用术前生物免疫疗法,该法可促进乳腺局部肿瘤和转移灶的退缩,并能扩大手术适应证,缩小手术切除的范围。不仅如此,该法降低癌细胞的活性,预防术中肿瘤细胞播散,有效控制尚未发现的微小转移灶,防范乳腺癌的转移。同时,还能了解肿瘤对所用生物免疫疗法的敏感性等。

所谓生物免疫治疗,是提取患者体内不成熟的免疫细胞,进行体外培养后回输到患者体内的方法。这种治疗用自身的免疫细胞杀死肿瘤细胞,安全无副作用。生物免疫治疗的有效性、安全性倍受推崇,是乳腺癌很好的辅助治疗方法。

(2) 手术切除:手术治疗是乳腺癌最常用的治疗方法,特别是早期发现并符合手术指征者,常用该法。对病灶仍限于局部,或区域淋巴结者,手术切除为首选治疗方法。

手术时间的安排,一般选择在周期的黄体期,即月经来潮之前。有关文献报道,此时肿瘤组织相对滤泡期生长慢,可减少手术残留癌细胞的增殖与转移,使 10 年生存率明显提高。

符合手术指征的乳腺癌,及时切除可提高根治率与生存率。至于手术切除面积大小的问题,在 20 世纪 50 年代曾采用扩大根治术,但随着手术范围的扩大,临床观察其术后生存率并无明显改善。为此,医学上改变了这一思路,采取缩小手术范围、加强术后综合辅助治疗等方法,收到了较好的疗效。

当然,手术切除的方式,要根据个体情况综合考虑。目前常用的手术方式,主要有乳腺癌根治术、乳腺癌改良根治术、乳腺癌扩大根治术、全乳房切除术、小于全乳房切除的部分乳房切除等手术方式。

2. 乳腺癌的化学治疗 化疗也是乳腺癌最常用的治疗方法之一。化疗是重要的治疗方法,已有大量的病例观察证实,浸润性乳腺癌术后辅助化疗,可以改善患者的生存率。化疗分单一药物治疗与联合药物治疗两种。

单一药物治疗。临床对乳腺癌较有效的药物,分别是环磷酰胺(CTX)、5-氟尿嘧啶(5-Fu)、甲氨蝶呤(MTX)、阿霉素(ADM)、丝裂霉素(MMC)、长春新碱(VCR)、长春花碱(VLB)、长春花碱酰胺(VDS)及环基亚硝脲(BCNU)等,这些药物的平均有效率较低,约为 20%~30%。

晚期乳腺癌的联合化疗。联合化疗的疗效明显提高,而且不增加毒性,因而比单一药物治疗更加普遍。

化疗的副作用明显,甚至有些患者无法忍受。临床需要根据具体情况与个体差异选用。

3. 乳腺癌的放射治疗 放疗正成为乳腺癌局部治疗的手段之一。随着放射设备和技术的改进、提高和放射生物学研究的进展,治疗效果明显提高。对已经失去手术机会的局部晚期乳腺癌,放疗能获得较好的局部控制,以提高生存率。

放疗常应用于:根治性放射治疗,术前、术后辅助治疗,姑息性放射治疗等。

4. 乳腺癌的内分泌治疗 内分泌治疗的方法,也是治疗乳腺癌的常用方法。这种治疗作用较化疗慢,数周后才能获得疗效。内分泌治疗效果,一般与患者的内分泌功能状态关系不大,但与肿瘤细胞的分化及激素受体情况关系密切。

内分泌治疗的主要方式有:

双侧卵巢切除术。这种方法,是绝经期前晚期乳腺癌常用的治疗方法。目的是切除卵巢以期降低体内的雌激素水平,使乳腺失去雌激素的刺激。

肾上腺切除及脑垂体切除术。该手术也适用于绝经后或已去除卵巢的妇女,以进一步去除体内雌激素的来源。

内分泌药物治疗。常用于治疗的有雌激素、雄激素、黄体酮类药物、肾上腺皮质激素、抗雌激素药物、雌激素合成抑制剂等。常用的药物有三苯氧胺,芳香化酶抑制剂来曲唑、依西美坦、阿那曲唑,抗雌激素类新药氟维司群、依维莫司。

5. 乳腺癌的生物免疫治疗 从理论上来看,免疫治疗最具有特异性,是一种很好的治疗方法。免疫治疗仅损害瘤细胞,不损害正常细胞,治疗效果为全身性,主要适用于治疗非局限的肿瘤。常用的为免疫调节剂、干扰素,白细胞介素等。

遗憾的是,人们一直在探索应用免疫学的方法来提高治疗乳腺癌的效果,但经多方尝试,尚未取得预期效果。

6. 乳腺癌的中医药治疗 中医药治疗乳腺癌,具有一定的疗效。中医药对所有的乳腺癌患者,无论是否进行术后辅助化疗或放疗,均可配合服用中药治疗。中药具有扶正祛邪、增强自身抗癌能力、减轻放化疗副反应与增强该治疗效果等作用,均有良好的效果。

中医药治疗需要根据病情进展、个体状况等因素辨证用药。用药时,常常采用攻补兼施、扶正消瘤等法。该法治疗,常常配合化疗、放疗、手术治疗等,一般不单一用中医药治疗。

7. 乳腺癌的诱导分化治疗 抑制肿瘤细胞增殖或诱导细胞分化、凋亡,是肿瘤新的治疗方法,也就是临床常用的诱导分化治疗。ER 受体阻断剂治疗,是晚期乳腺癌最有效的内分泌治疗方法。但该法治疗对于 ER 阴性乳腺癌的疗效较差,而 ER 阴性乳腺癌,却是恶性程度更高、预后更差的。即便是 ER 阳性乳腺癌,大约有 1/3 的患者治疗无效。导致无效的原因,与肿瘤细胞的异质性或与 ER 途径缺失有关。

肿瘤是一种分化障碍性疾病,与细胞增殖、分化和凋亡失调等因素有关。近些年的研究发现,肿瘤细胞的去分化的过程,可通过诱导分化剂将肿瘤细胞诱导分化成正常细胞,为肿瘤治疗开辟了新的道路。

8. 乳腺癌的其他辅助治疗 医学专家还通过一些临床试验发现,一些未曾想到的治疗方法,对乳腺癌具有切实有效的作用,比如以下几种,可供参考。

（1）**基因指纹新技术治疗乳腺癌**：Duke 大学综合癌症研究中心的学者研究出一项基因指纹新技术。这种技术借助能同时处理数以千计基因信息的电脑芯片，通过检测某一肿瘤的特定基因表达，不仅可判断其是否发生癌变，还能知晓一些有关其生长和在治疗中出现反应的诸多信息。获取这些信息，就能使医生为每一位患者提供专一性的乳腺癌治疗药物，这对提高患者生存机会、避免不必要的化疗毒性，都具有非常重要的意义。

（2）**维生素 D 辅助治疗乳腺癌**：有学者研究发现，在放疗医治乳腺癌时加用维生素 D，可更有效地杀死乳腺癌细胞。临床证实，维生素 D 对乳腺癌细胞的生长具有干扰作用。为避免大剂量维生素 D 带来的副作用，研究人员应用副作用很低的维生素 D 类似物，可有效增加 30% 的放疗效果，有助于减少放疗的次数与降低放疗带来的副作用。这种维生素 D 和放疗的治疗方案，癌细胞会在治疗后的 1 周内持续死亡，而单靠放疗则做不到这一点。加用维生素 D 类似物，不仅可使防止新肿瘤生长的效果提高 2 倍，而且还可以防止乳腺癌复发。

（3）**练瑜伽防治乳腺癌**：美国医学专家研究发现，癌细胞已从胸部扩散的乳腺癌患者，也许能够从一种专为她们设计的瑜伽锻炼中获益。研究者认为，瑜伽可以减轻痛苦与疲劳，增强机体活力，乳腺癌晚期患者需采取积极有效的锻炼方式，控制与癌症相关的症状，而专为此类患者量身打造的意识瑜伽，具有提高健康体质，促进乳腺癌康复的效果。

（4）**普通感冒病毒可杀死乳腺癌细胞**：澳大利亚研究人员实验发现，利用一种普通感冒病毒，即可精准地杀死乳腺癌的癌细胞，而且不伤害人体的正常细胞。原来，柯萨奇病毒可有效对抗乳腺癌细胞，这种病毒是一类常见的经呼吸道和消化道感染人体的病毒，它能够选择各种不同类型的癌细胞作为靶子，并将其破坏，达到治疗癌症的效果。

（二）乳腺癌治疗后的康复

1. 乳腺癌手术后的康复　手术的过程，对于患者来说，所带来的创伤是很明显的。如何尽快从痛苦中走出来，尽快摆脱疾病的折磨，尽快使身心得到很好的康复，是非常重要的。

(1) 乳腺癌术后心理调节：乳腺癌患者手术后，除躯体本身的不良反应外，大多数患者存在心理健康方面的问题。术后担心肿瘤未切除彻底、担心术后复发，常有焦虑、恐惧和失眠等表现；因失去乳房而感到失意、无奈与抑郁；因治病费用支出过大而产生对家庭、配偶与子女负罪感。也有少数患者还会因受到家庭或事业上的挫折使心理问题加剧。

也许有人认为心理调节对乳腺癌康复是小题大做，不会有什么具体效果。但事实恰恰相反，乳腺癌的心理调节对其康复具有非常重要的作用。面对要命的乳腺癌，相当多的患者不够理智，深感无助，不能正确面对现实，对战胜疾病没有信心，而这样的心态，对乳腺癌的康复极其不利。

从大量的临床资料来看，患者的心理状况对乳腺癌的疗效、预后、生存质量具有非常重大的影响。有不少医生认为，疗效明显是最好的心理安慰与治疗，但良好的心理状态是获得更好疗效必不可少的一环。不恐惧肿瘤、相信医生、调整好心态，要有战胜疾病的勇气与信心，积极配合治疗，是乳腺癌康复的重要因素。

当心理压力过大时，患者要注意心理调节，增加精神活动，如减压、沉思和写日记，分散对疾病负面影响的过度关注。对待疾病要淡然处之，将精力集中于如何改善疾病而非未来的不幸结局。同时，积极参加集体活动、体育活动、娱乐活动等。可参与癌症俱乐部活动，多与病友交流思想，听取他人战胜病痛的经验体会。若心理障碍或严重失眠时，还要接受心理医生的治疗，尽快是阴影中走出来。

在心理调节方面，患者最重要的是要有一个心理底线，要真正知晓心理压力大的结局。事实上，心理压力过大的结局是带来严重的负面影响，不利于疾病康复，甚至会加重。倘若患者能够真正认识到这一道理，并用实际行动改善心理状态，不断向有益于疾病康复的方面发展，患者就会把心理压力转化成自我劝解的实际行动，就会使精神抑郁转变为积极康复的科学实践。

医学研究已经证明，精神乐观患者体内的免疫细胞数量比一般人高。医学家在一项对乐观与悲观患者研究中发现，患者乐观无论在术中还是术后，比悲观者康复更快，并发症更少。有资料显示，悲观者比乐观者死亡率高达 3.5 倍。而敌对、焦虑、日积月累的憎恨都可以扰乱人体的免疫系统，导致癌症的发生、复发和转移。这种结局，是免疫系统发生了相应的变化。为了促进疾病康复，要有积极抗病心态，始终保持良好的情绪，露出欢快的笑容，打造战胜疾病的氛围，用实际行动珍爱生命、珍爱亲情，努力使一切消极因素转变为积极因素，善待自己、宽容他人、广交朋友，使自己成为疾病面前的强者。

（2）乳腺癌术后康复要点：目前乳腺癌的手术根据早期发现没有转移的特点，往往采用保乳手术的方式，而不再将乳房全部切除，这给患者减轻了很大的压力，也为加快康复奠定了基础。目前，大部分医院都采用保乳方式的切除病灶，该方法与传统的切除整个乳房与邻近组织等相比，具有很多的优势，得到了手术医生的普遍认可。

乳腺癌手术后需要注意的康复问题，主要表现在如下三个方面：

伤口愈合延迟的康复问题。乳腺癌患者切除乳房后，有时会出现伤口愈合延迟，表现为皮瓣坏死和皮下积液。出现这种情况，与高龄、糖尿病、局部放疗后、电刀灼伤等有关，并有一定的个体差异。出现这种情况，要多咨询相关医生，了解应对措施，积极配合医生治疗，打消思想顾虑。其实，伤口愈合延迟是可以防范的。如果有相关疾病，应加以控制。伤口一旦发生异常，应积极到医院治疗，一般会在两个月自行愈合，不要为之惊慌失措。

上肢水肿和功能障碍也是乳腺癌术后常发生的并发症。由于手术需要彻底清扫腋下淋巴，患侧上肢水肿和肩关节常会发生。因此，患者在手术后应尽早开展上肢功能锻炼，循序渐进。手术后1周内主要以握拳、曲腕、屈肘运动为主，1周后根据伤口愈合情况加大活动，可适当进行抬肩运动。伤口痊愈后，可进行摸高、拉环、旋肩等运动，并要持之以恒。在生活中，避免患肢提重物和长时间下垂，防止外伤与蚊虫叮咬等，患肢不宜进行静脉注射。出现严重的上肢水肿时，可适当抬高上肢，仍不能消除者，应到医院复诊。

乳房缺失的心理障碍。由于心爱的乳房被切除，直接影响其外形的美观，使患者的心理压力增大。在这样的特殊情况下，除了心理调节外，要注意加强残余乳房的呵护，在确保伤口愈合的前提下，可考虑佩戴合适的义乳，以保持美好的外观形象。选择宽松、柔软、全棉内衣，防止不良刺激，并避免穿着低领及紧身衣。

（3）乳腺癌再造术后的康复：为了弥补乳房切除对爱美女性带来的尴

尬与痛苦,医学上开展了即刻乳房再造或二期乳房再造,再造手术后的康复问题,也越来越引起人们的重视。

如果是在乳腺癌切除的同时做乳房再造,属即刻乳房再造;而乳房切除后进行放化疗治疗,然后再做乳房再造术为延迟乳房再造。而从应用的组织来讲,分自体组织的乳房再造和假体乳房再造。在手术方法上,有局部皮瓣的乳房再造还有游离皮瓣的乳房再造。

至于选择什么样的手术方法,需要根据患者的自身情况确定,而不是根据患者爱好确定的。目前一般认为,这种再造手术不会给患者带来不适,不会给康复带来麻烦,也不会增加乳腺癌复发的概率。

2. 乳腺癌化疗后的康复 化疗对患者的全身影响是巨大的,因此,治疗后的康复也显得尤其重要。化疗的副作用尽管较大,但仍是乳腺癌治疗不可缺少的手段。康复的重点,是尽快恢复造血功能、恢复食欲、恢复体力、恢复自身免疫力等。

为了对癌细胞清除彻底,目前多主张术后辅助化疗,如没有意外,多在术后1周左右开始化疗。治疗之后的康复,对能否彻底根除乳腺癌,能否恢复正常的体质,对防止复发、延长寿命和提高生活质量极其重要。

几乎所有的患者都有不同程度的骨髓抑制。对于白细胞低的患者,要尽快纠正,同时要及时应用升白的药物,也可根据自身情况应用中药调理。因此时抗病能力差,要特别注意个人卫生,防止发生感冒、胃肠道疾病、感染性疾病等。

化疗消化道反应严重者,要少食多餐,进食易消化之品。患者化疗后常常食欲下降明显,食后不易消化,舌苔厚腻,腹部作胀,这时可用中药调理,即可增进食欲,也可根据身体状况予以扶正,增强体质,加快康复进程。

化疗常可引起消化道黏膜炎,有的发生溃疡。如有发生,化疗过程中可口含凉水,有降低溃疡的发生的作用。平时保持餐后用漱口液漱口,保持口腔清洁。尽量用软毛牙刷刷牙。口腔溃疡发生后,应进营养丰富的流质或半流质,进食温度要低,避免刺激溃疡黏膜,药物可用冰硼散、锡类散、口腔溃疡合剂等。

脱发是化疗是最常见的副作用。脱发对形象的影响是暂时的,停药后很快就会自行生长,不必为此增加烦恼,影响身心康复进程。

3. 乳腺癌放疗后的康复　乳腺癌手术后放疗,是为防止复发采取的主动措施。放疗对所照射的部位带来不良影响,全乳或全胸壁、内乳区以及锁骨上的功能会受到伤害。放疗前后患侧上肢要加强功能锻炼。

放疗对局部皮肤反应较大,这种皮肤反应分干性反应和湿性反应两种,前者表现为皮肤红斑、烧灼感、刺痒感、色素沉着、脱皮等;后者则表现为湿疹、水疱,甚则发生糜烂、感染。一旦发生上述情况,应及时就医,不可自行处理。为防止局部受到摩擦,应着宽大柔软的全棉或丝绸内衣,皮肤皱褶处适当暴露通风,放疗部位避免粗糙毛巾、首饰摩擦,切忌手指搔抓皮肤,不涂抹药物或粘贴药膏,确实需要者,应在医生指导下用药。

放疗也会引起消化系统不良反应,出现恶心,味觉不敏感,食欲下降等,日久导致营养缺乏,抵抗能力下降,不利于康复。要注意及时调节,要注意科学饮食,保持营养均衡。忌食生冷、过热、油腻、辛辣等食物。采取少食多餐的方式,细嚼慢咽,以利于消化吸收,尽快为疾病康复打下基础。

之外,放疗有心肌、肺部损害或发生上肢水肿者,要定期到医院检查。已婚女性放疗后应避孕5年。不宜给患肢输液、测血压,也不能提重物。

（三）如何防止乳腺癌复发

如何提高乳腺癌的临床治愈率,如何防止再复发转移,一直是医学界努力的方向与奋斗目标,近些年的临床研究给患者带来了春风。

我们知道,在治疗原发性乳腺癌过程中,一些关键性决策都取决于预后判断。能够较为准确判断病情的发展,对有效预防具有非常重要的意义。

1. 乳腺癌常见的复发转移因素　取决于肿瘤复发转移的因素很多,这是因为,恶性肿瘤在生长过程中总是向周围邻近组织乃至较远的器官组织播散,给根除带来诸多困难。找出乳腺癌转移复发的主要原因,对于延长患者生命、提高生活质量至关重要。临床研究证实,乳腺癌复发转移与其生物特性、机体内分泌、身体免疫状态、治疗方式、患者精神状态等有关。复发的时间多在2年之内,之所以如此,可能与手术后仍有癌细胞隐藏在体内、术后检查很难及时发现有关;极个别的复发者可能是手术中发生了癌细胞种植。如果放弃了化疗放疗等后期的治疗,癌细胞很可能会

"卷土重来"。

手术后的复发,部位多为胸壁或区域淋巴结。有学者认为,原发肿瘤情况、受累淋巴结数和雌激素受体状态,是复发的主要因素,而年龄、绝经状态、病理类型等是次要因素。但乳腺癌的发生、发展与转移复发,存在着多种基因变异,是多步骤复杂的过程,还有许多问题、疑点需要进一步探讨。

淋巴结的转移数量决定复发概率。腋窝淋巴结的阳性数,是所有预后因素中最有价值和最稳定的因素。乳腺癌患者肿瘤体积越大、淋巴转移数量越多,复发转移率也就越大,预后越差,被认为是对患者生存率影响最大的不利因素。

CA153 高低与复发有关。乳腺癌患者体内的 CA153 的表达比其他癌细胞高出 3~4 倍,也就是 CA153 值越高,复发转移的概率越高,目前这一指标已经被医生认为是预测乳腺癌预后的一个重要指标。

患者肿瘤直径超过 5cm 者,也是影响乳腺癌预后的重要因素,不过,这种影响不仅仅是肿瘤体积大的缘故,还因为肿瘤体积大者淋巴结转移数量也多,反之,转移淋巴数越多者肿瘤体积也越大。

由于年轻女性乳腺癌患者新陈代谢速度较年长者为快,肿瘤组织发展也较迅速,发生淋巴转移率较高,出现复发的概率大。临床资料显示,小于 40 岁乳腺癌患者复发转移率明显超过大于 40 岁者。

乳腺癌中,原位癌 3 种,浸润性癌 16 种。其复发转移情况与组织病理学分级也有一定的关系。除髓样癌之外,所有浸润性乳腺癌都有分级。其分级是由形态学特点决定的,包括腺管形成的程度、细胞核的多形性以及核分裂计数。综合评分为低分数者预后好,中度分数预后良,高分数则预后不良。

肿瘤细胞雌激素受体的存在与否,是最重要的生化指标。但受体状况不能精确地判断预后,也不能因受体阳性而取消辅助治疗。

之外,近些年来发现的基因产物(Her-2/neu 或 c-erB2),是与乳腺癌预后相关的又一重要因素,临床资料显示阳性者比阴性预后差。

2. 预防乳腺癌复发要点 要根据乳腺癌复发转移的特点进行有针对性的防范。这种防范,往往需要采取综合措施,需要患者与医生的共同努力。凡是具有复发转移可能者,均应该做好重点防护。

乳腺癌切除之后,仅仅是战胜癌症的第一步,如果没有更多的措施,复发转移随时都有可能发生。癌症是机体免疫监控系统出现问题,在一些不良外因的促使下罹患的。肿瘤被切除,仅仅是该块病灶的切除,不是全身再也没有肿瘤细胞,不是免疫系统就此强大起来,更不是再次患癌的相关因素彻底解除。

由此看来,防止复发的大原则应该具备以下要点:

确保自身免疫系统恢复至足可以监控癌细胞泛滥的水平。这一点非常重要,只要人体的免疫监控系统处于高度的戒备状态,癌细胞就不会蠢蠢欲动。

排除一切引发癌症的外在因素,力争真正做到科学饮食、适当运动、精神愉快、谨防污染,就能抑制癌细胞在机体内作乱。

发生乳腺癌之后,均应采取积极的、一系列的、综合性的后续治疗。其主要目的,就是防止复发与转移。肿瘤恶性程度高、生长速度快、免疫力低下者,往往失去对肿瘤的控制能力,应特别重视后续治疗,降低复发转移风险;一些单纯手术、没有进行之后的放化疗治疗或无法承受放化疗治疗的患者,肿瘤尽管切除,但也会留下复发转移隐患;还有些患者,尽管进行了后期的相关治疗,但在康复期后尚未进行巩固性治疗,也没有将长期防范作为一生的任务,经过几次检查未发现问题就觉得可以高枕无忧,饮食起居、精神状态等方面我行我素,没有牢固建立起长久的防线,就有可能功亏一篑。

乳腺癌复发转移,是患者最为担心与恐惧的。这一悲惨的结局,不仅预示患者将进入远超初次患病的艰难与痛苦,还会预示临床治愈的难度更大。

乳腺癌复发形式多样,主要为局部复发、对侧新发和远处转移。局部复发,是指原切除病灶的部位再次发病。所谓乳腺癌对侧新发,是指一侧乳房切除后,另一侧乳房又新发生乳腺癌。一般情况下,一侧患乳腺癌后对侧乳房发生原发性乳腺癌的危险性加大,大约增加 3~4 倍。至于远处转移,是指乳腺癌通过血液、淋巴等转移到身体远处部位,最常见的部位是肺、骨、肝脏等脏器;大约 2/3 的乳腺癌复发将导致乳腺癌的远处转移,而这种转移是导致乳腺癌患者死亡最大的威胁。

祛除乳腺癌复发转移的诸多因素,无疑是非常严峻的任务,但也是一项不得不认真对待的事情,一有闪失或大意,就会付出难以弥补的、甚至是生命的代价。

总之,凡是乳腺癌发病的因素,都要尽力避免;凡是能够彻底根除乳腺癌的措施,都应该权衡利弊加以尝试;凡是能够增强机体免疫能力提高生活质量的举措都要努力实施。

需要特别强调的是,早期发现、早期诊断、早期治疗是防止乳腺癌复发转移的最为有效的途径。

3. 预防乳腺癌复发措施　预防乳腺癌复发转移,有效措施是多方面的,单一的措施往往显得势单力薄,必须进行综合性的、有效的、持之以恒的康复。

(1) **乳腺癌术后综合治疗**:手术切除肿瘤组织后,为了彻底清除体内的肿瘤细胞,提高机体监控、杀灭肿瘤细胞的能力,后续治疗是至关重要的。治疗的基本原则,应该是有利于机体康复、有利于防止复发转移、总体上利大于弊的科学方法。需要特别强调的是,任何与牺牲机体康复为代价的过度治疗、总体弊大于利的治疗都是应该避免与禁止的。

术后化疗、术后放疗、术后内分泌治疗、术后免疫治疗、术后中医药治疗等,是临床常用的后续治疗方法,这些方法的目的就是为了彻底清除体内的癌细胞,增强机体的防癌抗癌能力,有利于临床治愈与防止复发。这些治疗,均需要根据病情在医院进行。

(2) **乳腺癌治疗后随访复查**:治疗后复查之所以十分必要,是通过相关的检查,可以准确评价疗效,及时发现问题,为下一步科学治疗提供重要依据。

一些乳腺癌复发的蛛丝马迹,常常是患者最先发现的。因此患者首先要提高警惕,学一些相关的医学知识,掌握自查乳房方法,经常关心自己的身体,一旦发现异常不适,包括突然疲乏无力、胸闷憋气、骨骼疼痛、食欲下降、肝区不适、头痛不适等,即去医院做相关检查。检测到无症状复发的确非常困难,一旦出现明显临床症状常常迟了 3~5 月,因此,哪怕有持续性的轻微不适,也要弄个明白。

一般情况下,手术后的前 3 年,3~6 月去医院检查 1 次,4~5 年 6~12 月 1 次,之后每年 1 次。尚未切除的对侧乳腺自检方便,可每月 1 次。乳腺摄像、超声检查每年 1 次。服用他莫昔芬类药物治疗者,还要每年 1 次盆腔检查。

乳腺癌手术、放疗、化疗等治疗后,仍有极少数肿瘤细胞残存,这是复发转移的隐患,一旦在机体免疫功能低下,以及精神、营养状况不良、劳累过度等异常情况下,肿瘤死灰复燃。乳腺癌复发转移常发生在治疗后5年内,尤其是2~3年内,因此随访是非常重要的。复查内容包括治疗局部、对侧乳房、双侧腋窝及锁骨上淋巴结、肺部、腹部等处,必要时要进行血常规、肝功能、免疫功能、CEA、CA125、CA153、胸部X线、对侧乳房摄片、肝脏及盆腔B超等多项检查,对有转移癌可能的患者,还要要做骨、肝、脑、肺等扫描等进一步检查。

去检查的医院,最好是手术治疗的医院,以往的病历都清楚地记载着用药情况、病情分析,建立良好的联系机制,当怀疑有异常情况时,及时跟相关大夫取得联系,这样比一个初来乍到的医院方便得多。

血中循环肿瘤细胞(CTCs)检测对预测乳腺癌复发转移具有重要参考价值。乳腺癌复发转移在前5年者多见,占到复发率3/4。肿瘤细胞进入血液循环,是乳腺癌发生转移基础。这一过程经过多种复杂的变化机制,最终形成转移灶。检测CTCs对预测转移有重要意义。该检测与传统的肿瘤标记CA153、B超、磁共振、PET-CT等相比,CTCs检测敏感度更高。复发转移病灶仅0.5mm大小,就能被及时检测出来。连续检测CTCs,可及早地评估治疗效果,避免过度治疗,对临床科学合理治疗、切实提高生存率十分重要。该项检测取样方便,不需要空腹,仅在患者身上取10ml静脉血即可。

(3)中医药标本兼治:术后使用中药治疗,可减少乳腺癌复发转移、减轻患者病情与痛苦、提高患者生存质量。患者可根据自身的情况,选择中医药调治。在手术和放化疗治疗前后或治疗中均可选择中医药调理。

中药治疗的作用,主要体现在三个方面:

确保后天之本,减轻西医治疗的副作用,促进机体康复。

坚持扶正祛邪,加强西医治疗的正作用,确保机体正气。

做到治病求本,针对个体情况对证用药,减少复发转移。

4. 预防乳腺癌复发行为 要根据自身发病的相关原因,结合发病前亚健康的具体状况,有针对性地加以纠正。同时,凡是有利于健康的习惯要继续坚持,凡是有可能导致肿瘤发生的不良习惯要坚决舍弃。

（1）坚持适当锻炼：适当运动与健康饮食是同等重要的,体育锻炼不仅仅可以强壮身体,而且对心理健康也有诸多的益处。锻炼身体的过程,是减压的过程,也是调整心理状态的过程。

乳腺癌治疗后的体育锻炼,要劳逸结合,量力而行,坚持有氧运动,根据自身爱好选择,只要对健康有益而且又适应乳腺癌治疗后的康复,即可作为锻炼的项目。

（2）改掉不良习惯：凡是与罹患乳腺癌可能相关的不良习惯,均应毫不犹豫地舍弃。

要建立良好的生活习惯。好的生活习惯有益一生,不良习惯害人一生。戒除烟酒,养成良好的作息时间,培养自己的爱好,快乐每一天。

培养良好的心理素质。始终保持良好的心理状态,正确对待疾病,积极配合治疗,始终保持乐观的情绪。

学会关注自身健康。需要有丰富的医学常识,需要有持之以恒的毅力,需要有耐心细致的观察能力。只有把自己的康复重视起来,才能做得更好。

5. 预防乳腺癌复发饮食　乳腺癌治疗后的饮食,对于身体康复与防止复发转移都是非常重要的。做到科学饮食,保证身体的充足营养,而不是让垃圾食品添乱,是康复进程中的首要环节。

（1）饮食原则：饮食需要合理化、多样化、营养化,注意饮食搭配,适当进食富含维生素的食品,多吃新鲜绿色蔬菜和水果。避免食用转基因食品。

有些食物,对于乳腺癌术后康复的患者来说,是不可食用的。首先需要特别注意的是,不可食用任何含激素的保健品,不可食用激素喂养的家禽;避免食用霉变、腌制、熏烤、油炸食品;避免单一饮食或偏食。

需要说明的是,牛羊肉中含脂肪量较大,有临床研究证实,牛羊肉有增加该病发病率的危险。因此,乳腺癌患者在康复中或预防中应引起注意。

（2）油：橄榄油富含一种单不饱和脂肪酸和多种生物活性,所含的鲨烯能抑制乳腺上皮细胞异常增生,对癌细胞有一定的抑制作用。经常、适量摄入橄榄油,能够降低体内的多余脂肪,进而降低乳腺癌以及其他癌症的患病风险。花生油、玉米油、菜籽油和豆油等,也含有大量的不饱和脂肪酸。亚麻油是人们接触较少的食用油,这种油中的木酚素和ω-3脂肪酸,对预防乳腺癌、预防乳腺癌治疗后复发,均有一定的积极作用。

(3) 植物性雌激素:植物性雌激素是植物中所含有的雌激素成分,是一种类似人类雌激素的化合物。该化合物可在肠道中被胡萝卜素转化成一种因子,而这种因子可有效抑制体内的激素依赖性致癌物,进而降低对乳房的致癌作用。

大豆类食品的保健与防癌作用是不可低估的。研究证实,食物中豆类蛋白占总蛋白的比例增加时,乳腺癌的发病率与术后复发率就会大大降低。

(4) 酸奶制品:酸牛奶中含有大量的益生菌,不仅对增强食欲、促进肠蠕动,缓解便秘有益,而且对乳腺癌的预防与防复发具有一定的益处。酸牛奶中含有高活性乳酸菌和嗜热链球菌,这些益生菌的产物,可干预人体内的肝肠循环,阻止人体对脂肪的过多吸收,能够降低体重,降低乳腺癌的发病率。

(5) 海藻类食品:海藻类食品是很好的保健食品,也是预防乳腺癌、防止乳腺癌术后复发的食品。在食谱中经常食用海藻类食品,包括发菜、紫菜、海带、海白菜、裙带菜等,海藻食物含矿物质丰富,钙、铁、钠、镁、磷、碘等含量较高,属于碱性食品,而癌症患者的血液多偏酸性,常吃海藻类食物可调节体内的酸碱平衡,有利于防癌抗癌,有利于健康长寿。海藻类食物的主要优势在于,营养丰富,可提供人体特殊需要,具有抗衰老作用;含多糖类物质,可提高食用者的免疫力,提高抗癌防癌能力。

(6) 抗癌防癌蔬菜:现已证明,有许多的新鲜蔬果具有良好的防癌抗癌作用。蔬菜、水果含有大量的维生素 C,它是强抗氧化剂,对乳腺细胞有一定的保护作用,对乳腺癌患者康复与预防复发具有良好的作用。卷心菜、花椰菜、球芽甘蓝等十字花科蔬菜含有吲哚化学成分,能促使雌激素在体内被代谢与清除,具有防癌效果。蔬菜中的这些物质,能对女性体内的活性雌激素进行降解,并通过无活性的雌激素,阻止活性雌激素对正常乳房细胞的不良刺激。

(7) 鱼类:鱼类含有大量的蛋白质,营养价值很高,对大病之后的患者来说,是不可缺少的。人们发现,一些食鱼较多的地区,女性罹患乳腺癌的比例比食鱼少的地区明显为低。不同的鱼类有不同的营养价值。在康复阶段,可适当进食三文鱼、鲭鱼、鳗鱼、金枪鱼、青鱼、鳕鱼、沙丁鱼等冷水鱼,这些鱼富含的 ω-3 脂肪酸,既能抑制癌细胞增长,又能杀死早期乳腺癌细胞,对防止乳腺癌复发转移大有益处。

(8) **谷类**:近些年来,一些人主食越来越精,谷类粗粮越来越少,这不仅不利于身体健康,也不利于防癌抗癌。

全谷类食物,对预防肥胖、便秘、血液中的胆固醇升高,具有很好的均衡饮食作用。同时,还含有多种有效的抗癌化合物,小麦麸中的麦胚、麦麸及糠的全小麦,能降低食用者体内雌二醇的水平,这对血液中雌二醇水平升高引发的乳腺癌,具有一定的对抗作用。

(9) **茶**:中国人有喝茶的习惯,但女性喝茶者少于男性。有一些人认为,在看病期间不能喝茶,特别是吃中药的时候,更不能喝茶。其实,这是一个误区,药茶的饮用在我国历史悠久,祖国医学博大精深,针对不同的病症都有不同的茶方,需要专业医师提供参考意见。